CURA CÓSMICA I

MANTAK CHIA

CURA CÓSMICA I

Chi Kung Cósmico

Tradução
Henrique Amat Rêgo Monteiro

Revisão técnica
Ely A. de Britto

Editora
Cultrix
SÃO PAULO

Título do original: *Cosmic Healing I.*

Copyright © 2001 North Star Trust.

Publicado pela primeira vez em 2001 por Universal Tao Publications.

Todos os direitos reservados. Nenhuma parte deste livro pode ser reproduzida ou usada de qualquer forma ou por qualquer meio, eletrônico ou mecânico, inclusive fotocópias, gravações ou sistema de armazenamento em banco de dados, sem permissão por escrito, exceto nos casos de trechos curtos citados em resenhas críticas ou artigos de revistas.

Dados Internacionais de Catalogação na Publicação (CIP)
(Câmara Brasileira do Livro, SP, Brasil)

Chia, Mantak, 1944- .
    Cura cósmica I : chi kung cósmico / Mantak Chia ;
tradução Henrique Amat Rêgo Monteiro ; revisão técnica
Ely Amorin de Britto. -- 2. ed. -- São Paulo : Cultrix,
2008.

    Título original: Cosmic healing I
    Bibliografia.
    ISBN 978-85-316-0790-5

    1. Chi-Kong 2. Higiene taoísta 3. Saúde - Aspectos
religiosos - Taoísmo 4. Saúde - Promoção I. Título.

08-10435   CDD-613.7148

Índices para catálogo sistemático:
1. Chi Kung Cósmico : Cura cósmica : Promoção da saúde   613.7148

O primeiro número à esquerda indica a edição, ou reedição, desta obra. A primeira dezena
à direita indica o ano em que esta edição, ou reedição, foi publicada.

Edição	Ano
2-3-4-5-6-7-8-9-10-11	08-09-10-11-12-13-14

Direitos de tradução para a língua portuguesa
adquiridos com exclusividade pela
EDITORA PENSAMENTO-CULTRIX LTDA.
Rua Dr. Mário Vicente, 368 — 04270-000 — São Paulo, SP
Fone: 2066-9000 — Fax: 2066-9008
E-mail: pensamento@cultrix.com.br
http://www.pensamento-cultrix.com.br
que se reserva a propriedade literária desta tradução.

Sumário

Sobre o Autor 11
Agradecimentos 15

Capítulo I
Cura Cósmica 17
A Cura Cósmica do Chi Kung no Sistema do Tao Universal 17
O Fundamento do Sistema do Tao Universal 17
O Sorriso Interior Cósmico e os Seis Sons da Cura 18
A Camisa de Ferro do Chi Kung e a Respiração Óssea 19
Etapas de Controle do Chi 19
As Quatro Fases da Cura Cósmica 21
A Conexão com o Céu e a Terra 21
A Abertura dos Canais de Ponte e Reguladores e a Projeção do seu Chi 22
A Abertura e Energização dos Canais Governador e Funcional 22
A Ativação da Arte de Um Dedo e o Cinturão de Chi 22

Capítulo II
Preparação para o Chi Kung Cósmico 23
Técnicas Preparatórias 23
Aquecer o Forno 24
Transformar a Energia Sexual 24
Encher as Articulações com Chi 25
Respiração Óssea e Lavagem da Medula 26
Respiração Óssea 26
Lavagem da Medula 28
Lavagem da Medula pela Força Celeste com a Luz Violeta 28
Órbita Microcósmica 30

Capítulo III

Chi Kung Cósmico 33
  Abertura dos Três Tan Tiens nas Seis Direções 33
    Introdução 33
    Relaxamento, Desapego, Renúncia e Ego 35
    Mente, Órgãos e Órgãos Sexuais 35
    Abertura dos Três Tan Tiens 37
  Prática Combinada 39
    Exercícios de Aquecimento 39
  Respiração Verdadeira — Respiração Epidérmica 41
  Prática Diária: Abrir, Conectar e Ativar o Chi Interior e
  Recarregamento Cósmico 42
    Relaxe e Solte-se — Sorria para se Conectar com o Universo
    Interior 42
    A Consciência do Tan Tien: o Segundo Cérebro 45
    Três Mentes em Uma: a Força "Yi" 55
  Ativando as Seis Direções e Acendendo os Três Fogos 56
    Direção Abaixo 56
    Direção à Frente e o Fogo do Tan Tien 57
    Direção Atrás e o Fogo dos Rins 58
    Fogo do Coração 59
    Fogo Sagrado (Fogo de Chi) 60
  Abra o Terceiro Olho 60
    Direção à Frente: Técnica Superior de Empurrar/Puxar 62
    Direções à Direita e à Esquerda 63
    Direção Acima 64
    Abra a Espinha 65
    Abra o Canal Mediano e o Períneo 67
    Tan Tien e o Universo 68
  Abra os Três Tan Tiens 69
    Tan Tien Superior — O Meio das Sobrancelhas 69
    Tan Tien Médio — Centro do Coração — Mente Consciente 72
    Recarregue-se e Perfure nas Axilas 73
    Tan Tien Inferior — Umbigo — Mente Sensível 74
    Ative o Chi nos Ossos dos Quadris, das Pernas e do Sacro 75

Capítulo IV

Sessão de Cura Geral 79
  Três Mentes em Uma Mente (Introdução) 79
  Ativar as Seis Direções (Introdução) 79
  Acender os Três Fogos (Introdução) 80

SUMÁRIO

Ligar as Estrelas Pessoais, os Corpos Energéticos e o Universo (Introdução) 80
Círculo Protetor e Campo de Chi (Introdução) 80
   Fogo Sagrado ou de Chi
   Técnica da Água (Sagrada) de Chi (Introdução) 81
   Descrição da Técnica da Água Sagrada
Esvaziar e Encher (Introdução) 81
Limpar com Luz Verde (Introdução) 82
Limpar com Luz Azul (Introdução) 82
Carregar com Luz Violeta (Introdução) 82
Ativar o Sistema Imunológico e de Defesa (Introdução) 83
   Sistema de Defesa — Descrição da Técnica
   Prática 84
   Respiração do Sacro para Obter o Chi 127
   Chi do Sacro 128
   Sistema Imunológico 130
Resumo — Sessão de Cura Geral 133

Capítulo V

Cura Cósmica I — Básica 139
   A Fonte do Chi e das Cores 139
      O Chi Terrestre 140
      O Chi Humano e da Natureza 141
      O Chi Solar 141
      Técnica Simples 141
      Informações Gerais 141
   As Cores da Cura 142
      O Chi Branco 142
      O Chi Azul 142
      O Chi Verde 143
      O Chi Vermelho 144
      O Chi Laranja 144
      O Chi Amarelo 145
      O Chi Violeta 145
      O Chi Dourado 147
      O Baço 147
      Cores Planetárias na Cura Cósmica 148
  Resumo — O Trabalho com as Cores 149

Capítulo VI
Sessão de Cura Individual 153
  Faca de Chi 153
    Descrição da Técnica
  Energização e Ativação do Sistema Imunológico 153
    Descrição da Técnica
  Limpando os Órgãos Internos 153
    Técnica de Limpeza dos Órgãos Internos 159
    A Cura de Algumas Doenças Comuns 159
    Princípios Gerais 160
    Descrição da Técnica 161
    Limpeza da Coluna Vertebral 164
    Limpeza do Sangue (Pulmões) 165
    Esquema para a Limpeza do Sangue/Pulmões 165
    Sistema Circulatório/Coração 166
    Dores de Estômago 167
    Alívio da Dor: Chi Azul 167
    Dor de Cabeça: Chi Verde-claro-esbranquiçado e Azul-claro-
    esbranquiçado 168
    Enxaqueca: Chi Verde-claro-esbranquiçado, Azul-claro-
    esbranquiçado e Violeta 168
    Dor de Dente: Chi Verde-claro-esbranquiçado e Azul 168
    Fratura Óssea: Chi Amarelo-alaranjado 169
    Lesão nas Costas: Chi Azul-claro-esbranquiçado e
    Violeta-esverdeado 169
    Cistos: Chi Verde-claro e Azul 169
    Infecções e Inflamações: Chi Verde-claro 170
    Febre 170
    Insônia: Verde e Azul 170
    Zunido nos ouvidos 171
    Coágulo Sanguíneo: Chi Azul — Queimaduras Recentes:
    Chi Verde e Azul 171
    Queimaduras Leves Antigas: Chi Verde e Vermelho 171
    Queimaduras Graves Antigas: Chi Verde e Vermelho 171
    Ferimentos Antigos: Chi Verde e Vermelho 172
    Alguns Pontos Específicos e Doenças 172
    Plexo Solar: Chi Azul 173
    Infecção de Pele: Chi Azul 173
    Olhos: Chi Verde 174
    Orelhas: Chi Violeta 174
  Resumo da Sessão de Cura Individual 176

Capítulo VII

Outras Técnicas Manuais 183
   Esqueça as Palmas das Mãos 183
      Não Focalize a Mente na Região Doente 183
      A Cura Cósmica É Ensinamento 183
   Diagnóstico Chi Kung: Varredura Manual 185
      Variações Gerais no Campo de Energia 185
      Varredura Manual dos Órgãos Internos 186

Capítulo VIII

Chi Kung Cósmico. Treinamento das Palmas e dos Dedos das Mãos 189
   Por que Praticamos a Força Vazia 189
      Como abrir a Força Celeste e Terrestre nas Palmas das Mãos
      com as Espirais Celeste e Terrestre 190
      Respiração Celular 191
      Mente, Olhos, Coração e Intenção (Yi) 192
      Como Conectar a Ponte 193
      Preparação para a Cura Cósmica do Chi Kung 194
      Preparação em Pé para a Cura Cósmica do Chi Kung 196
      Abertura para o Céu, a Terra e a Natureza 196
      Descrição da Técnica 197
   Parte I — Abertura para o Chi Celeste, Terrestre e Cósmico 198
      Movimentos Preliminares 198
      Movimentos Essenciais da Parte I 203
      Movimentos de Encerramento 205
   Parte II — Como abrir os Canais de Ponte e Reguladores 210
      Teoria 210
      Funções Gerais dos Oito Canais Extraordinários 211
      Os Oito Canais Extraordinários e o Chi Kung 212
      Funções Especiais dos Canais de Ponte e Reguladores 213
      Função Chiao Mo dos Canais de Ponte Yin e Yang 214
      Resumo 216
      Prática 217
   Parte III — Como Abrir os Canais Funcional e Governador 226
      Teoria: Os Canais Funcional e Governador 226
      Bola de Chi 227
   Parte IV — Como Ativar os Canais Yin e Yang no Cinturão de Chi 238
      Teoria 238
      Os Canais Yin e Yang dos Braços 238
      Como Projetar a Energia de Cura através dos Dedos 238
      Como Ativar o Cinturão de Chi — Dai Mo 239

Prática 240
A Cura das Outras Pessoas 247
Resumo e Prática Combinada 247
Chi Kung Cósmico: Seqüência Combinada Simples 247

Capítulo IX
Técnicas Básicas do Tao Universal 255
Sorriso Interior Cósmico 255
Os Seis Sons da Cura 258
Os Seis Sons de Cura — Prática 259

Apêndice 267
Guia dos Pontos de Acupuntura Usados no Chi Kung Cósmico 267
Bibliografia 277

Sobre o Autor

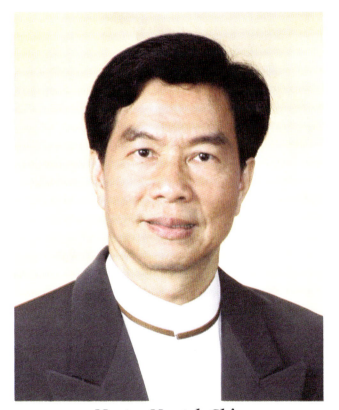

Mestre Mantak Chia

O mestre Mantak Chia é o criador do Sistema do Tao Universal, sendo também o diretor do Universal Tao Center e do Tao Garden Health Resort and Training Center, estabelecidos no interior da linda região norte da Tailândia. Desde a infância, o mestre Chia estuda os conceitos taoístas da existência. Seu domínio desse conhecimento antigo, aprimorado pelo estudo de outras disciplinas, resultou no desenvolvimento do Sistema do Tao Universal, que atualmente vem sendo ensinado em todo o mundo.

Filho de chineses, Mantak Chia nasceu na Tailândia, em 1944. Quando tinha 6 anos de idade, aprendeu com os monges budistas a sentar-se e "aquietar a mente". Ainda na escola primária, ele aprendeu o tradicional boxe tailandês. Depois iniciou-se no Tai Chi Chuan com o mestre Lu, que também lhe ministrou os conhecimentos de Aikidô, de Yoga e de níveis mais amplos do Tai Chi.

Anos mais tarde, quando era um estudante em Hong Kong e se destacava em competições de atletismo, um colega de classe mais adiantado chamado Cheng Sue-Sue apresentou-o ao seu primeiro professor esotérico e mestre taoísta, o mestre Yi Eng (I Yun). A essa altura, o mestre Chia começou seriamente os seus estudos sobre o estilo de vida taoísta. Foi então que aprendeu como fazer a energia circular através da Órbita Microcósmica e, por meio da prática da Fusão dos Cinco Elementos, como abrir os outros Seis Canais Especiais. Enquanto estudava Alquimia Interior, tempos depois, ele aprendeu a Iluminação de Kan e Li, o Fechamento dos Cinco Sentidos, o Encontro do Céu e da Terra e a Reunião do Céu e o Homem. Foi o mestre Yi Eng que autorizou o mestre Chia a ensinar e praticar a cura.

Quando entrava na casa dos 20 anos de idade, Mantak Chia estudou com o mestre Meugi, em Cingapura, que lhe ensinou sobre a Kundalini, a Yoga taoísta e a Vitória de Buda. Logo ele seria capaz de desfazer bloqueios ao fluxo de energia dentro do seu próprio corpo. Ele também aprendeu a projetar a energia da força vital através das mãos, de modo a poder curar os pacientes do mestre Meugi. Então ele aprendeu sobre o Chi Nei Tsang com o dr. Mui Yimwattana, na Tailândia.

Um pouco mais tarde, Mantak Chia estudou com o mestre Cheng Yao-Lun, que lhe ensinou o Método Shao-Lin da Força Interior. Ele aprendeu o segredo cuidadosamente guardado dos exercícios com os órgãos, as glândulas e a medula óssea, conhecidos como Fortalecimento e Renovação dos Tendões. O sistema do mestre Cheng Yao-Lun combinava boxe tailandês e Kung fu. Nessa época, o mestre Chia também estudou com o mestre Pan Yu, cujo sistema combinava ensinamentos taoístas, budistas e zen. O mestre Pan Yu ainda ensinou-lhe sobre as trocas das forças yin e yang entre homens e mulheres, e como desenvolver o Corpo de Aço.

Para entender melhor os mecanismos existentes por trás da energia de cura, o mestre Chia estudou a anatomia e a ciência médica ocidental por dois anos. Enquanto se empenhava nos seus estudos, ele administrava a Gestetner Company, empresa fabricante de material de escritório, familiarizando-se bem com a tecnologia de impressão em *off-set* e com máquinas copiadoras.

SOBRE O AUTOR

Usando os seus conhecimentos do taoísmo, combinados com as outras disciplinas, o mestre Chia começou a ensinar o Sistema do Tao Universal. Por fim, ele treinou outros instrutores para transmitir esse conhecimento e estabeleceu o Natural Healing Center, na Tailândia. Cinco anos mais tarde, ele decidiu mudar-se para Nova York, onde, em 1979, abriu o Universal Tao Center. Durante os seus anos de permanência nos Estados Unidos, o mestre Chia continuou os seus estudos sobre o sistema Wu do Tai Chi com Edward Yee, em Nova York.

Desde essa época, o mestre Chia tem ensinado a dezenas de milhares de alunos em todo o mundo. Ele treinou e certificou mais de 1.200 instrutores e praticantes do mundo todo. Em muitos lugares da América do Norte, Europa, Ásia e Austrália, abriram-se centros de Tao Universal e institutos de Chi Nei Tsang.

Em 1994, o mestre Chia voltou a morar na Tailândia, onde começou a construção do Tao Garden, o Universal Tao Training Center, em Chiang Mai.

O mestre Chia é um homem sensível, cordial e solícito, que vê a si mesmo basicamente como um professor. Ele apresenta o Sistema do Tao Universal de uma maneira prática e direta, embora esteja sempre expandindo os seus conhecimentos e métodos de ensino. Ele usa um processador de texto para escrever e está inteiramente familiarizado com a mais avançada tecnologia de computadores.

O mestre Chia calcula que seriam precisos 35 livros para explicar por completo o Sistema do Tao Universal. Em junho de 1990, num jantar em San Francisco, o mestre Chia foi homenageado pelo International Congress of Chinese Medicine and Qi Gong (Chi Kung), que o nomeou o *Qi Gong Master of the Year*. Ele foi o primeiro a receber essa condecoração anual.

Ele escreveu e publicou os seguintes livros sobre o Tao Universal:

> ***Awaken Healing Energy of the Tao*** — 1983
> ***Taoist Secrets of Love: Cultivating Male Sexual Energy,*** em
>   co-autoria com Michael Winn — 1984
> ***Taoist Ways to Transform Stress into Vitality*** — 1985
> ***Chi Self-Massage: the Tao of Rejuvenation*** — 1986
> ***Iron Shirt Chi Kung I*** — 1986
> ***Healing Love Through the Tao: Cultivating Female Sexual***
>   ***Energy*** — 1986
> ***Bone Marrow Nei Kung*** — 1989
> ***Fusion of the Five Elements I*** — 1990
> ***Chi Nei Tsang: Internal Organ Chi Massage*** — 1990

Awaken Healing Light of the Tao — 1993
The Inner Structure of Tai Chi, em co-autoria com Juan Li — 1996
Multi-Orgasmic Man, em co-autoria com Douglas Abrams — 1996 — publicado pela HarperCollins
Tao Yin — 1999
Chi Nei Tsang II — 2000
Multi-Orgasmic Couple, em co-autoria com Douglas Abrams — 2000 — publicado pela HarperCollins
Cosmic Healing I — 2001
Cosmic Healing II, em co-autoria com Dirk Oellibrandt — 2001

Além disso, muitos dos livros acima foram publicados também nos seguintes idiomas: búlgaro, tcheco, dinamarquês, holandês, inglês, francês, alemão, grego, hebraico, húngaro, indonésio, italiano, japonês, coreano, lituano, malásio, polonês, português, russo, servo-croata, esloveno, espanhol e turco, sob licença do Universal Tao Center.

Agradecimentos

A equipe da Universal Tao Publications envolvida na preparação e produção de *Cura Cósmica I: Chi Kung Cósmico* estende a sua gratidão às muitas gerações de mestres taoístas que transmitiram os seus conhecimentos aos seus discípulos, na forma de comunicação oral, ao longo de milhares de anos. Em especial, agradecemos ao mestre taoísta I Yun (Yi Eng), por sua compreensão no sentido de revelar as fórmulas da Alquimia Interior Taoísta.

Agradecemos a Juan Li pelo uso das suas pinturas maravilhosas e visionárias, ilustrando as práticas esotéricas taoístas.

Oferecemos a nossa eterna gratidão aos nossos pais e professores, pelos muitos dons que nos legaram. Recordá-los nos traz alegria e satisfação em nossos contínuos esforços para apresentar o Sistema do Tao Universal. Por seus dons, oferecemos a nossa eterna gratidão e amor. Como sempre, sua contribuição foi crucial na apresentação dos conceitos e técnicas do Tao Universal.

Queremos agradecer aos milhares de desconhecidos, homens e mulheres praticantes das artes de cura chinesas, que desenvolveram muitos dos métodos e idéias apresentados neste livro. Oferecemos a nossa gratidão ao mestre Lao Kang Wen, por compartilhar as suas técnicas de cura.

Queremos agradecer a Colin Campbell, por seu trabalho editorial e contribuições ao texto na primeira edição deste livro, assim como por suas idéias para a capa. Valorizamos as suas pesquisas e o seu trabalho intenso. Queremos agradecer a Matt Gluck, por suas contribuições editoriais na revisão deste livro, assim como agradecemos aos nossos instrutores, Dennis Huntington e Annette Derksen, por suas sensíveis contribuições à revisão. Agradecemos ainda a Dirk Oellibrandt, por sua edição técnica e aprimoramento do texto em todo o livro.

Um agradecimento especial à nossa equipe de produção, o Thai Production Team, pela sua ilustração da capa e pelo projeto editorial do livro e a sua diagramação: Raruen Keawapadung, computação gráfica; Saysunee Yongyod, fotografia; Udon Jandee, ilustrações; e Saniem Chaisarn, diagramação.

Agradecemos aos institutos de testes: a Gerhard Eggelsberger, do Institute for Applied Biocybernetics Feedback Research, Viena, Áustria, e a dra. Ronda Jessum, do Biocybernetics Institute, San Diego, Califórnia.

Também gostaríamos de agradecer aos organizadores dos retiros de Cosmic Healing Certification de todo o mundo que trabalharam conosco por muitos anos e nos ajudaram a preparar os originais deste livro durante as reuniões: Beate Nimsky, Viena, Áustria; Serguei Orechkine, Moscou, Rússia; Christopher Larthe, Londres, Inglaterra; Masahiro Ouchi, Rye, Nova York; dra. Angela C. Shen, San Francisco, Califórnia; Dirk Oellibrandt, Hamme, Bélgica; Brita Dahlerg, Frankfurt, Alemanha; e Lizbeth Cavegn, Zurique, Suíça.

Queremos ainda expressar a nossa gratidão a todos os instrutores e estudantes que ofereceram o seu tempo e o seus esforços para melhorar esse sistema, especialmente Felix Senn, Barry Spendlove, Chong-Mi Mueller, Clemens Kasa, Andrew Jan, Marga Vianu, Harald Roeder, Salvador March, dr. Hans Leonhardy, Peter Kontaxakis, Thomas Hicklin, Gianni Dell'Orto, Walter e Jutta Kellenberger.

CAPÍTULO I

Cura Cósmica

A Cura Cósmica do Chi Kung no Sistema do Tao Universal

A Cura Cósmica do Chi Kung é um ramo importante do Tao Universal, um sistema completo de técnicas taoístas para o tratamento do corpo, do Chi e do espírito. O seu nível de habilidade pessoal na Cura Cósmica do Chi Kung vai se basear no seu domínio do Sistema do Tao Universal como um todo. Uma das partes mais importantes das técnicas taoístas é o trabalho com a circulação da energia dentro do corpo.

O Fundamento do Sistema do Tao Universal é a Meditação da Órbita Microcósmica

Essa é a principal técnica para conectar as forças terrestres, cósmicas e universais. Essa é a maneira de fazer uma conexão com a Estrela Polar e a luz violeta da Ursa Maior, que é uma das mais potentes luzes universais de cura. Por meio dessa técnica, você aprende a sentir o Chi e a usar o poder da mente do olho e do coração para orientar o fluxo do Chi pelas principais rotas da energia no seu corpo. Essa técnica será ampliada mais adiante, incluindo também as rotas ou caminhos dos braços e das pernas; então ela é chamada de Órbita Macrocósmica.

Muitas pessoas, incluindo os mestres de Chi Kung, me procuram dizendo que praticaram o Chi Kung durante anos e nada aconteceu. Elas não sentem energia nenhuma e acham que devem estar praticando o Chi Kung de maneira incorreta. Eu lhes explico que também precisam praticar a meditação. Os movimentos das mãos não são nada sozinhos. Existem centenas de formas diferentes de Chi Kung na China. Seria preciso viver setenta vidas só para aprender os movimentos das mãos. A técnica da meditação da Órbita Microcósmica ajuda você a sentir com mais facilidade o Chi dentro, fora e ao redor do corpo, e nas extremidades das mãos e dos pés.

Quando eu era criança, gostava tanto de praticar o Chi Kung que guardava o meu dinheiro do almoço para pagar as aulas. Depois de muitos anos praticando muitas formas de Chi Kung, comecei a esquecer a primeira forma; então a aprendi de novo. Um dia, quando tentava praticar e rever todas as formas que havia aprendido, não consegui me lembrar de muitas delas. Eu me sentei e pensei: "Eu só tenho duas mãos, duas pernas e uma cabeça. Por que existem tantas formas diferentes? E por que existem tantas religiões e crenças?" Eu disse a mim mesmo que devia haver uma coisa importante que elas tinham em comum. Comecei a pesquisar e descobri que a coisa mais importante é sentir o Chi dentro de nós. Ser capaz de aumentar, transformar, entrar em contato e permanecer ligado com a força universal, a força cósmica, a força natural e a força terrestre. Deixá-las todas combinar-se dentro de nós é o que é importante. Do mesmo modo que na religião existe Deus (uma Força no taoísmo a que chamamos Wu Chi, o nada, o poder supremo que controla o universo), com um bom coração e energia de boa qualidade podemos nos ligar a essa força.

A técnica completa da Meditação da Órbita Microcósmica é apresentada inteiramente no livro Awaken Healing Light of the Tao, *de Mantak Chia*.

O Sorriso Interior Cósmico e os Seis Sons da Cura

Essas são técnicas muito importantes para fazer a conexão entre os órgãos, as cores e a energia de boa qualidade; a cor de cada órgão intensifica a sua conexão com o poder cósmico e o poder de cura universal.

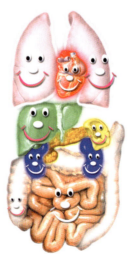

Fig. 1.1 Vermelho para o coração; Branco para os pulmões; Amarelo para o baço; Azul para os rins; Verde para o fígado.

Cada órgão tem a sua própria cor vital e, quando abundante, essa cor se irradia como uma aura de cura e proteção. As cores dos órgãos e as suas conexões universais correspondentes têm um grande poder de cura. O poder dos "Seis Sons de Cura" ajuda a melhorar a conexão com a fonte cósmica. Cada som favorece uma energia de cura diferente. As técnicas também ajudam a equilibrar, purificar e transformar a energia negativa outra vez em positiva.

A Camisa de Ferro do Chi Kung e a Respiração Óssea

A Camisa de Ferro do Chi Kung e a Respiração Óssea são sistemas de meditação em pé. Esses exercícios ajudam você a se assentar e a enraizar a sua conexão com a força terrestre, para manter uma boa estrutura e absorver uma força maior. Por sua vez, isso ajuda a atrair a força celeste, que se combina com o poder de cura muito forte da luz amarela da terra. A técnica também fortalece o corpo, de modo que você pode manter uma carga energética maior. Essas habilidades são pré-requisitos essenciais para lidar com quantidades maiores de energia.

A Camisa de Ferro do Chi Kung também inclui a arte de "Mudar os Tendões e Lavar a Medula". Por meio dessas orientações da Camisa de Ferro, você aprende a absorver, armazenar e descarregar grandes quantidades de energia por intermédio dos tendões e ossos. *Essas técnicas são descritas em detalhe nos livros* Iron Shirt Chi Kung *e* Bone Marrow Nei Kung, *ambos de Mantak Chia.*

Para se aperfeiçoar na prática do Chi Kung Cósmico, é recomendável você praticar a Camisa de Ferro, a Medula Óssea e a meditação como um requisito mínimo. Além do nível básico, o Sistema do Tao Universal inclui muitas outras técnicas e meditações de Chi Kung de nível intermediário e avançado. Quanto mais se avança, maior é o domínio sobre o Chi.

O seu nível crescente de domínio das técnicas do sistema do Tao Universal irá se refletir imediatamente em sua prática da Cura Cósmica do Chi Kung. Além disso, você vai descobrir que pode incorporar muitas das técnicas do Tao Universal diretamente em sua prática de Chi Kung Cósmico. Aqui vamos apresentar uma técnica simples da Cura Cósmica do Chi Kung, que combina o Sorriso Interior, a Órbita Microcósmica, a Camisa de Ferro e as técnicas Sexuais.

Etapas de Controle do Chi

1. No sistema do Tao Universal, nossa *primeira* meta é aprender a conservar o nosso Chi; é mais difícil carregar uma bateria que esteja totalmente descarregada; dinheiro atrai dinheiro, o Chi atrai o Chi. A conservação do Chi ajuda a obter mais Chi. Para ter mais Chi, em primeiro lugar precisamos manter o controle das comportas (ou "portões") pelos quais a energia normalmente vaza, drenando inadvertidamente a nossa força vital.

A nossa energia vaza: — pelo nosso sistema reprodutor
— pelas emoções negativas
— ao voltarmos os nossos sentidos constantemente para fora

Sem saber como conservar o Chi que já temos, que sentido faz obter mais?

2. Nós aprendemos a equilibrar o nosso Chi, ou seja, buscamos manter um fluxo suave e equilibrado de energia circulando por todo o corpo. Se as nossas energias estiverem desequilibradas, podemos ter muita energia em alguns lugares e um volume insuficiente em outros; também podemos estar excessivamente yang ou excessivamente yin. Podemos ter um excesso ou uma deficiência de calor ou de frio, umidade demais ou de menos. Esse desequilíbrio energético tende a nos fazer pender para os extremos.

3. Nós aprendemos a transformar o nosso Chi em energias mais benéficas. Por exemplo, por meio das técnicas do Chi Kung Sexual Taoísta ensinadas no Tao Universal (o curso conhecido como A Cura pelo Amor e pelo Tao) podemos reconstituir a energia sexual como a força vital básica Chi. Por meio de outras técnicas (como a do Sorriso Interior, dos Seis Sons de Cura e da Fusão dos Cinco Elementos) aprendemos a transformar o Chi emocional negativo no Chi positivo de boa qualidade. Assim, o Chi não só é o fundamento da nossa saúde; ele é também a base do desenvolvimento espiritual no Tao.

4. Depois de passar pelas três fases iniciais de controle do Chi, vamos então aprender a aumentá-lo. O Chi permeia todo o céu, a terra e a natureza. Na Cura Cósmica do Chi Kung aprendemos as maneiras testadas e aprovadas ao longo do tempo de entrar nesses reservatórios ilimitados e transpessoais de Chi e expandir grandemente a quantidade de energia disponível a todos nós. É muito importante conhecer a fundo as primeiras etapas da conservação, do equilíbrio e da transformação, antes de nos concentrarmos em aumentar o nosso Chi. Do contrário, podemos desperdiçar a energia que captarmos, ou podemos, inadvertidamente, potencializar as energias desequilibradas ou negativas que ainda não aprendemos a controlar.

5. Finalmente, aprendemos a expandir a nossa mente para mergulhar no vasto Chi natural, cósmico e universal, e assim curar o nosso corpo, a nossa mente e o nosso espírito, além de curar as outras pessoas. A técnica da Cura Cósmica do Chi Kung sensibiliza as suas mãos para sentir e movimentar o Chi; o método usa o poder do olho da mente para absorver o Chi cósmico na palma das mãos e na coroa e enviá-lo através das mãos e além delas, de modo que você possa restaurar o equilíbrio nas outras pessoas sem tocá-las e sem perder a sua própria energia.

Isso pode parecer fantástico a princípio, ainda que recentemente pesquisadores em hospitais chineses de Chi Kung não só tenham conseguido medir as energias emitidas pelos mestres em Chi Kung, mas também descobrir que variedades e freqüências diversas de Chi de cura podem ser emitidas. Essa pesquisa foi corroborada por experimentos nos Estados Unidos, em locais como o Menninger Institute.

As Quatro Fases da Cura Cósmica

O próximo passo é aprender as Quatro Fases da Cura Cósmica do Chi Kung, a seqüência da "Força Vazia". Cada uma das quatro fases da Cura Cósmica do Chi Kung desenvolve um tipo diferente de domínio da energia. Cada fase começa e termina da mesma forma; mas existem movimentos intermediários entre elas.

A Conexão com o Céu e a Terra

A primeira fase da Cura Cósmica do Chi Kung enfatiza a nossa conexão com o Chi externo que emana do céu e da terra. Essa conexão é muito benéfica para a cura de si mesmo e é essencial para a cura dos outros. Se você entrar em contato com alguma fonte de energia externa ao curar os outros, vai esgotar seus próprios reservatórios pessoais de energia Chi. O nosso Chi pessoal é limitado por natureza e pode se esgotar facilmente se o desperdiçarmos à vontade.

Ao longo da década passada, a cura do Chi externo tornou-se muito popular na China. Atualmente existem centenas de hospitais e clínicas de Chi Kung espalhados por todo o país. Ainda assim, muitos dos terapeutas de Chi Kung só conseguem administrar dois ou três tratamentos por dia; eles passam o resto do dia praticando o Chi Kung para reabastecer o próprio Chi. Aqueles que praticam o Chi Kung mais tradicional sabem como se conectar ao Chi celeste, terrestre e da natureza.

Nesta primeira fase, você vai aprender a sentir as energias que estão fora do seu corpo. Depois vai aprender a atrair e absorver essas energias no seu corpo e processá-las, para usá-las na sua própria cura e na cura das outras pessoas.

A Abertura dos Canais de Ponte e Reguladores e a Projeção do seu Chi

A segunda fase abre e fortalece quatro dos Oito Canais Extraordinários: os Canais de Ponte Yin e Yang e os Canais Reguladores. Essa fase ensina o aluno a receber o Chi cósmico, multiplicar seu poder e emitir o Chi para fora do corpo para curar os outros. Essa capacidade é a base da técnica da Cura Cósmica do Chi Kung.

A Abertura e a Energização dos Canais Governador e Funcional

A terceira fase aumenta a energia nos pontos ao longo dos dois canais usados na Órbita Microcósmica. Abrir a Órbita Microcósmica fortalece e equilibra a energia da pessoa e prepara-a para curar as outras pessoas. A prática dessa fase será mais eficaz com a Meditação da Órbita Microcósmica.

A Ativação da Arte de Um Dedo e o Cinturão de Chi

A quarta fase da Cura Cósmica do Chi Kung ativa a energia das mãos e você vai praticar a emissão de Chi com cada um dos seus dedos e abrir o "Cinturão de Chi". Esse canal também é conhecido como a Rota do Cinturão ou o Cinturão de Chi.

CAPÍTULO II

Preparação para o Chi Kung Cósmico

Técnicas Preparatórias

No Tao Universal, ensinamos a Cura Cósmica do Chi Kung dentro de um sistema completo de exercícios físicos e meditação. Sendo uma parte desse sistema, a Cura Cósmica do Chi Kung compreende a arte de curar a si mesmo e aos outros. Ela se concentra no trabalho energético de projetar o Chi de modo a realizar essas curas. Pode-se aprender facilmente os movimentos simples da Cura Cósmica do Chi Kung sem praticar nenhuma das outras técnicas do Tao Universal mas, caso se deseje verdadeiramente dominar a arte da Cura Cósmica do Chi Kung, é importante ter uma base sólida aprendida nas técnicas fundamentais do Tao Universal. Portanto, neste capítulo vamos apresentar as técnicas fundamentais do Tao Universal que são usadas em conjunto com o Chi Kung Cósmico.

A técnica preparatória consiste em algumas partes; pratique cada parte no seu próprio ritmo e por fim reúna-as como um todo.

Comece sempre "aquecendo o forno" no abdome e dirija o fogo para o centro sexual abaixo, para transformar a energia sexual. Em seguida pratique o Sorriso Interior Cósmico. O Sorriso Interior Cósmico é um relaxamento importante e uma técnica de cura pessoal que usa a energia do amor, da felicidade, da bondade e da gentileza como uma linguagem para a comunicação com os órgãos internos do corpo. Cada órgão corresponde a um determinado elemento e a uma cor específica. Por exemplo, os rins consistem no elemento água e na cor azul. O coração consiste no elemento fogo e na cor vermelha. Isso facilita bastante dirigir o poder de cura para cada órgão, usando a cor adequada. A técnica também auxilia na transformação das emoções negativas em energia positiva de boa qualidade. Essa transformação é uma técnica muito eficaz do Chi Kung. Um sorriso verdadeiro transforma a energia negativa em energia amorosa, que tem o poder de relaxar, equilibrar e curar. Ao aprender a sorrir internamente para os órgãos e glândulas, todo o seu corpo se sentirá amado e apreciado e aproveitará mais o Chi. Depois do Sorriso Interior, pratique a Respiração Óssea, a Lavagem da Medula, a Cura Cósmica e a Órbita Microcósmica.

Aquecer o Forno

1. Sente-se na borda de uma cadeira com as mãos postas e unidas e com os olhos fechados.
2. Comece fazendo a "respiração abdominal baixa", movendo o seu abdome para dentro e para fora rapidamente. Acentue a expiração soltando o ar de maneira forçada por 18 a 36 vezes. Descanse, cubra o umbigo e sinta-se bem e aquecido.
3. Em seguida, faça o exercício da "risada interior", com o qual sente o abdome vibrar dentro de você. Faça este exercício por alguns minutos, permitindo que o movimento da sua risada interior torne-se cada vez mais forte. Em seguida descanse e use o poder da mente e dos olhos para captar o Chi (agora sentido como um calor atrás do umbigo) para dentro do Tan Tien. Imagine um forno com o fogo aceso por trás do seu umbigo. Sinta-se bem e aquecido.

Transformar a Energia Sexual

Depois de sentir que o Tan Tien está suficientemente aquecido, sorria para si mesmo e desloque o Chi aquecido para os órgãos sexuais; as mulheres levam o Chi para o útero, os homens levam o Chi para os testículos. Isso deve provocar uma sensação como "o sol brilhando na água". Os raios de sol purificam a água até que ela se converte em vapor ascendente. Continue sorrindo interiormente para os órgãos sexuais e sinta o calor ou a sensação ígnea da região do umbigo continuar a fluir para os órgãos sexuais; isso transforma a energia sexual em Chi e esse Chi sobe pela espinha até o cérebro, ajudando a ativar os centros energéticos da "coroa" e do "meio das sobrancelhas".

Concentre a sua atenção no sacro. Bem na extremidade do sacro existe um orifício no cóccix. Respire nesse orifício até sentir alguma atividade ali. A sensação se parece com um formigamento, um entorpecimento ou uma pulsação. Se você conseguir realmente ativar esse ponto, ele produzirá uma "sucção". Preste atenção à abertura do sacro. Sinta a força de sucção atuando através do orifício na extremidade do sacro (hiato sacro); respire nesse orifício até que ele esteja ativado. Quando o sacro estiver ativado, você vai sentir a sucção com facilidade, assim como a respiração na cabeça e no meio das sobrancelhas. Continue sorrindo brandamente e respirando suavemente para o Tan Tien e sinta a sucção no abdome. Concentre 95% da sua atenção no Tan Tien e 5% no sacro, na coroa e no meio das sobrancelhas. Tome consciência da respiração do Tan Tien e observe internamente a pulsação e a respiração do sacro, do meio das sobrancelhas e da coroa. Faça esse exercício 36 vezes.

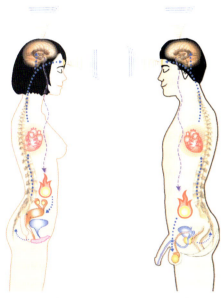

Fig. 2.1 Sorria para o Tan Tien inferior.

Encher as Articulações com Chi

Os ossos têm a capacidade de processar o Chi cósmico (o Chi acima de nós e ao nosso redor) para ser usado pelo corpo. As articulações também são capazes de armazenar o Chi e também servem como amortecedores entre os ossos.

Tome consciência dos seus dedos indicadores e polegares; levante ligeiramente os dedos indicadores, sinta uma leve tensão e abra os polegares para os lados, sentindo-os crescer. Respire na ponta dos dedos até sentir o Chi entrando nos dedos. Os dedos parecerão rígidos como se tivessem se esticado, para abrir caminho para o Chi entrar nas articulações. Continue a inspirar o Chi — a rigidez irá se espalhar para os outros dedos, para as articulações dos punhos, dos cotovelos e dos ombros, tornando todo o braço tenso e rígido. Os dedos e os braços parecerão uma única peça. Por fim, o Chi irá encher todas as articulações do corpo, tornando-o uma unidade completa.

Tome consciência dos dedões dos pés; respire nos dedões e sinta-os tornarem-se maiores. Quando o Chi encher as articulações, os dedões vão se tornar tensos e rijos. Aos poucos, o Chi irá encher os outros dedos dos pés, subindo pelos tornozelos, pelos joelhos, pelos quadris, pelo sacro e pela espinha; a sensação pode ser de tensão e rigidez, entorpecimento ou como um choque elétrico. As pernas e a espinha tornam-se uma peça única. Com certeza, você vai se sentir bem.

Respiração Óssea e Lavagem da Medula

A Respiração Óssea é uma das técnicas mais importantes da Cura Cósmica do Chi Kung. Esse é um método para atrair o Chi externo através da pele para os ossos, para ajudar a repor a medula óssea, reativando assim a produção de glóbulos brancos. A passagem do Chi pelos ossos melhora o funcionamento do sistema imunológico. Esse processo também ajuda a eliminar a gordura da medula óssea ("Lavagem da Medula"), uma das principais causas da osteoporose (fragilidade dos ossos). A tensão dos músculos próximos aos ossos é diminuída e o Chi e o sangue podem fluir facilmente pelos ossos, permitindo que eles se tornem mais fortes.

O processo da Respiração Óssea usa a mente e os olhos para absorver o Chi nos ossos. Quanto melhor for a sua Respiração Óssea, melhor será a sua técnica da Cura Cósmica do Chi Kung. A mente e os olhos também são usados imediatamente depois do exercício para reunir a energia no umbigo. Depois de tê-lo feito, quando você mover a sua mão, a energia vai circular com facilidade. Você será capaz de absorver o Chi externo sem esforço, portanto não vai precisar usar a sua própria energia no seu trabalho de cura.

Respiração Óssea

Existem diversas variações do processo de Respiração Óssea e Lavagem da Medula. Aqui vamos apresentar o primeiro tipo de Respiração Óssea, inalando e exalando o Chi através da pele e acondicionando-o nos ossos. Nesse método, você imagina que os seus ossos são como tubos ocos e que você sopra e suga o Chi nos ossos.

A Respiração Óssea é praticada num processo de três etapas. **Deixe a sua respiração seguir um ritmo normal. Não force ou prenda a respiração por muito tempo.**

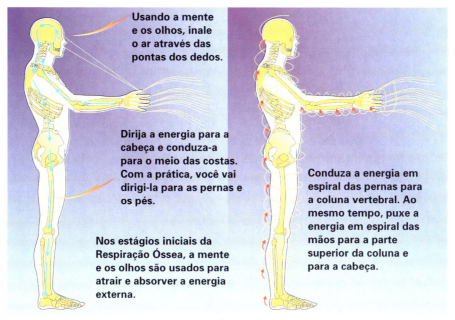

Fig. 2.2 A Respiração Óssea através dos dedos.

1. Você pode praticar esta técnica na posição sentada ou na postura Abraçando a Árvore (ou qualquer outra postura da Camisa de Ferro do Chi Kung). Você vai usar o poder da sua mente e dos seus olhos para fazer uma inspiração curta e ao mesmo tempo sentir a sucção. Sugue o Chi da atmosfera para dentro das suas mãos, e por fim se expanda para o universo e inspire mais algumas vezes. Use uma combinação de poder "mente-olho" (Yi) para sugar o Chi da atmosfera para as suas mãos, ao mesmo tempo que vai tragando a respiração aos poucos. Assim que puder sentir claramente o aumento da "pressão" do Chi nas mãos, estenda a sensação ao longo dos braços. Toda a superfície da pele dos braços inspira o Chi, sentindo a pele manter essa pressão.
2. Faça mais uma inspiração profunda e contraia ligeiramente os músculos do braço para comprimir o Chi dentro dos ossos. Mantenha-se assim por um tempo, para condensar o Chi na medula dos seus ossos. Exale e, ao mesmo tempo, experimente uma sensação nítida de peso nos ossos, significando que o Chi foi condensado e acondicionado nos ossos com sucesso. Por fim, use mais poder mental (o poder

de mente/olhos/coração) e menos força muscular, usando uma respiração suave para atrair a força para dentro dos ossos. Pratique por 6 a 9 vezes; descanse e sinta o Chi que foi condensado nos ossos.

3. Continue da mesma maneira, inspirando progressivamente pelos ossos dos antebraços, braços, escápulas, clavícula, esterno e costelas. Pode ser que experimente uma sensação diferente em cada região enquanto respira; em algumas regiões, a sensação é de frio; em outras, de calor ou formigamento, dependendo da estrutura óssea e da qualidade da medula.

4. Inale e exale da mesma maneira através dos dedos dos pés, dos próprios pés e das pernas; depois, numa progressão passo a passo, inale através dos ossos da canela, do fêmur, da pelve, do cóccix e do sacro, e depois subindo pela coluna vertebral para as vértebras C-7.

5. Por fim, respire pelos braços e pelas pernas ao mesmo tempo. Combine a energia deles enquanto ela atravessa o C-7 e sobe para o pescoço e a cabeça. Respire dessa maneira por pelo menos 9 respirações. Conclua recolhendo a energia no umbigo.

Lavagem da Medula

Você pode lavar a sua medula óssea com a força terrestre, com a força celeste ou com a força cósmica. Essas energias ajudam a limpar e a rejuvenescer a medula óssea.

Lavagem da Medula pela Força Celeste com a Luz Violeta

1. Os homens colocam a palma da mão esquerda no alto da cabeça e a cobrem com a palma direita. Tome consciência, acima de você, da sua "estrela pessoal" (a estrela que aparece no seu olho da mente e está localizada acima da sua coroa). Empurre ligeiramente as palmas e mova-as em espiral no sentido horário, continuando nesse movimento espiralado da frente para a orelha direita, para as costas e para a orelha esquerda por 9 vezes; descanse e sinta o Chi aumentado pressionar a coroa. Faça 3 exercícios completos.

2. As mulheres colocam a palma da mão direita no alto da cabeça e a cobrem com a palma esquerda. Tome consciência da sua estrela pessoal acima de você. Empurre as palmas ligeiramente e mova-as em espiral no sentido anti-horário, numa espiral a partir da frente para a orelha esquerda, para as costas e a orelha direita 9 vezes; descanse e sinta a pressão do Chi aumentado sobre a coroa. Faça 3 exercícios completos.

3. Volte as palmas das mãos para o Céu e sinta como se estivesse recolhendo com uma concha uma bola de Chi galáctico do alto. Essa bola de Chi contém a Estrela Polar e a Ursa Maior. Veja a concha se encher de energia violeta. Imagine que estende os braços para segurar o cabo da concha e depois verte o líquido violeta sobre a sua coroa. Você terá uma sensação parecida com um entorpecimento descendo pelo seu corpo. Com as palmas das mãos voltadas para a sua coroa, despeje toda a galáxia sobre a sua coroa. Você pode perceber essa energia como as freqüências de ametista violeta e luz vermelha. Sorria.

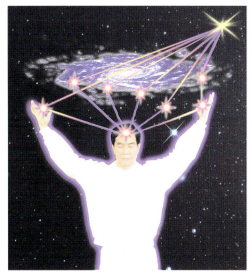

Fig. 2.3 Recolha todo o universo, incluindo a Estrela Polar e a Ursa Maior.

4. Conduza essa sensação para dentro do seu crânio, para que penetre no seu cérebro, nas vértebras cervicais, no osso esterno, nas vértebras torácicas, nas vértebras lombares, e depois siga pelas suas pernas. Sinta-a penetrar nos seus ossos, e dar vida a eles, penetrando a medula óssea, lavando, limpando, energizando. Esse Chi "como que líquido" se espalha por todo o caminho até chegar aos seus pés. Sinta-o conectar-se com a terra por meio das solas dos seus pés; perceba como ele brota borbulhante nos pés (os pontos K-1 do meridiano dos rins), exalando e pulsando.

5. Toque o seu umbigo com os dedos de ambas as mãos. Tome consciência da Porta da Vida e deixe o fogo ativar o Tan Tien e os rins. O Chi vai subir para o cérebro.

6. Abaixe as mãos sobre as suas coxas para tocar os seus fêmures; sinta as mãos penetrarem os ossos e a medula óssea. A sensação é parecida com a de um choque elétrico ou de um entorpecimento se espalhando por todos os ossos da perna e para as solas dos pés.

7. Devagar, deslize os dedos para baixo, para tocar o osso e a medula óssea, e estenda-se para baixo, atravessando a terra para tocar a galáxia do outro lado. Levante o seu sacro e imagine uma luz amarela vindo da terra do outro lado da galáxia; tome consciência do Tan Tien inferior e sinta-o encher-se de Chi. Faça isso 3 vezes. Abaixe-se e fique na posição agachado.

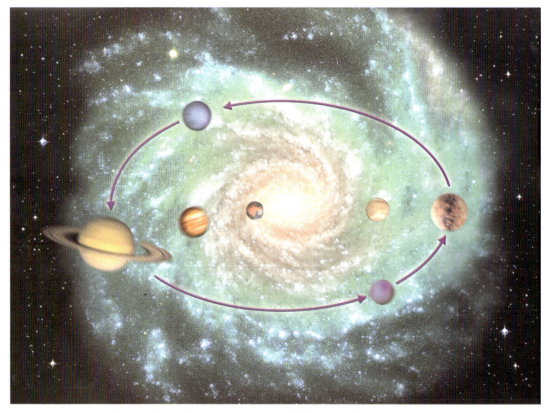

Fig. 2.4 Espiral de estrelas das galáxias e a direção da espiral.

8. Volte as palmas das mãos para a terra e fique consciente da galáxia e da luz amarela; faça de três a seis círculos para reunir o Chi abaixo. Reúna o Chi amarelo; toque os seus calcanhares e sinta o Chi amarelo fluir para os ossos da perna. Sinta o borbulhar dos seus ossos como uma corrente elétrica fluindo para os pés, a tíbia e a fíbula, o fêmur, a pelve e a coluna vertebral. Enquanto toca os seus ossos e a medula óssea com os dedos, deslize as mãos pelas costas das pernas; bem devagar, suba por elas até tocar o cóccix e o sacro. Tome consciência do seu centro sexual, de modo que a energia flua e se espalhe pelos órgãos sexuais. Retorne ao umbigo e reúna o Chi no seu Tan Tien.

Órbita Microcósmica

A Meditação da Órbita Microcósmica desperta, faz circular e direciona o Chi através do "Canal Governador", que sobe da base da colu-

PREPARAÇÃO PARA O CHI KUNG CÓSMICO 31

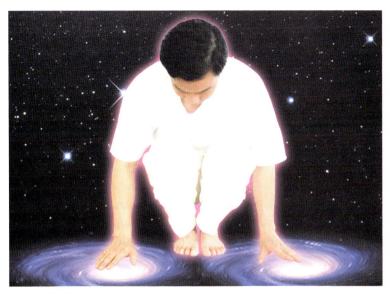

Fig. 2.5 Circulação das mãos para reunir o Chi terrestre.

na vertebral até a cabeça e o "Canal Funcional" ou "da Concepção", que desce da ponta da língua para o meio do tronco até o períneo. A prática constante desse antigo método esotérico elimina o *stress* e a tensão nervosa, energiza os órgãos internos, restabelece a saúde de tecidos danificados e produz uma forte sensação de bem-estar pessoal.

A Órbita Microcósmica é o fundamento da técnica da Cura Cósmica do Chi Kung. Todas as técnicas dependem da alta qualidade das suas meditações e da sua capacidade de aprimorar a Órbita Microcósmica. Para dominar o Chi Kung Cósmico, deve-se praticar a meditação diariamente. As meditações no sistema da Órbita Microcósmica também fortalecem o "Chi Original" e ensinam a você as bases do Chi circulante. Elas permitem que as palmas das mãos, as solas dos pés e o meio das sobrancelhas e a coroa se abram. Esses locais em especial são os principais pontos pelos quais a energia pode ser absorvida, condensada e transformada em força vital renovada.

○ 1. Tome consciência do Tan Tien inferior (a região onde o Chi Original está armazenado, entre o umbigo, os rins e os órgãos sexuais). Sinta a pulsação dessa região, observe se a região parece tensa ou relaxada, fria ou quente, relaxada ou contraída. Observe todas as sensações do Chi: entorpecimento, calor, expansividade, pulsação, eletricidade ou magnetismo. Deixe que essas sensações aumentem e se expandam. Então deixe que essa energia flua para o Centro do Umbigo.

2. Use a sua intenção (poder mente/olho) para espiralar o ponto umbilical e orientar e deslocar o Chi. Deixe que a energia desça para o centro sexual (Palácio Ovariano ou Espermático).

3. Dirija a energia do centro sexual para o períneo e depois para a sola dos pés.

4. Leve a energia das solas para o períneo e para o sacro.

5. Leve a energia do sacro para a Porta da Vida (o ponto na coluna oposto ao umbigo).

6. Leve a energia para o ponto médio da coluna (as vértebras T-11).

7. Leve a energia para a base do crânio (Almofada de Jade).

8. Leve a energia para a coroa.

9. Conduza a energia da coroa para o meio das sobrancelhas.

10. Encoste a ponta da língua no alto do palato, pressione e solte algumas vezes; em seguida, toque ligeiramente o palato, experimentando uma sensação de eletricidade ou formigamento na ponta da língua. Desloque a energia do meio das sobrancelhas para onde a ponta da sua língua encontrou o palato.

11. Usando a língua, mova a energia do palato para o centro da garganta.

12. Mova a energia da garganta para o centro do coração.

13. Desça a energia do coração para o plexo solar e sinta um pequeno sol brilhar.

14. Leve de volta a energia para o umbigo.

15. Continue a circular a sua energia através dessa seqüência de pontos por pelo menos 9 vezes. Assim que os caminhos estiverem abertos, você pode deixar a sua energia fluir continuamente como um rio de energia, sem a necessidade de parar a cada ponto.

16. Conclua quando quiser, reunindo a energia no umbigo.

Homens: Cobrir o umbigo com as palmas das mãos, a mão esquerda sobre a direita. Coletar e mentalmente espiralar a energia para fora do umbigo 36 vezes no sentido horário, e depois para dentro, 24 vezes, no sentido anti-horário.

Mulheres: Cobrir o umbigo com as palmas das mãos, a direita sobre a esquerda. Coletar e espiralar mentalmente a energia para fora do umbigo 36 vezes no sentido anti-horário, e depois para dentro, 24 vezes, no sentido horário. *Para detalhes dessa técnica, consultar o livro:* Awaken Healing Light, *de Mantak Chia.*

CAPÍTULO III

Chi Kung Cósmico

Abertura dos Três Tan Tiens nas Seis Direções

Introdução

Abrir os Três Tan Tiens é uma meditação Chi Kung que fortalece a nossa conexão com o universo, abrindo-nos para a força primordial do cosmo e para a energia da natureza interior. Nós estamos dinamicamente conectados ao infinito. "Assim acima, como embaixo" é uma eco de sabedoria ouvido de sábios e místicos ao longo das eras. Quando conseguimos nos conectar com a energia que nos cerca e absorvê-la, somos capazes de nos sintonizar com os vários esplendores do universo.

Nós existimos por causa da combinação exclusiva das forças que estão ao nosso redor e dentro de nós. As duas forças principais são eletricidade e magnetismo. O "bioeletromagnetismo" é o termo ocidental para a força vital, à qual o Tao se refere como Chi. Durante os últimos cinco mil anos, os taoístas têm utilizado essa energia bioeletromagnética para melhorar o seu modo de vida e estabelecer uma relação com o universo. *Bio* significa vida, *eletro* se refere às energias universais (yang) das estrelas e planetas, e a força magnética se refere à força terrestre (yin) ou força gravitacional presente em todos os planetas e estrelas. Quando nos alinhamos com essas forças, tornamo-nos um condutor pelo qual podemos absorver e digerir essas energias pelo corpo, pela mente e pelo espírito, estabelecendo uma conexão direta com o universo. Os taoístas reconheciam essa conexão e criaram a forma Chi Kung de "Abrir os três Tan Tiens nas seis direções" para melhorar a nossa relação com essa conexão e a nossa compreensão dela.

Os seres humanos normalmente têm acesso à energia bioeletromagnética por meio dos alimentos e do ar. As plantas tiram as energias universais do sol e das energias magnéticas da terra, digerindo-as e transformando-as, disponibilizando assim essas energias a todos os seres vivos. Os taoístas acreditam que as fontes de alimento com a forma mais pura de energia são os vegetais de folhas verdes. Esses vegetais recebem a luz solar diretamente nas suas células. Em vez de esperar até que a energia do universo seja processada pelas plantas, o taoísta vai diretamente até a fonte dessa energia primordial. Por intermédio do Chi Kung e da meditação, os taoístas direcionam a energia do universo com precisão. Abrir os três Tan Tiens é um exercício de meditação do Chi Kung que se preocupa em como canalizar diretamente a fonte de energia que se encontra por toda a nossa volta.

O Tao considera os seres humanos como lampiões repletos de combustível. Muitas pessoas queimam esse combustível com uma intensidade muito alta, sem sequer dar tempo para a reposição do querosene do lampião. Álcool, drogas, fumo e promiscuidade, todos apressam o esgotamento desse combustível. Os exercícios taoístas se esforçam para reabastecer continuamente a energia interior. O taoísta reconhece que nós somos limitados em nossa natureza como seres humanos, a menos que nos conectemos com as fontes de energia dentro do universo, tornando-nos infinitos dessa maneira. Portanto, dentro das limitações da nossa natureza humana, nós constantemente nos reabastecemos na abundância ilimitada de energia ao nosso redor.

Por meio da sua busca interior, o taoísta descobriu uma passagem para o universo. Quanto mais abrimos a nossa energia interna, mais somos capazes de nos conectar com as forças energéticas ao nosso redor.

Os seres humanos têm potenciais e capacidades incríveis. Somos seres especiais na maneira como usamos a nossa mente e as nossas mãos. Observe o mundo ao seu redor, os arranha-céus, a arquitetura, os computadores, a tecnologia e a infinidade de criações humanas. Todas surgiram pela combinação da mente com as mãos. Na técnica do Tao, usamos a mente e as mãos, tanto no Chi Kung quanto na meditação, para nos conectarmos com as forças do universo. Nós usamos a mente para projetar um padrão energético no universo, para nos conectar com a força e para trazer essa energia para o corpo.

A mente pode viajar milhões de anos-luz em poucos instantes. Os taoístas descobriram o potencial ilimitado da mente humana. Se você imaginar alguma coisa na sua mente: um oceano, um pôr-do-sol ou uma montanha, você automaticamente se conecta com essa imagem. A mente pode levar você aonde quer que você imagine. Com o treinamento adequado, você pode se conectar com a energia da natureza e do universo e projetar o seu Chi para combinar com ele, e atrair essas forças para o corpo. As mãos são chamadas a força do toque e como antenas elas podem transmitir as freqüências e vibrações do espaço. Com a mente e as mãos, cada um de nós pode compartilhar da energia ilimitada do universo.

Relaxamento, Desapego, Renúncia e Ego

Em algumas religiões e caminhos espirituais, dá-se grande ênfase à renúncia e ao desapego. Essa é, na verdade, uma forma de relaxamento. As técnicas taoístas enfatizam o relaxamento, o desapego e o vazio. Quando uma pessoa está relaxada, os músculos estão abertos, a respiração está suave e a energia pode fluir através dos canais do corpo. Não há resistência nem luta. Isso permite que as forças criativas e superiores fluam para dentro de nós.

A maioria das religiões tem um processo semelhante. Para entrar em contato com o eu superior e as forças superiores, precisa-se de desapego e renúncia para alcançar o nível em que se pode estar em contato e se unir com as forças superiores. Por meio da renúncia ao controle, a pessoa se abre e entra em contato com as forças da natureza. Contudo, se você continuar a renunciar e a abandonar-se, você vai perder a energia que enviou. A longo prazo, isso aos poucos vai drenar as suas forças. A força vai sugar a energia de você, em vez de ajudá-lo a trazer a energia para si mesmo. Para evitar que isso aconteça, no momento em que fizer contato com as forças superiores, você deve de novo se tornar consciente de si mesmo e da sua própria energia. Assim, será capaz de projetar os próprios pensamentos, intenções e padrões dentro da força, integrando o exterior com as duplas ou triplas energias interiores. Você pode atrair essa força para o seu espaço, para a sua casa e para si mesmo.

Você deve permanecer aberto e vazio ao usar as próprias intenções, a mente e o Chi para atrair a energia para si mesmo. O que pode inicialmente parecer um paradoxo é reformulado enquanto se pratica e aprende como ficar vazio e aberto e ao mesmo tempo reter a consciência suficiente para atrair a força para si mesmo.

Mente, Órgãos e Órgãos Sexuais

Parece que algumas pessoas estão desligadas de si mesmas e dos seus órgãos sexuais. A mente e os órgãos estão, portanto, separados. O taoísmo acredita que a mente, o corpo e o espírito devem trabalhar juntos. Os resultados dependem da prática de cada um.

Cérebro

O cérebro pode acessar e gerar as forças superiores, mas não é fácil armazenar essa energia no próprio cérebro. Precisamos treinar o cérebro para aumentar a sua capacidade e a sua destreza em armazenar a energia. A energia do cérebro, quando aumentada até um determinado nível, pode permitir um maior número de sinapses e ajudar a converter proteínas em células cerebrais. O Tao acredita que, com o treinamento e a prática, é possível aprender a aumentar o número de células cerebrais e nervosas, assim como aumentar o número de sinapses no sistema nervoso central.

Órgãos do Corpo

Os órgãos também podem gerar energia, mas muito menos do que os órgãos sexuais e o cérebro. Eles também têm uma capacidade muito maior de armazenar e transformar a energia.

Órgãos Sexuais

O Tao descobriu que os órgãos sexuais são os únicos órgãos que podem gerar uma quantidade significativa de energia (força vital). No entanto, os órgãos sexuais não podem armazenar a energia de modo eficiente. Quando a energia é gerada em excesso, quantidades consideráveis têm de ser descarregadas. E essa é a melhor energia que se tem. Ela é a energia "criativa".

Os Três Tan Tiens

Os três Tan Tiens também podem armazenar energia, transformá-la e fornecê-la para o cérebro, a coluna vertebral, os órgãos sexuais e os outros órgãos.

O objetivo do treinamento básico taoísta é integrar o cérebro, os órgãos sexuais e os outros órgãos num sistema único. Se o cérebro gera energia demais, ele pode armazenar a energia nos órgãos. O excesso de energia sexual também pode ser armazenado nos órgãos e nos três Tan Tiens. Se o cérebro gera um excesso de forças superiores e somos incapazes de armazenar essa energia, temos de jogá-la fora. É como se preparássemos comida para uma centena de pessoas e apenas uma comesse. O resto joga fora. Da mesma maneira, quando se produz energia sexual demais e não há lugar para armazená-la, ela é desperdiçada. Não temos o suficiente dessa energia para poder desperdiçá-la. Temos uma quantidade limitada de energia e de tempo.

Algumas técnicas simplesmente tratam do espírito e ignoram o corpo e a energia sexual. Essas técnicas podem gerar uma grande quantidade de energia mas, quando não se está conectado aos órgãos, essa energia não pode ser armazenada em nenhum lugar. A pessoa acaba se esgotando. Algumas pessoas praticam ficando sentadas em silêncio, esvaziando a mente, com o corpo todo relaxado e calmo, mas muito pouca energia realmente é gerada. Quando se aprofundam nessa prática, algumas pessoas acham difícil voltar à sociedade, porque não têm energia e o seu poder mental não funciona bem. Essas pessoas acabam dependendo do apoio e da orientação de outras pessoas.

No Tao Universal, aprendemos a criar um tempo sagrado dentro de nós. Com a técnica simples de sorrir em todos os órgãos, podemos integrar o nosso corpo, a nossa mente e o nosso espírito. Eles não ficam mais separados. A prática sexual conecta a mente com os órgãos sexuais e o cérebro. Forma-se uma ponte de ligação entre essas nossas partes e cria-se a sinergia.

A prática taoísta nos fornece recursos para ampliar o alcance dos nossos sentidos. Ao acessar os nossos recursos internos e canalizar a energia ao nosso redor, podemos perceber muito mais do que os sentidos normalmente registram para a mente. Queremos aumentar a nossa percepção desde a limitada perspectiva dos sentidos sociologicamente condicionados até a consciência ilimitada do universo. Por exemplo, os nossos sentidos nos dizem que a terra é plana, que estamos parados e que o céu fica acima de nós. Na realidade, a terra é uma esfera que se desloca velozmente no espaço a milhares de quilômetros por hora e o céu está acima, abaixo e além da terra em todas as direções. A meta dos três Tan Tiens é nos conectar com as forças das seis direções — acima, abaixo, à esquerda, à direita, à frente e atrás — e atrair todas essas forças para o corpo. Por fim, com a prática, podemos atrair sobre nós diversos tipos de energia e usá-las conforme a nossa necessidade, dando forma assim à energia informe que é abundante na natureza.

Abertura dos Três Tan Tiens

Abrir os três Tan Tiens nas seis direções é só mais um dentre os muitos recursos que o praticante do taoísmo usa para se conectar com o universo. A técnica combina o poder da mente com o aumento da quantidade de Chi. Essa combinação permite que a nossa consciência pessoal se conecte diretamente com os padrões e matrizes energéticos do universo. Quando colocamos os nossos pensamentos na rede do universo, nós transformamos a energia eletromagnética numa força que nos é acessível. A combinação de poder mental e energia é o que nos permite estabelecer uma relação com essas forças criativas e com as fontes de energia superiores.

Os Três Tan Tiens

Ao fazermos a conexão com as forças energéticas do universo, queremos ser capazes de armazenar essas energias no corpo. A energia é como o dinheiro: se você ganha um milhão de dólares num ano e gasta um milhão de dólares, então não lhe sobra nada para usar no futuro. É dessa maneira que vivemos e usamos a nossa energia na nossa sociedade. Gastamos mais energia do que obtemos e vivemos com energia emprestada, pagando um alto custo em juros. Nosso crédito vai acabar muito em breve.

Na prática do Tao, armazenamos a energia nos três Tan Tiens. Os três Tan Tiens são os reservatórios de energia dentro de nós.

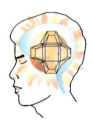

Fig. 3.1 O Tan Tien superior localiza-se no cérebro (o salão de cristal, o terceiro ventrículo) e, quando está cheio de energia, a capacidade do cérebro aumenta. Aqui armazenamos a nossa inteligência espiritual, a nossa mente. Todos os Tan Tiens apresentam uma face yin e outra yang. Na natureza, yin e yang estão presentes em todas as coisas. Pelo pôr-do-sol, o dia (yang) se converte em noite (yin). É muito importante sentir os aspectos de yin dentro do yang e de yang dentro do yin (nascer e pôr-do-sol). Um aspecto não existe sem o outro. Eles são aspectos inseparáveis da mesma força.

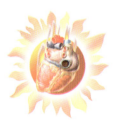

Fig. 3.2 O centro Tan Tien do coração, entre os dois mamilos, é o Tan Tien médio. Ele é associado ao elemento fogo. Ainda assim, dentro do fogo sempre existe água. O espírito original (Shen) é armazenado aqui.

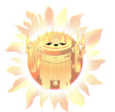

Fig. 3.3 O baixo-ventre à altura do umbigo é como um universo, ou oceano, vazio. Queremos sentir um universo de energia no Tan Tien inferior. Dentro desse universo ou oceano, existe um fogo, como um vulcão sob o oceano; "fogo sob a água".

Os três Tan Tiens referem-se a esses três reservatórios de energia dentro do corpo. Esses reservatórios são lugares onde podemos armazenar, transformar e coletar a energia. Os reservatórios são a fonte da energia que flui através do corpo. Os meridianos são os rios de energia alimentados por esses reservatórios. A meta da abertura dos três Tan Tiens é encher e reabastecer continuamente a energia dos três Tan Tiens. Quando estamos conectados ao Tao, a vida cessa de ser uma luta. Por meio da observação da natureza, os taoístas aprenderam a seguir a corrente de energia e conectar-se às forças do universo.

Nessas técnicas, usamos diversos movimentos de mão e posturas corporais para nos abrirmos para a energia ao nosso redor. Atraímos a energia das seis direções para o corpo, ativamos os três fogos, abrimos os três Tan Tiens e fazemos circular essa energia na Órbita Microcósmica.

Prática Combinada

Exercícios de Aquecimento

Girando o Sacro

Girar o sacro é um excelente exercício para abrir a base das costas e ativar a coluna vertebral. Coloque uma das mãos sobre o sacro e a outra sobre o osso púbico. Gire o sacro em círculo, 36 vezes em cada direção. Esse movimento aciona a bomba sacra.

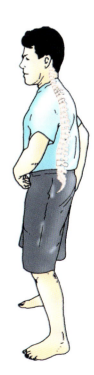

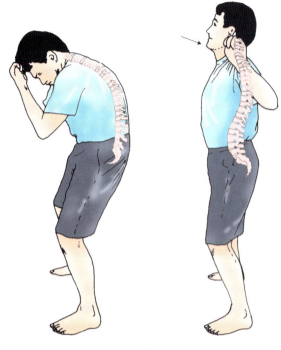

Mantenha o queixo para dentro

Respiração da Coluna Vertebral

Inale e infle o peito, os braços dobrados nos cotovelos e estendidos para os lados do corpo. Exale, pressione a coluna para baixo e incline as costas, pressionando os cotovelos para a frente do peito. Sorria. Inale, infle o peito, pressione o queixo contra a garganta e empurre-o para trás, levantando a coroa e erguendo os braços dobrados para os lados. Repita esse movimento para a frente e para trás 36 vezes. Este movimento aciona as bombas craniana e sacra, e relaxa todas as articulações da coluna vertebral.

Sacudidura

Sacudir o corpo todo relaxa, especialmente as articulações, quando se impulsiona o corpo para cima e para baixo a partir dos calcanhares. Deixe que todas as articulações se abram e relaxem. Além disso, sacuda os testículos e os seios soltos. Isso vai liberar a energia sexual (a eletricidade yin).

Yin e yang são as forças elétricas negativa e positiva do universo. O coração produz impulsos (a eletricidade yang) e as glândulas supra-renais produzem a adrenalina para estimular os batimentos do coração. De todos os nossos hormônios, esse é o que dá a força vital à nossa vida.

Quando nos concentramos nos órgãos sexuais, no coração e na mente, podemos fazer com que a eletricidade yin e yang se combine.

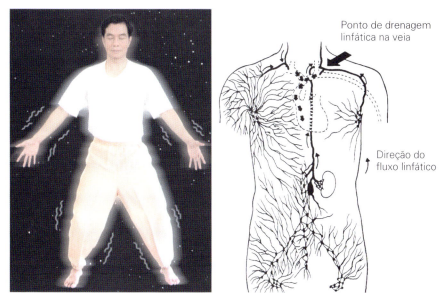

Fig. 3.4 Sacudidura do corpo inteiro e o sistema linfático.

Respiração Verdadeira — Respiração Epidérmica

Existimos por causa do alimento material e da combinação exclusiva das forças que nos cercam. A necessidade diária de calorias gira em torno de 6 mil unidades, embora obtenhamos apenas 2 mil calorias dos alimentos. As outras 4 mil calorias saem das forças ao nosso redor, acima e abaixo de nós. Essas forças que nos cercam são a eletricidade, o magnetismo, a energia das partículas cósmicas, a luz, o som e o calor. Se não sabemos como absorver e transformar esse alimento cósmico, precisamos depender dos outros para nos abastecer. Então precisamos consultar um padre, um monge ou uma pessoa santa para nos dar o nosso alimento espiritual diário.

Os taoístas descobriram que podemos aprender a absorver essas energias circundantes e universais através da pele e dos principais centros de energia. Absorver a energia através da pele é chamado Respiração Verdadeira. Essa técnica energética poderosa requer o Sorriso Interior e o relaxamento. Quanto mais se consegue relaxar, mais o corpo e a pele podem se abrir para a energia ao nosso redor. Essa técnica permite que a pessoa amplie a mente, entre em contato com a força e puxe a energia para o corpo.

Prática Diária: Abrir, Conectar e Ativar o Chi Interior e Recarregamento Cósmico

Paradoxalmente, para nos projetarmos na imensidão das galáxias e do universo e reunir reservas ilimitadas de Chi cósmico para melhorar a saúde, devemos dar os primeiros passos dessa jornada dentro de nós mesmos. Para "sair", devemos primeiro "entrar". O veículo para essa jornada mágica é abastecido pela nossa capacidade de relaxar a mente e o corpo. À medida que relaxamos fisicamente e liberamos as tensões musculares e emocionais, assim como as articulações e as estruturas ósseas, obtemos o acesso para os reinos interiores ao acionar o nosso muito especial e sutil sorriso. Ele abre os caminhos do sistema nervoso parassimpático. Isso nos ajuda a reduzir os hábitos de vazão dos nossos sentidos de modo que possamos ficar mais alertas para sentir o nosso universo interior.

Esse processo simples de "introspecção" nos permite desenvolver as nossas habilidades internas de modo a poder "sair" em segurança para o universo.

Exercício

Relaxe e Solte-se — Sorria para se Conectar com o Universo Interior

Sorria para o meio das sobrancelhas, para as sobrancelhas, os olhos, a boca, a mandíbula, a língua, os lábios, as bochechas, as orelhas, os ombros, a caixa torácica e o cérebro. Deixe que as sensações de relaxamento e a "mente observadora" (cérebro superior) mergulhem no Tan Tien inferior.

1. Sorria para o meio das sobrancelhas. Relaxe e solte-se. Sorria para as sobrancelhas e deixe que elas cresçam para os lados. Faça com que essas sensações de relaxamento desçam para o Tan Tien.

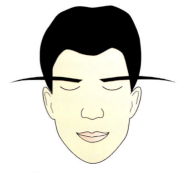

Fig. 3.5 Sorria e relaxe para o meio das sobrancelhas e imagine as sobrancelhas crescendo para os lados.

2. Sorria para os olhos: relaxe os olhos e sinta como eles são bons e agradáveis. Deixe que os olhos se retraiam nas órbitas e comecem a mergulhar para dentro do peito, indo gradualmente até o abdome, o lar da sua "mente sensível e consciente".

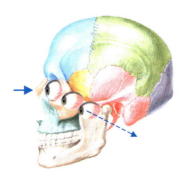

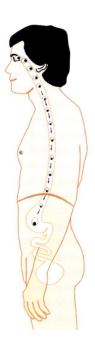

Fig. 3.6 Sorria e relaxe os olhos, mergulhe nas órbitas oculares e gradualmente sinta os olhos caindo dentro do abdome.

3. Relaxe os dois músculos que se estendem a partir das partes externas dos lábios superiores, através dos ossos da face, e sorria ligeiramente, sentindo a sua ligação com a parte superior dianteira das orelhas. Aos poucos, sinta as orelhas "crescendo" para os lados, para cima e para baixo. Sinta as orelhas crescerem totalmente para baixo até se ligarem aos rins.

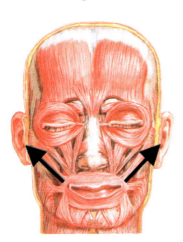
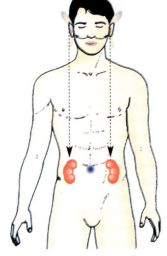

Fig. 3.7 Sorria para as orelhas e observe os rins.

4. Abra a boca e relaxe a mandíbula, separando os dentes superiores dos inferiores. Sinta-a relaxar. Depois de relaxar a mandíbula, os ombros irão relaxar e cair para baixo. Continue a sentir a mandíbula relaxada até sentir a saliva começar a sair. Relaxe então a caixa torácica. Sinta a caixa torácica cair para baixo, aliviando as articulações, relaxando na direção do Tan Tien inferior. Deixe que a língua relaxe na boca. Sinta a língua começar a cair para dentro da garganta em direção ao peito e em direção ao umbigo, mergulhando a sensação de "flutuação" no Tan Tien inferior.

5. Sorria para os ombros e relaxe até sentir os ombros caírem e a caixa torácica relaxar.

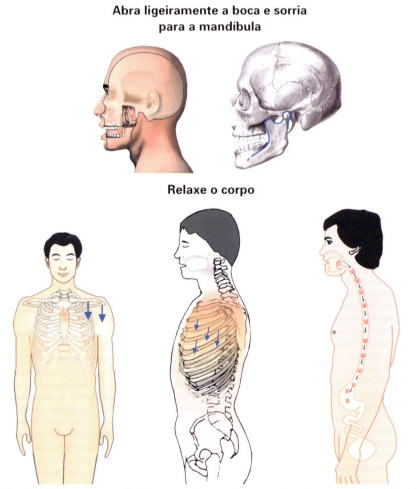

Fig. 3.8 Relaxe a mandíbula; os ombros e a língua vão relaxar e cair na direção do Tan Tien inferior.

6. Feche ligeiramente os lábios, mas mantenha os dentes levemente separados. Comece a sorrir fisicamente como uma criança, com os cantos da boca ligeiramente erguidos e os cantos externos dos olhos suavemente contraídos. Respire pelo nariz.
7. Sorria dentro do cérebro e esvazie a mente observadora e superior no Tan Tien.
8. Tome consciência do seu universo interior como um grande espaço vazio. Continue mergulhando — mergulhando para baixo, na escuridão do seu espaço interior. Continue mergulhando e sinta a vastidão até ir se aproximando cada vez mais do centro, a "força original". Permaneça relaxado e atento de modo a ser capaz de ver um ponto de luz. Ele se torna uma galáxia espiralando dentro de você.

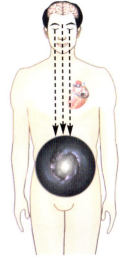

Fig. 3.9 Dirija os sentidos para baixo até o Tan Tien.

Execute a técnica acima várias vezes até se familiarizar e ficar bem à vontade ao praticá-la.

A Consciência do Tan Tien: o Segundo Cérebro

Já foram usados termos como "mente superior", "mente sensível e consciente" no abdome e "Tan Tien" inferior. Na próxima fase da técnica, é introduzida a "mente consciente do coração". Para os leitores que não estão atualizados com as descobertas médicas e científicas da época recente sobre um "segundo" e "terceiro" cérebros, apresentamos as seguintes informações e discussões.

Ao lado disso, discutimos a duradoura técnica taoísta de cultivar e treinar a consciência nos três Tan Tiens, especialmente o Tan Tien inferior. Também comento sobre a minha própria experiência na participação nas medições das ondas cerebrais e pesquisas sobre o "potencial energético do cérebro" nos últimos anos. A combinação de todos esses setores do conhecimento e experiências no nosso tempo torna as técnicas da Cura Cósmica acessíveis à nossa mente e ao mesmo tempo "realistas". Agora vamos comentar sobre o Tan Tien.

Além da sua importância como o centro de controle da mecânica da estrutura física do corpo, o Tan Tien também abriga um tesouro de uma importância ainda maior. Esse foi um segredo muito bem guardado no mundo ocidental, assim como na maioria do resto do mundo: o nosso segundo cérebro. A maioria de nós que fomos instruídos segundo o taoísmo no Chi Kung, no Tai Chi, nas diversas meditações Chi ou nas técnicas de cura, sempre ouve falar do lembrete: "Preste atenção ao seu Tan Tien." Mas será que a maioria da pessoas realmente "apreende" o significado da determinação para estar sempre consciente do Tan Tien? Provavelmente, não. Além do mais, será que usamos o nosso segundo cérebro o máximo possível? Com certeza, não.

Em termos ocidentais, será que realmente entendemos "Preste atenção ao seu Tan Tien" como sendo uma maneira de treinar a consciência e a atenção, como instruir um cérebro na região abdominal, no nosso Tan Tien? Provavelmente, não. Em todo o mundo, existem instituições para treinar o cérebro na cabeça. Tudo bem. Mas e quanto a instruir o "segundo cérebro" na região abdominal? Nem pensei no assunto exatamente assim em termos ocidentais, muito embora seja exatamente isso o que eu venho fazendo em toda a minha vida de aprendizado e ensinamento taoísta.

Revelação Pessoal

De repente, comecei a entender algumas coisas que são tão simples e tão importantes, e é isso o que eu pretendo compartilhar com você. Tudo começou em 1994, em Los Angeles, quando uma psicóloga clínica de lá, a dra. Rhonda Jessum, quis começar a fazer testes comigo. Eu concordei em participar dos testes, mas na ocasião não dava o devido valor a todas aquelas máquinas. No entanto, descobri que, quando fazia a meditação do Sorriso Interior, as minhas ondas cerebrais caíam radicalmente — mas ao mesmo tempo as minhas ondas "beta" aumentavam a um nível muito alto. Isso significa que as ondas mostravam que eu podia estar dirigindo um carro, mas que o meu cérebro devia estar descansando ou dormindo. Então os pesquisadores disseram: "Ei, como você fez isso?" Eu também não entendia — porque também para mim não estava claro.

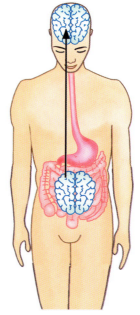

Fig. 3.10 O primeiro e o segundo cérebros estão ligados.

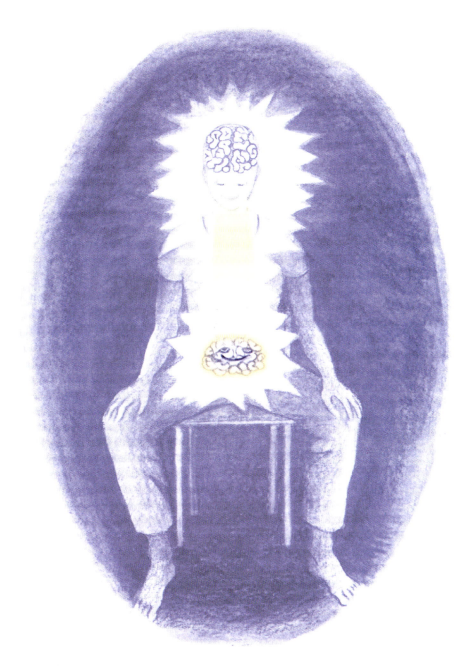

Fig. 3.11 O segundo cérebro.

Depois disso, fui convidado a começar a fazer testes na Europa pelo Institute for Applied Biocybernetics and Feedback Research. Meu nome está se tornando conhecido por lá, porque eu ministrei muitas aulas na Europa. Um dos maiores institutos para a formação dos mais renomados atletas da Europa fica em Viena. Eles desenvolveram um instrumento que pode medir a energia potencial do cérebro, que representa toda a energia do corpo. Os médicos também disseram que isso prova ao Ocidente que o Chi existe, que existe energia, que existe força vital correndo pelo corpo. Aquele instrumento captura a energia no cérebro e indica quanto potencial energético cerebral a pessoa tem. Ele também determina quanta energia você tem para todo o dia e quanto dessa energia é destinado à clareza mental e à força corporal. Eles usam esses instrumentos para fazer medições nos atletas.

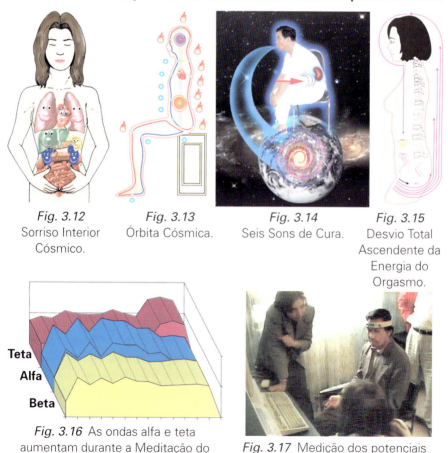

O estudo mede as freqüências das ondas cerebrais durante quatro exercícios

Fig. 3.12 Sorriso Interior Cósmico.

Fig. 3.13 Órbita Cósmica.

Fig. 3.14 Seis Sons de Cura.

Fig. 3.15 Desvio Total Ascendente da Energia do Orgasmo.

Fig. 3.16 As ondas alfa e teta aumentam durante a Meditação do Sorriso Interior Cósmico.

Fig. 3.17 Medição dos potenciais cerebrais ultralentos em Viena.

CHI KUNG CÓSMICO

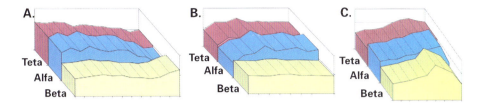

Fig. 3.18 **A**. Alterando a dominância das ondas alfa e teta durante a Meditação da Órbita Cósmica. **B**. A Meditação dos Sons Cósmicos de Cura resulta em aumentos das freqüências alfa e teta. **C**. A Meditação do Desvio Total Ascendente da Energia do Orgasmo aumenta os níveis de alfa e teta. Há um mínimo de ondas cerebrais beta; o cérebro alcança um estado de imobilidade e de concentração interior.

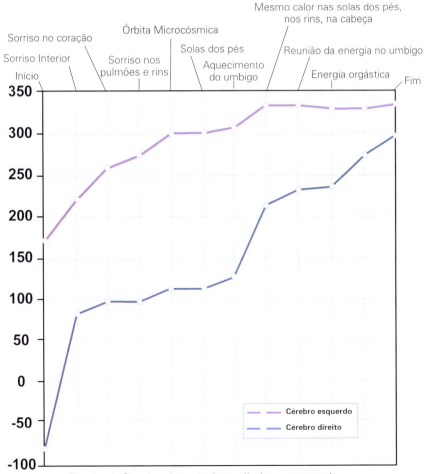

Fig. 3.19 Quadro dos cérebros direito e esquerdo.

É interessante que a energia à qual tenho me referido em minhas aulas seja exatamente aquela que eles mediram durante os testes. Então eu fui lá e fiz as medições com eles. Eu apenas fiz o Sorriso Interior, sorrindo no meu abdome. Eles fizeram as leituras muito rapidamente e comentaram: "As suas ondas cerebrais estão baixando, baixando e parando — e você está quase no estado de sono." Ao mesmo tempo, a tensão muscular estava muito baixa, os batimentos cardíacos estavam muito baixos e a resistência da pele também muito baixa. Depois disso, eu despejei a energia no cérebro e eles começaram a ver que a energia realmente carregara aquela região. Quando nós estamos pensando, preocupados, ou sentindo raiva, vergonha ou culpa — o nível energético do cérebro na verdade diminui e o cérebro não se carrega. Eles ficaram impressionados e disseram: "Ei, era isso o que estávamos procurando!"

Eles me perguntaram sobre o que eu estava fazendo. Eu respondi: "Estou sorrindo para o meu abdome." Eles continuaram conversando comigo e fazendo perguntas. Eles descobriram que esse cérebro (na cabeça) não estava muito ativo, o que significava que não havia muita atividade no cérebro. Ele estava quieto, num estado de repouso muito leve. No entanto, como eu podia responder às perguntas deles? Eles disseram: "Ei, olhe! O mestre Chia está conversando conosco durante o sono. Como ele consegue falar conosco enquanto dorme?"

Depois disso, eu disse: "Ah, agora eu entendo." Porque em toda a prática do Tao existe a determinação: "Treine o segundo cérebro para usar o segundo cérebro." Os ocidentais precisaram de muito tempo para entender isso. Então, quando saiu o artigo sobre o "Cérebro Oculto no Intestino", no The New York Times,[1] eu comecei a entender aquilo. Você pode estar infeliz; você pode estar feliz; você pode experimentar todos os tipos de sensações. Mas, de acordo com esse artigo, eles também tinham descoberto que esse cérebro nos intestinos, o sistema nervoso entérico, pode executar uma série de funções. Segundo o artigo, esse cérebro dos intestinos pode enviar e receber impulsos; ele pode registrar as experiências e reagir a emoções. Assim, é como um cérebro. Nesse artigo, eles tinham

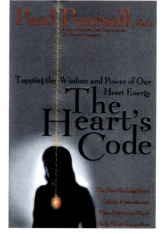

Fig. 3.20 A capa do livro.

---

[1] "Complex and Hidden Brain in the Gut Makes Stomachaches and Butterflies", *The New York Times,* seção C1, terça-feira, 23 de janeiro de 1996.

apenas descoberto que o intestino grosso e o intestino delgado têm os mesmos neurônios que as células cerebrais. Depois daquele artigo, publicou-se um novo livro, *O Segundo Cérebro*.[2]

Hoje, na ciência médica, posso acrescentar, os pesquisadores começaram a descobrir consciência no coração. Eles descobriram que o coração pode registrar um acontecimento inteiro e que tem o seu próprio cérebro. O dr. Paul Pearsall escreveu um livro chamado *The Heart's Code*.[3] Ele descobriu que as pessoas que fizeram um transplante cardíaco na verdade têm as emoções do doador. Aquelas pessoas sentem realmente tudo o que o doador sentiu. Um dos casos é o de uma garota que foi brutalmente assassinada, e não se sabia quem a havia matado. No entanto, o coração estava em perfeito estado; portanto foi transplantado em outra garota. Depois disso, a garota começou a ter pesadelos nos quais alguém a matava. Depois, ela descreveu a aparência do assassino. Por fim, a mãe levou a garota ao psiquiatra e ele por sua vez entrou em contato com a polícia. A garota deu à polícia a descrição exata e um artista da polícia fez um retrato falado do assassino. Com as informações fornecidas pela garota, a polícia foi capaz de prender o homem. Depois disso, ao ser confrontado com os detalhes precisos do crime, o homem acabou confessando a culpa. Por-

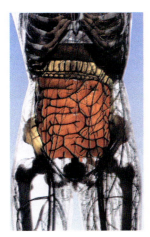
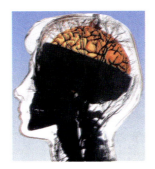

O cérebro inferior consome menos energia e pode fazer uma boa parte do trabalho diário, como enviar e receber registros de impulsos e ter emoções e reagir a elas. Quando você baixa a atividade da mente superior, ela também baixa a pressão sanguínea e a ansiedade.

Fig. 3.21 O coração tem o seu próprio cérebro: a mente consciente.

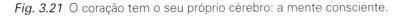

[2] Gershon, Michael. *The Second Brain* (Nova York: HarperCollins, 1998).
[3] Pearsall, Paul, Ph.D. *The Heart's Code* (Nova York: Broadway Books, 1998).

tanto, a partir dessa experiência, os cientistas médicos e outros chegaram a entender que o coração pode registrar todos os detalhes de um acontecimento e se lembrar depois.

Na segunda página do artigo do *The New York Times*, diz-se que mesmo o intestino grosso é provido de neurônios. Foi feita uma pergunta: "Será que ele é capaz de aprender?" Mas eu digo: "Ei, isso remonta a 4.700 anos de prática do Tao, que afirma: Treine todos os órgãos; treine-os para fazer diversas coisas." Você pode descansar o cérebro da cabeça quando não o está usando — e usar o cérebro dos intestinos. Por que isso é tão importante? Porque o cérebro da cabeça é um "cérebro macaco" permeado de dúvidas, vergonha, culpa, e com uma mente desconfiada. Ele está sempre pensando, preocupando-se, imaginando coisas em cima de coisas, devaneando — ele simplesmente continua ligado, o tempo todo. Para ser um Deus, você tem de abandonar o passado e esvaziar a mente. Agora estamos na era da informação; qualquer coisa entra — nós pensamos. Basta surgir uma palavra e começamos toda uma série de pensamentos. Quando alguém dá uma resposta atravessada a você, você pode pensar e refletir sobre ela por três dias e três noites. "Como vou conseguir me vingar? Como vou conseguir me vingar?"

Os cientistas descobriram que, quando as pessoas se preocupam demais, pensando, planejando etc., esse cérebro na verdade usa uma grande quantidade de energia. Dependendo do tipo de pessoa: algumas pessoas são do tipo muito físico, que usa muito pouca energia cerebral, mas o seu corpo físico consome uma grande quantidade de energia. No entanto, a maioria das pessoas pensa, pensa e pensa. Assim os cientistas fizeram uma aproximação por meio de uma porcentagem. Esse é apenas um número para comparação, não um número exato. Eles dizem que esse cérebro na cabeça pode usar até 80% da energia do corpo. Assim, eis o que acontece: você tem apenas 20% de sobra para os outros órgãos.

De acordo com o artigo sobre o cérebro nos intestinos, os pesquisadores descobriram que o cérebro na cabeça e o cérebro nos intestinos podem fazer trabalhos

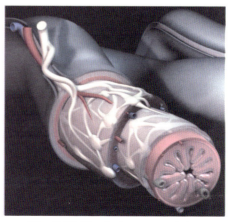

Fig. 3.22 Seção transversal dos neurônios do intestino grosso.

semelhantes. Por exemplo, o cérebro dos intestinos é o cérebro emocional e dos sentimentos. No Ocidente existem as expressões: "sensação visceral" e "sentimento entranhado", ambas referindo-se a um sentimento "profundo". Por que as pessoas mencionam as entranhas? Sem dúvida porque as pessoas têm sensações nos intestinos. É muito interessante que toda a prática do Tao seja sentimento, percepção e consciência — usando os intestinos para sentir, conhecer e perceber.

Você pode descansar, relaxar o cérebro da cabeça usando o "cérebro dos intestinos". Esse é o primeiro passo. A primeira coisa que aprendemos no Tao é a perdoar e renunciar. Quando continuamos a lembrar emoções negativas do passado, deixamos de perceber a verdade. Esquecer o passado é esvaziar a mente e usar a mente abdominal, a percepção e a consciência. Eis aqui um ponto interessante no caminho do Tao: o cérebro intestinal pode executar uma porção de funções simples que são semelhantes às funções do cérebro da cabeça. Essas funções de sentimento e percepção são de um tipo muito parecido às do nosso "cérebro direito". No entanto, precisamos usar o cérebro da cabeça para realizar funções complexas, como as de raciocinar, planejar e fazer cálculos complexos. Para as funções racionais, precisamos usar o cérebro da cabeça para as funções do "cérebro esquerdo".

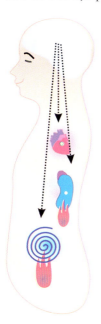

Para a nossa vida diária de consciência, percepção e sentimento, podemos usar tanto o cérebro dos intestinos quanto o da cabeça. Quando usamos menos o cérebro superior, ele se torna mais carregado de energia e seu poder aumenta — e haverá mais força disponível no corpo. É por isso que dizemos no taoísmo que temos de treinar o cérebro dos intestinos para poder usá-lo quando o cérebro da cabeça estiver descansando. Quando o cérebro da cabeça está descansando, ele pode ser recarregado: ocorre então a reparação e a manutenção do cérebro. Além disso, ele pode produzir novas células cerebrais. Com mais carregamento, temos mais força para a criatividade ou para o que quisermos fazer. Se quisermos, poderemos usá-lo para desenvolver a nossa natureza espiritual superior.

Fig. 3.23 Quando você não estiver usando o cérebro superior, deixe que ele descanse mandando-o para baixo, para o Tan Tien inferior.

A questão, simplesmente, é que para o mesmo trabalho que o cérebro da cabeça ou o dos intestinos possam fazer, o cérebro da cabeça vai lhe cobrar 80 reais. O cérebro dos intestinos cobra-lhe apenas 20 reais. Assim, qual deles você vai querer usar? Não, é claro que não somos bobos de usar essa pessoa tão cara para o mesmo trabalho. Mas, quando se trata da nossa vida real, não sabemos o que fazer: nós sempre usamos o cérebro mais caro. Mais do que isso, continuamos a usar esse cérebro caro sem parar, até que a energia cerebral esteja totalmente consumida — não restando mais energia. Quando se chega a um determinado nível, o cérebro está vazio. As medições de energia cerebral não são apenas para indicar os níveis energéticos mentais, mas elas também representam as condições energéticas do corpo como um todo e a energia espiritual.

Sempre que eu sorrio para mim mesmo, as ondas cerebrais baixam muito rapidamente — e a energia transformada do Tan Tien e dos órgãos recarrega o cérebro da cabeça! Só de flexionar os músculos faciais no modo como usamos para dar um sorriso de verdade, podemos produzir os mesmos efeitos sobre o sistema nervoso que normalmente se sucedem ao sentimento natural espontâneo. Podemos realmente nos tornar relaxados e felizes aproveitando esse mecanismo humano interno. É natural. É só fazer! Aprender a sorrir para a região abdominal e manter a percepção da sensação de relaxamento sorridente no Tan Tien é o primeiro passo no treinamento do *segundo cérebro!* Pense nisso: a pura percepção e a consciência podem mudar as atitudes e emoções transmitidas pelo DNA.

Lembre-se: 1) "Esvazie a sua mente baixando-a ao Tan Tien e enchendo o Tan Tien com Chi." Um axioma no Tao é que aonde a mente vai o Chi vai atrás. 2) "Quando a sua mente estiver vazia, ela será cheia!" Isso significa que quando os órgãos têm energia extra, a energia extra dos órgãos sobe para encher o cérebro com Chi.

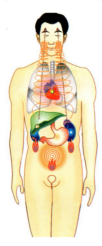

Fig. 3.24 Quando a mente está vazia, a energia transformada de todos os órgãos pode carregar o cérebro com Chi.

Exercício

Três Mentes em Uma: a Força "Yi"

Sorria no seu coração. Baixe a mente observadora, em seguida a mente do coração desce para o Tan Tien. Com a mente do sentimento/percepção, espiralize as três mentes em uma única mente.

1. Sorria no seu coração. Sinta-o suave. Sinta amor. Sinta alegria. Sinta-se contente e sinta compaixão no coração. Sinta o coração mover-se em espiral.

2. Espiralize a mente superior. Baixe a sua mente superior, a mente observadora, para o Tan Tien na região do seu umbigo.

3. Desça a consciência do seu coração, acionada pelo seu amor e a sua suavidade, para o seu Tan Tien.

4. Combine as mentes superior e média com a energia da mente sentimento/percepção do sistema nervoso entérico — o segundo cérebro no abdome. Faça as três mentes se fundirem numa única mente espiralando a energia delas, misturando-as juntas como uma só no Tan Tien.

Quando as três mentes se misturarem em uma só elas se tornarão a força "Yi", a força das três mentes — ativada em espiral no meio das sobrancelhas, na coroa e nas solas dos pés — se expande para o universo nas seis direções: acima, abaixo, à frente, atrás, à esquerda e à direita. Depois de obter o Yi, vamos começar a ativar as seis direções e acender os três fogos.

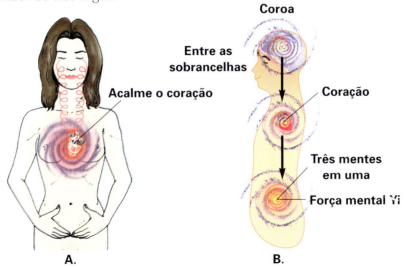

Fig. 3.25 **A.** O coração se suaviza como uma rosa desabrochando. **B.** Espiralize o Tan Tien superior para o Tan Tien inferior e a força "Yi" das três mentes.

Ativando as Seis Direções e Acendendo os Três Fogos

Esta poderosa técnica energética permite que se estenda a mente para tocar a força e atrair aquela energia para o corpo.

As seis direções ensinam você a expandir a sua mente e o Chi para receber o poder de cura. Praticando as seis direções diariamente, você vai aumentar os seus poderes cósmico e de cura. Volte a sua mente e o Chi para o cosmo, multiplique-os e puxe-os de volta.

Direção Abaixo

Quando você consegue as três mentes numa única mente, começa a se expandir nas seis direções; pressione as mãos para baixo e comece com a direção abaixo. Imagine-se em pé sobre a terra e expanda a si mesmo para bem longe — mergulhe fundo na terra, muito, muito profundamente na terra. As suas mãos tornam-se muito compridas; os seus pés tornam-se muito compridos — ambos vão na direção da terra e a atravessam para a galáxia abaixo, do outro lado.

Empurre. Enquanto empurra, entre em contato com a galáxia abaixo — puxe e pense no seu Tan Tien enchendo-se de Chi. Empurre e puxe. Empurre e puxe. Encha o seu Tan Tien de Chi.

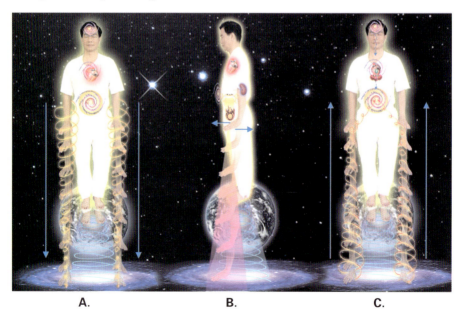

Fig. 3.26 **A.** As mãos se expandem através da terra em direção à galáxia. **B.** As mãos empurram e puxam. **C.** Sorria para o Chi primordial do universo que volta para o Tan Tien inferior e encha o Tan Tien de Chi.

CHI KUNG CÓSMICO

1. Fique em pé, com os pés unidos. Abaixe as mãos, posicionando-as paralelas ao chão. Expanda as suas mãos para bem longe e a sua mente para bem longe, tocando o chão. Continue expandindo as mãos, os pés e a mente para bem longe, além da terra abaixo de você. Prossiga através da galáxia, até a força primordial. É como se você estivesse retornando à força primordial de trinta milhões de anos atrás.
2. Empurre, movendo as mãos para a frente apenas uns quinze centímetros.
3. Puxe, movendo as mãos de volta ao lado do corpo. Pense no seu Tan Tien — no Chi vindo da força primordial para o seu Tan Tien. Sorria para o seu Tan Tien, escuro, profundo e imenso.
4. Empurre: toque a força primordial do universo.
5. Puxe de volta para o seu Tan Tien as forças primordiais escuras com as suas mãos.

Empurre e puxe: é como se você fosse para um espaço vazio — imenso. Então você volta para o seu Tan Tien — também vazio, assim como a condição primordial antes de tudo existir. É de lá que vêm todas as forças. Empurre e puxe de 3 a 9 vezes.

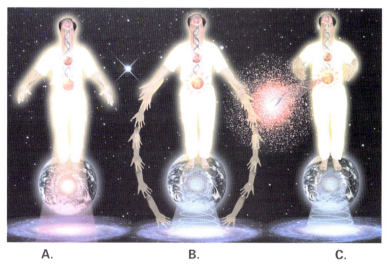

Fig. 3.27 **A.** Tome consciência do universo à sua frente. **B.** Expanda as suas mãos para bem longe no universo à sua frente. **C.** Sustente a bola de fogo para acender o fogo do Tan Tien.

Direção à Frente e o Fogo do Tan Tien

Em seguida, tome consciência da direção à frente; uma enorme bola de fogo aparece à sua frente. Abra as palmas das mãos: recolha o Chi, recolha o fogo. Traga o fogo para dentro do seu Tan Tien. Acenda o fogo do Tan Tien.

1. Comece com um pequeno ponto de luz dentro de você. Expanda a sua consciência para o universo à sua frente.
2. Tome consciência de uma grande bola de fogo à sua frente. Sinta a sua mão crescer e encompridar-se. Recolha a bola de fogo. Pode fechar os olhos para ajudar a sentir melhor.
3. Use a bola de fogo para acender o fogo no seu Tan Tien. Sinta o fogo arder na escuridão, o "fogo ardendo embaixo do mar".

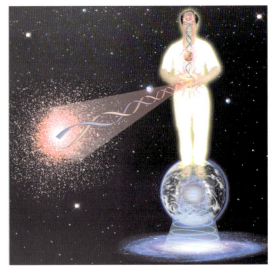

Fig. 3.28 Sorria para o fogo ardente.

Direção Atrás e o Fogo dos Rins

Tome consciência da parte de trás do Tan Tien, a Porta da Vida, e a direção traseira ou de trás. Estenda a sua mente muito além para a "traseira". Recolha o fogo e acenda o seu "fogo dos rins".

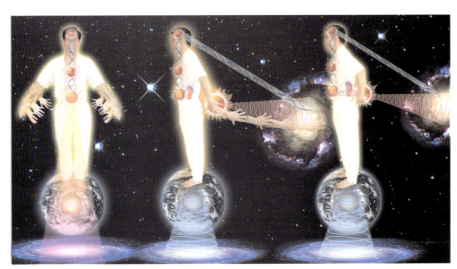

Fig. 3.29 Tome consciência da direção traseira, mova os braços para trás no sentido do universo e recolha o fogo universal.

1. Expanda a sua consciência continuamente para trás. Mova os braços para o universo atrás de você.
2. Toque o universo; recolha o fogo. Acenda o fogo dos rins. Mantenha a sua consciência no Tan Tien e expanda-a para o universo. A espiral energética brilha no Tan Tien. Sinta uma espiral no coração, uma espiral na sua coroa e uma espiral no universo.

Fogo do Coração

Levante as mãos à altura das axilas e sinta-se sustentando as duas bolas de fogo. Toque o coração estendendo os dedos energeticamente a partir dos lados; sinta as suas mãos se estendendo para o seu coração e muito além. Acenda o fogo do coração.

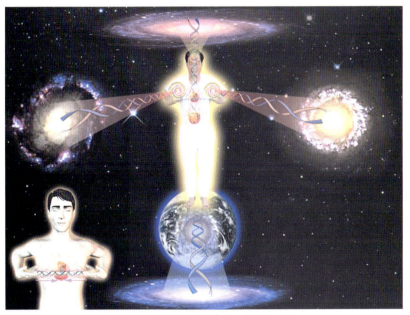

Fig. 3.30 Acenda o fogo do coração.

1. Eleve as mãos até as axilas e estenda os dedos profundamente para dentro do coração e muito além disso.
2. Tan Tien e o universo: você está se conectando com a "fonte de energia", carregando mais fogo para dentro de si.
3. Sinta o seu coração suave no centro. Sinta o calor da energia ígnea do amor, da alegria e da felicidade no coração.
4. Sinta a conexão com o amor incondicional do universo enquanto mantém a sua consciência do coração no seu Tan Tien e estende a sua consciência para o universo.

Fogo Sagrado (Fogo de Chi)

Conecte os três fogos para combiná-los em um único fogo: o do coração com o dos rins, o do umbigo e o do coração.

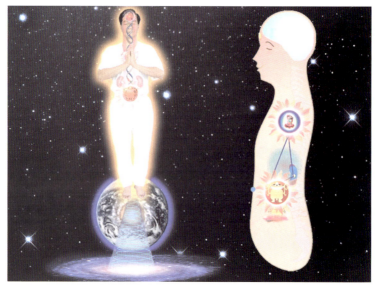

Fig. 3.31 Conecte os três fogos e o fogo sagrado.

1. Aproxime as mãos até uni-las na frente do seu coração. Mantenha as mãos unidas bem à frente do coração e sinta o fogo arder dentro delas. Conecte o fogo do coração com o fogo dos rins, o fogo dos rins com o fogo do Tan Tien e outra vez com o seu coração, conectando-os com um único fogo sagrado triangular, fazendo circular o Chi a mil revoluções por minuto, 10 mil rpm, 30 mil rpm e 60 mil rpm, dobrando ou triplicando o seu poder conjunto.

Abra o Terceiro Olho

Agora, estenda as mãos para a frente, para muito longe — empurrando, empurrando, empurrando. Empurre. Volte as palmas para dentro e estenda os dedos médios para dentro em direção ao seu terceiro olho. Imagine uma fenda no meio da sua testa e abra essa fenda. Sinta a luz celeste abrindo-a e sinta a luz celeste brilhando no seu cérebro.

1. Abra as palmas das mãos. Abra os olhos, olhos muito baços. Olhe para o universo. Estenda as mãos para a frente, as palmas na vertical. Estenda os braços à altura das escápulas. Toque o universo.
2. Volte as palmas para dentro e estenda os dedos médios para dentro na direção do terceiro olho.

3. Imagine uma fenda no meio da sua testa e deixe que a luz celeste brilhe no seu cérebro; abra a fenda e deixe que a luz se reflita nos seus órgãos.
4. Feche o terceiro olho. Torne a abrir. Abra: aberto-aberto-aberto. Depois feche. Com o terceiro olho aberto, a luz dos céus brilha dentro do seu cérebro e se reflete sobre todos os seus órgãos. Abra e feche o terceiro olho de 3 a 9 vezes.

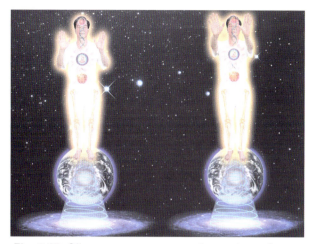

Fig. 3.32 Olhe enquanto toca o universo à sua frente.

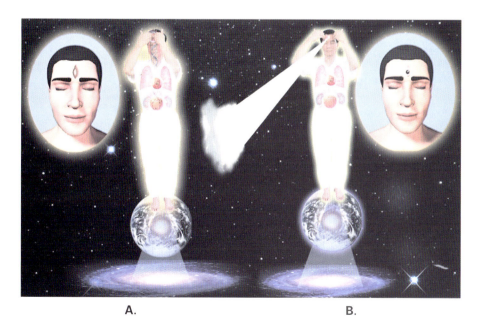

A. B.

Fig. 3.33 **A.** Os dedos médios se engancham no terceiro olho e se refletem sobre os órgãos. **B.** Abra o terceiro olho; deixe que o céu se abra e resplandeça a sua luz dentro do cérebro.

Direção à Frente: Técnica Superior de Empurrar/Puxar

Agora, vire as palmas das mãos empurrando para a frente. Empurre. Puxe. Esta é a técnica superior que é obrigatória para a conclusão bem-sucedida. Ao começar a praticar, você deve fazê-lo uma centena de vezes e aumentar para até duzentas vezes. Empurre e puxe. Ao empurrar, você sente as mãos se estendendo para muito longe — muito longe mesmo — até atingir o céu. Toque o universo.

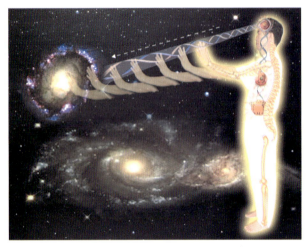

1. Empurre: Estenda os braços e a mão para a frente, as palmas na vertical. Estenda os braços à altura das escápulas. Expanda: sorrindo, sorrindo, tocando o universo — tocando a força, tocando o Chi cósmico.

Fig. 3.34 Técnica superior: tocar o universo.

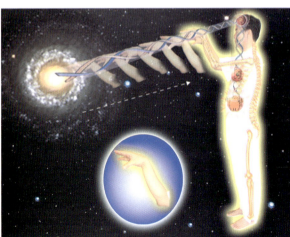

2. Puxe: Atraia o Chi do universo para você. Movendo os braços à altura das escápulas, puxe as mãos para o corpo na posição horizontal, atraindo o Chi para o corpo.

Fig. 3.35 "Atraindo" o Chi universal — sinta o seu Tan Tien e encha-o com Chi.

Puxe. Pense e sorria para o seu Tan Tien. Empurre, bem longe para dentro do universo.

Puxe. Empurre: Sorria, relaxe e deixe acontecer, tocando o céu, tocando o universo.

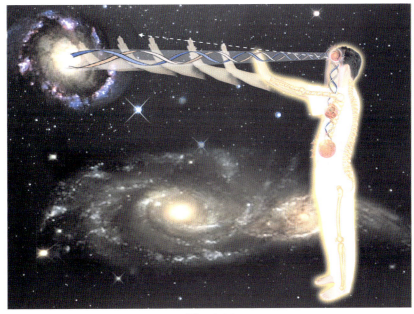

Fig. 3.36
Deixe acontecer — Empurre e Toque o Universo; faça isso 6, 9 ou 18 vezes.

Direções à Direita e à Esquerda

Agora, mova as mãos para as direções esquerda e direita. Atraia a energia universal para você. Empurre; toque o universo. Puxe; pense no seu Tan Tien. Empurre — o tempo todo, tocando-tocando-tocando o universo.

1. Mova as mãos estendidas na horizontal para a esquerda e para a direita.

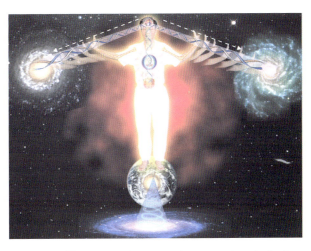

Fig. 3.37 Toque o universo — à esquerda e à direita.

2. Atraia o Tan Tien: sorria para o seu Tan Tien. Continue sorrindo para o seu Tan Tien.
3. Empurre para ambos os lados. Expanda continuamente, tocando o universo.

Empurre/puxe: toque, toque o universo, atraindo o Chi para você de ambos os lados.

Faça de 3 a 6 vezes.

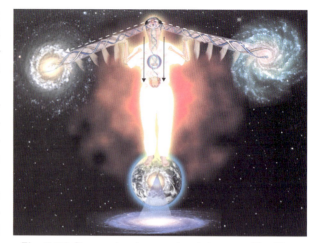

Fig. 3.38 Puxe: simplesmente sinta o seu Tan Tien.

Direção Acima

Vire as palmas das mãos para o universo. Recolha o Chi. Derrame o Chi sobre a sua coroa e toque a sua coroa. Projete o Chi continuamente para baixo até o períneo e através da terra para o universo abaixo. Tan Tien e o universo; sinta sempre o seu Tan Tien espiralando, o coração espiralando, a coroa espiralando e o universo ao seu redor espiralando.

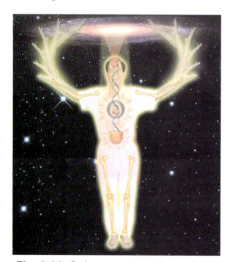 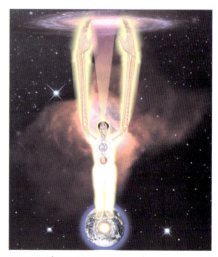

Fig. 3.39 **A.** Levante as mãos acima da coroa e sinta-as se estender para o céu.
B. Sinta as mãos grandes e compridas, e os ossos ocos.
Encha bem os ossos com Chi.

Levante as mãos para o universo e expanda as mãos até ficarem do tamanho do universo — sinta o Chi sendo carregado nos seus ossos.

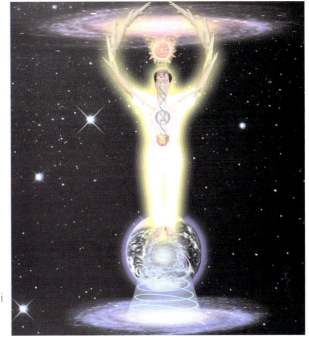

Fig. 3.40 Recolha o Chi universal e derrame-o sobre a cabeça.

Abra a Espinha

1. Toque o ponto atrás da coroa. Derrame o Chi por toda a sua coroa. Pense nas suas solas dos pés de modo a sentir que há uma cachoeira de Chi fluindo desde a sua coroa até as solas dos seus pés. Sinta o seu dedo crescer e o Chi penetrar pela sua coluna até o cóccix. Deixe os dedos tocar a parte de trás da coroa, para manter a conexão energética com o cóccix.

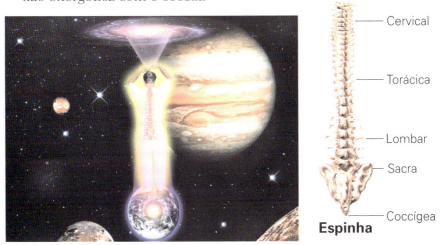

Fig. 3.41 Sinta os seus dedos crescerem, descendo por toda a espinha até o cóccix.

Faça girar as "Três Mentes em Uma Mente" no Tan Tien inferior e expanda a sua percepção para o universo. Deixe-se ser carregado pelo universo.

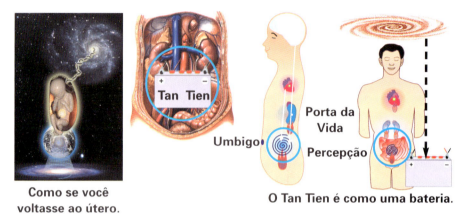

Fig. 3.42 O universo recarrega a força do Tan Tien.

Tome consciência do Tan Tien e espiralize-o como a energia universal em movimento. Sinta o centro do coração espiralando e a coroa espiralando. Tome consciência do universo espiralando acima, abaixo, à frente, atrás, à esquerda e à direita. Deixe que toda a energia doente e as forças negativas saiam do corpo e desçam para o chão, para a Mãe Terra reciclar. Estenda o Chi de cima, descendo por todo o seu corpo até a terra e o universo abaixo.

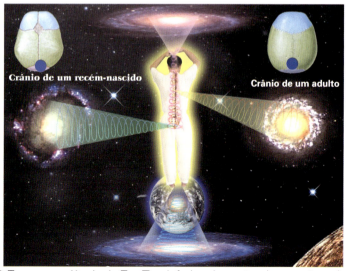

Fig. 3.43 Tome consciência do Tan Tien inferior, do centro do coração e da coroa, todos eles espiralando. Sinta o universo espiralando e carregando os três Tan Tiens.

Abra o Canal Mediano e o Períneo

1. Passe para o ponto do centro da coroa. Toque esse ponto e projete os seus dedos para dentro; vá cada vez mais fundo no meio do seu corpo até o períneo. Tome consciência do períneo. Sinta o Chi do universo fluir para o seu períneo. Procure um ponto de luz. Observe a escuridão, a vasta escuridão, a imensa escuridão; essa é a força primordial, uma força nebulosa em movimento. Procure um ponto de luz no períneo e estenda a sua consciência continuamente através do chão até o universo abaixo.

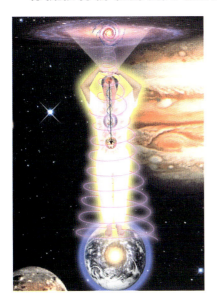
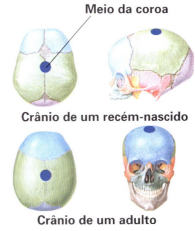

Fig. 3.44 Mova as mãos para o meio da coroa e sinta os dedos penetrarem até o períneo.

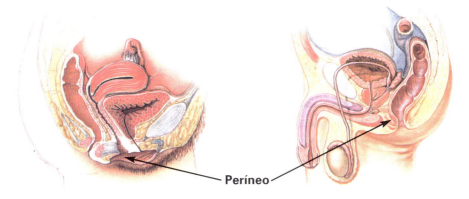

Períneo

Quando acabar de abrir as seis direções e de acender os três fogos, reúna o Chi no centro e leve essa percepção expandida para a sessão de cura.

Tan Tien e o Universo

A expressão "Tan Tien e o universo" é um lembrete para sentir o seu Tan Tien, o coração, o meio das sobrancelhas e a coroa espiralando, e de que você está conectado ao universo espiralando nas seis direções ao seu redor.

1. Estabeleça um Endereço Completo

Você vai usar o seu Yi — a força das três mentes — várias vezes para recarregar o seu Chi com diversas finalidades. Você se recarrega conectando-se com o Chi universal nas seis direções do universo simultaneamente. Quando você carrega uma determinada região ou dirige o Chi para dentro do corpo até um determinado ponto, você antes de mais nada estabelece um ponto de conexão para o Chi ao colocar a mão ou os dedos num local adequado da superfície. Isso é como dar um endereço para que o Chi saiba onde chegar. Uma vez determinado o endereço e o Chi comece a ir lá, deixe suas mãos ali.

Depois dirija a sua atenção para o local onde você quer que o Chi vá no corpo. Sinta o Chi conectado e carregando o local pretendido.

2. Carregue o Tan Tien do Universo

Uma vez estabelecido o endereço de conexão, sinta o seu Tan Tien, o centro do coração, o meio das sobrancelhas e a coroa espiralando. Certifique-se de que a mente consciente do coração baixou para o Tan Tien e a mente sensível do abdome se conectou com a coroa, o meio das sobrancelhas e o universo. Sinta-os conectados à energia espiralada nas seis direções do universo. Deixe que o universo carregue o seu Tan Tien.

3. Não Pare no Endereço

Com o seu foco no Tan Tien, o Chi irá de onde se encontra para o "endereço" indicado pelas suas mãos e então para o local pretendido no corpo. Não deixe, porém, o Chi parar por ali.

4. Dirija o Chi para o Lado Oposto do Universo

Dirija a sua atenção para guiar o fluxo de Chi através do corpo e para o lado oposto. Você quer eliminar todos os bloqueios e impedir que outros se formem. Você também quer liberar a energia doente e as forças negativas para a terra. Deixe que o Chi universal flua através do universo afora.

Abra os Três Tan Tiens

Coloque as mãos sobre o meio das sobrancelhas. Toque esse ponto. Vamos agora abrir os três Tan Tiens, começando pelo Tan Tien superior.

Tan Tien Superior — O Meio das Sobrancelhas

1. Recarregue. Lembre-se: Tan Tien — consciência do coração dentro, percepção fora. Espiral — Tan Tien, coração, terceiro olho e coroa. Universo — as seis direções espiralando.

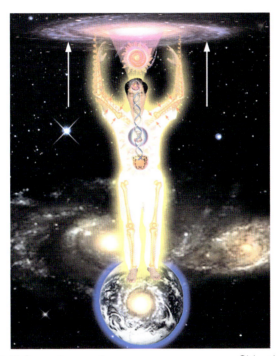

Fig. 3.45 Levante as mãos e carregue-se com o Chi universal.

2. Abaixe as mãos e toque o meio das sobrancelhas. Sinta os seus dedos tornarem-se muito compridos (energeticamente) e penetrarem até a base do crânio. Tome consciência das costas. Lembre-se: Tan Tien e o universo espiralando. Com o movimento em espiral o Chi nos dedos torna-se quente. Ele vai se expandir e penetrar pela parte posterior da cabeça continuamente até o universo atrás.

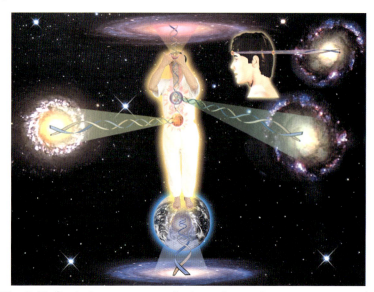

Fig. 3.46 Os dedos tocam o meio das sobrancelhas e penetram até a parte posterior do crânio e o universo atrás.

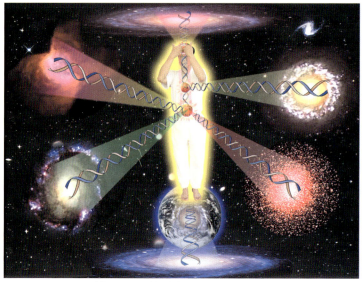

Fig. 3.47 Tan Tien e o universo.

3. Imagine os seus dedos como feixes de *laser* de Chi. "Tan Tien e o universo": sinta o seu Tan Tien e o universo espiralarem e carregarem os seus dedos. Mova os dedos para fora do meio das sobrancelhas pela lateral da cabeça até acima das orelhas. Os seus dedos são como feixes de *laser* cortando e perfurando, abrindo o seu crânio bem no centro, ao redor do alto da orelha, abrindo o seu Tan Tien superior. Corte e projete os seus dedos para o meio do seu cérebro. Espiralize o seu Tan Tien e o universo. Deixe os dedos ali. Tome consciência do seu Tan Tien espiralando — o seu coração, a coroa, o universo acima, abaixo, à frente, atrás, à esquerda e à direita, tudo espiralando. O seu Tan Tien é um grande espaço vazio:

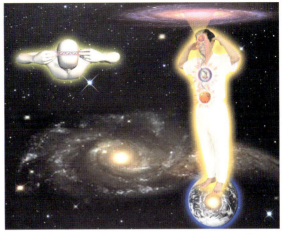

Fig. 3.48 Coloque os dedos acima das orelhas. Sinta-os encompridar-se e furar o crânio, penetrando o cérebro.

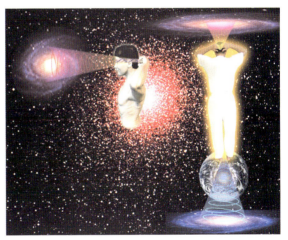

Fig. 3.49 O Chi se move como um *laser*, penetrando desde o meio das sobrancelhas na frente até a parte de trás do crânio.

força primordial; escuridão. Você pode colocar tanto Chi ali dentro! O Chi penetra o seu cérebro.

4. Deslize as mãos para trás, cortando até a parte posterior do crânio. Toque e sinta o Tan Tien superior se abrir.
5. Toque a base do seu crânio. Tome consciência do meio das sobrancelhas. Sinta o Chi fluir como um feixe de *laser* de trás para a frente e para o universo à frente. Complete o processo de abertura movendo as mãos de volta ao meio das sobrancelhas, cortando durante todo o trajeto.

6. Recarregue-se no universo. Sinta que os seus ossos e os seus braços estão ocos. Preencha e compacte-os com Chi.
7. Recolha o Chi universal e despeje-o sobre a sua coroa e por todo o corpo, até o Tan Tien médio.

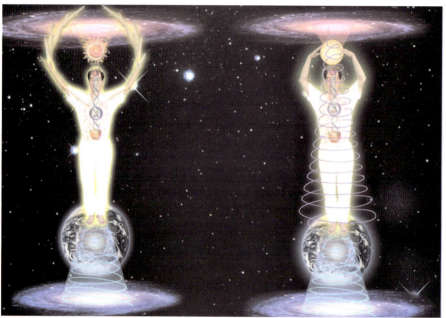

Fig. 3.50 Recarregue-se no universo, recolha e despeje o Chi sobre o Tan Tien médio (centro do coração).

Tan Tien Médio — Centro do Coração — Mente Consciente

1. Deslize as mãos para o centro do coração, no meio do osso esterno. Toque. Tome consciência do ponto oposto ao coração, o T-5/T-6, sobre a espinha. Com os dedos "alongados", o Chi penetra na sua glândula timo. A luz — luz dourada — penetra no seu timo. Sinta o Chi penetrar através do seu coração, passando pelo T-5/T-6 em direção ao universo atrás. "Tan Tien e o universo." Sinta também os seus dedos de Chi penetrarem os ossos e a medula óssea e espalhar-se por sua caixa torácica.

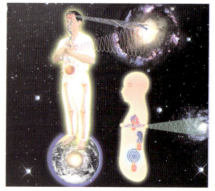

Fig. 3.51 A luz dourada entra no coração, no timo, nos ossos e na medula; sinta-a penetrar no universo atrás de você.

Recarregue-se e Perfure nas Axilas

1. Recarregue-se no universo, despeje o Chi sobre a coroa, para correr por todo o corpo, e desça as mãos para o centro do coração. Toque com a ponta dos dedos. Gire as mãos à altura das axilas, projetando o Chi como feixes de *laser* abrindo esse Tan Tien médio. Faça uma pausa embaixo das axilas enquanto envia o Chi para o centro.

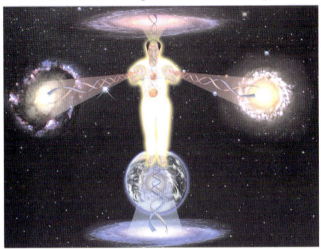

Fig. 3.52 Abra o Tan Tien médio ao perfurar à altura das axilas.

2. Continue a girar as mãos para trás até o T-5/T-6, toque e envie o Chi de trás para a frente. Deixe que o feixe de Chi atravesse o centro do coração para o universo à sua frente. Em seguida, mova as mãos lateralmente de trás para a frente, cortando no caminho.

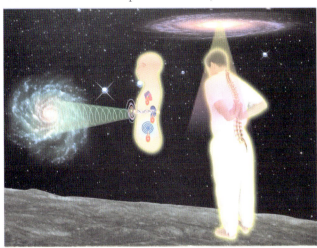

Fig. 3.53 O feixe de Chi do T-5/T-6 penetra o centro do coração pela frente.

Tan Tien Inferior — Umbigo — Mente Sensível

1. Recarregue-se com o Chi universal. Tan Tien e o universo. Novamente, levante as mãos e carregue-se com o Chi no universo. As suas mãos estão muito grandes, muito compridas. Os ossos estão ocos e compactados com o Chi universal comprimido. Recolha o Chi de cima e dirija-o para baixo. Despeje por todo o caminho, para baixo, descendo para o umbigo. Toque o umbigo e tome consciência da Porta da Vida oposta, sobre a espinha entre L-2/L-3. Toque e sinta o Chi penetrar a Porta da Vida. Tan Tien e o universo. Sinta o Chi atravessar para as costas e para o universo na parte posterior.

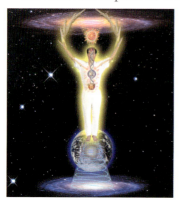 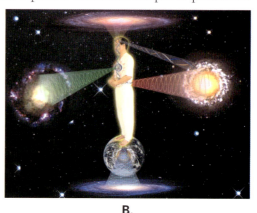

A. B.

Fig. 3.54 **A.** Recarregue o Tan Tien inferior e atravesse a Porta da Vida.
B. Levante as mãos para o universo e recarregue-se com Chi.
Traga a força para baixo, para o Tan Tien.

2. Abra esse Tan Tien inferior da mesma maneira como nos Tan Tiens superior e médio. Carregue mais Chi nas suas mãos e deixe que elas atuem como fontes de *laser* perfurante. Perfure para os lados. Faça uma pausa. Os dedos das mãos esquerda e direita estão muito compridos, estendendo-se energeticamente para dentro. Corte e sinta a energia penetrar o centro. Focalize o Tan Tien e o universo e sinta mais Chi.

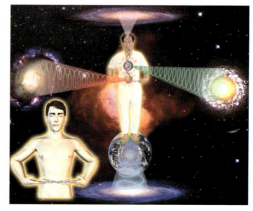

Fig. 3.55 "Perfure" o Tan Tien inferior com os dedos de *laser*.

3. Continue perfurando a Porta da Vida. Toque e envie o Chi da Porta da Vida de volta para o umbigo e para o universo à frente.
4. Mova as mãos lateralmente para trás na altura do umbigo, estendendo os dedos e "perfurando" o Tan Tien no caminho. Toque o umbigo: Tan Tien e o universo espiralando-se. Sinta mais Chi e sinta o Tan Tien se abrir.

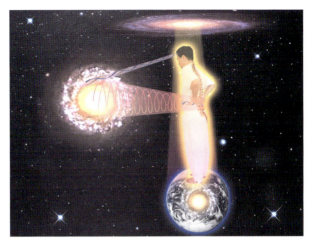

Fig. 3.56 "Perfure" a Porta da Vida e envie o Chi para o umbigo e o universo em frente.

Ative o Chi nos Ossos dos Quadris, das Pernas e do Sacro

1. Agora, toque o seu osso pélvico, estendendo energeticamente os seus dedos da região frontal próxima aos quadris para a posterior. Sinta o Chi penetrar os seus ossos pélvicos: ossos divertidos, risonhos, contentes.
2. Toque os ossos femorais. Tan Tien e o universo. Carregue os dedos. Além disso, sinta a vibração divertida, contente, risonha dentro dos ossos e na medula óssea. Perceba os três Tan Tiens. Espiralando a partir do universo. Carregando em espiral o seu Tan Tien. Carregue as suas mãos e os seus ossos.

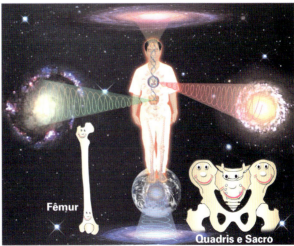

Fig. 3.57 Toque os fêmures — ossos risonhos e contentes.

3. Agora vamos baixar vagarosamente a sensação do Chi através dos ossos para a terra. Desça as mãos pelas pernas, inclinando-se ao mesmo tempo.

4. Vá se abaixando até sentar-se sobre os pés. Mova o Chi com as mãos para os dedos dos pés, passando através da terra para o universo abaixo.

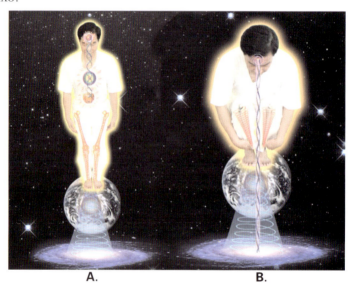

Fig. 3.58 **A.** Mergulhe o Chi dentro da terra. **B.** Abaixe-se e mergulhe a mente e o Chi no universo abaixo.

5. Levante o sacro, mantendo as mãos nos dedos dos pés. Sorria para o seu Tan Tien e sinta o Chi do universo vindo encher os três Tan Tiens.

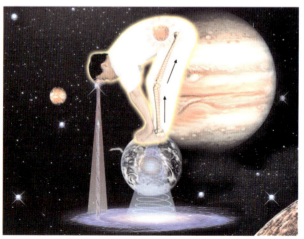

Fig. 3.59 Levante o sacro e sorria para o Tan Tien.

6. Abaixe-se de novo. Desça o Chi para a terra e para a galáxia abaixo.
7. De novo, levante o seu sacro, mantendo o contato das suas mãos com os pés. Sorria para o seu Tan Tien.
8. Pela terceira vez, abaixe-se. Abra as palmas das mãos, reunindo o Chi terrestre abaixo. Reúna e recolha o Chi.

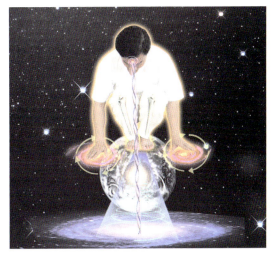

Fig. 3.60 Reúna o Chi terrestre.

9. Toque os seus tornozelos e sinta os ossos à medida que se levanta devagar. Encha os seus ossos com Chi à medida que os acompanha com as mãos.
10. Encha os ossos na parte superior das pernas à medida que sobe com as mãos.

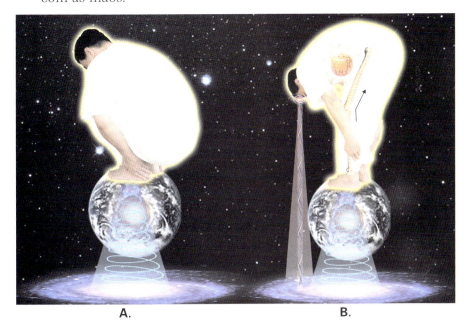

A.   B.

Fig. 3.61 **A.** Encha os ossos com Chi. **B.** Sinta os seus dedos penetrarem os ossos à medida que você se levanta.

11. Sinta os seus ossos e encha-os de Chi inteiramente até o cóccix. Deixe os dedos ali, então tome consciência do Chi e sinta o Chi subindo do Tan Tien e do universo. Sinta-o carregar os dedos e a espinha.
12. Chegue ao sacro. Sinta o sacro abrir. Focalize o Tan Tien e o universo.

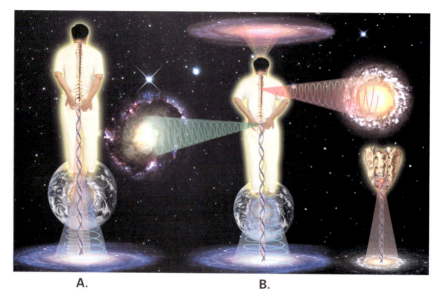

Fig. 3.62 **A.** Leve o Chi para o cóccix.
B. Suba as mãos para o sacro e sinta o Chi subir para a coroa.

13. Chegue à Porta da Vida e então volte para o umbigo. Você pode continuar sentado na próxima etapa do exercício de Cura Cósmica.

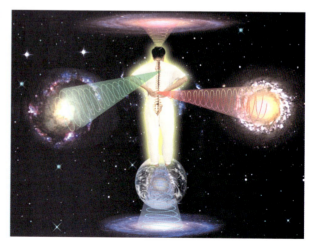

Fig. 3.63 Traga o Chi para a Porta da Vida e deixe que ele penetre o umbigo.

Pratique diariamente até sentir o Chi. Então você pode aplicar esse Chi nas sessões de cura.

CAPÍTULO IV

Sessão de Cura Geral

As técnicas da sessão de cura geral devem ser feitas com todos os alunos, independentemente da sua idade ou do seu estado de saúde. Elas visam à limpeza e ao fortalecimento das células. As células devem ser limpas e fortalecidas para se promover a cura. As etapas de A a K das técnicas de cura geral são a parte mais importante do que você deve fazer sempre em todas as sessões. Você pode praticá-las com uma pessoa ou com muitas pessoas ao mesmo tempo. A seguir é apresentada uma descrição detalhada de cada uma dessas etapas. Familiarize-se com essas técnicas e vai passar sem dificuldade de uma para outra.

A. Três Mentes em Uma Mente

Sorria para o universo interior. Ative a consciência do coração e esvazie a mente e o coração no sentido do Tan Tien inferior, o cérebro abdominal. Reúna o "Yi" (força mente-olho-coração), combinando as três mentes em uma. Encha o Tan Tien com esse Chi. Comece a espiralar. Então você está pronto para conectar as forças superiores do Chi universal e celeste. As três mentes são a superior, a média e a inferior, ou os três Tan Tiens. A mente superior é a única com que nos relacionamos intimamente na maior parte da vida. É a mente do pensamento lógico, do planejamento, do cálculo e das preocupações; ela consome 80% da energia do nosso corpo.

O segredo é aprender a "buscar a mente relaxada", aprendendo a introduzir o Chi no Tan Tien inferior, pelo qual ele pode ser usado em sinergia com os outros dois.

B. Ativar as Seis Direções

Ativar as seis direções é abrir todo o corpo, a mente e a alma a todas as forças universais e cósmicas em todas as direções. Nós literalmente aprendemos a atrair as forças universais e cósmicas de todas as direções ao mesmo tempo. Isso é importante para os agentes de cura, de modo que eles não usem a própria energia para a cura mas atraiam as forças universais ilimitadas.

Expanda a sua percepção para se conectar com o universo e as seis direções no meio das sobrancelhas e na coroa; à esquerda, à direita, à frente, atrás, acima e abaixo. Conecte-se com o universo, reúna e espiralize a energia no seu Tan Tien inferior.

C. Acender os Três Fogos

Ative o Tan Tien, acenda os fogos dos rins e do coração para criar um Triângulo de Fogo Sagrado. Passe do Tan Tien para o coração, do coração para os rins e dos rins de volta ao Tan Tien.

D. Ligar as Estrelas Pessoais, os Corpos Energéticos e o Universo

A Ligação com o Mundo é uma maneira de a força vital inteligente retornar à fonte; para dentro e para cima. Preste atenção às "estrelas pessoais" acima da coroa e abaixo da terra. Nós nos ligamos com as nossas estrelas pessoais e depois com as estrelas de cada pessoa no grupo. Isso interliga os corpos energéticos de todos os integrantes do grupo. Comece a espiralar a sua energia e conecte-se às estrelas e aos corpos energéticos das outras pessoas. Faça uma espiral para a esquerda, prosseguindo ao redor do círculo numa rotação em sentido horário. Ligue todas essas estrelas e forme *um grande corpo energético.* Cada praticante de meditação se torna uma unidade individual num elo de comunicação integrada. Uma ligação entre a terra e o universo.

E. Círculo Protetor e Campo de Chi

Nós criamos Campos de Chi, Animais Protetores e invocamos as Oito Forças para proteger o grupo contra perturbações e ataques psíquicos. Levante a mão direita (ou a mão que costuma usar) no ar e acesse o **"fogo sagrado"** do caldeirão universal. "Sinta os seus dedos tornando-se grandes, compridos e ocos", à medida que eles se estendem para dentro do fogo sagrado. O Chi irá encher o seu braço e se acondicionar nele quando você o atrair para o seu corpo. Use a força Yi para produzir o **Círculo Protetor do Fogo Sagrado.** O fogo irá purificar e proteger o círculo. Você pode produzir um círculo ao redor da sua comunidade, da sua casa, da sua sala ou do seu corpo. Isso irá criar um campo energético de Chi ao redor de todo o local.

Em seguida, crie um **Domo de Chi.** Invoque os "animais guardiões": a Tartaruga Azul do norte, o Faisão Vermelho do sul, o Dragão Verde do leste, o Tigre Branco do oeste, a Fênix Amarela de cima e a Tartaruga Preta de baixo.

Por fim, ative as **Oito Forças Elementais da Natureza e do Universo.** Invoque as forças do fogo, da água (oceano), do trovão (raio), do lago (chuva), da terra, da montanha, do vento e do céu. Acenda o fogo no norte, a água no sul, o raio no oeste e a chuva no leste.

F. Técnica da Água (Sagrada) de Chi

Invoque o poder da Água Sagrada, Água de Chi ou Água Santa, para limpar e curar a energia corporal doente, tóxica ou negativa. Peça para receber a energia de cura e sinta-se tocar num lago energético celeste de água sagrada. Sinta o lago vertendo a água celeste para encher o seu braço.

Use o polegar e o dedo indicador para remover a energia doente acumulada, sem tocar a água. Converse com as células doentes. Deixe que a energia doente retorne para a terra, para ser reciclada. Encha a água com a compaixão do seu coração. Dê a ordem: "Essa água sagrada vai produzir saúde, riqueza e longevidade." A Cura Cósmica atua no nível celular. É "tarefa" da água levar a mensagem da técnica para todas as células, onde a mensagem permanece. Beba a água ao mesmo tempo que o resto do grupo.

G. Esvaziar e Encher

A técnica de Esvaziar e Encher esvazia a energia doente na terra e enche com a saudável Energia da Força Cósmica. Aponte a sua mão "em forma de espada" (dedos médio e indicador) para o chão. Projete a mão "muito grande e muito comprida" e os seus pés "muito grandes e muito compridos" — estendidos para o chão. Agora, bem devagar, inspire, trazendo a energia terrestre. Atraia a energia para os seus pés, passando pelos seus ossos. Deixe que a energia entre por todos os ossos, órgãos e células. Sinta-a misturar-se com toda a energia doente. Vire a palma da mão para cima, volte-a para baixo de novo e expire; libere toda a energia doente, a energia negativa, as preocupações e as obrigações, enquanto a energia segue para a terra. Repita este exercício de 3 a 9 vezes. Cave um buraco e enterre toda a energia doente; diga para ela: "Não volte mais; você será feliz aí embaixo." Sorria.

H. Limpar com Luz Verde

A luz verde é para a limpeza das células. Isso é especialmente importante porque as células devem ser limpas para a cura. O verde ajuda a desintoxicar as células tóxicas. O Chi verde é suave e seguro, sendo usado para a limpeza e também como um descongestionante para as áreas doentes. Ele "relaxa" a região afetada. O Chi de luz verde é usado para decompor a energia adoentada ou suja, como um detergente é usado para lavar roupas ou pratos.

Depois disso, as células serão enxaguadas com a luz azul, como a água limpa é usada para enxaguar o detergente e os resíduos das roupas ou pratos.

Enquanto realiza a cura, tente "ver" as células aumentadas e a energia verde entrar e misturar-se com a energia suja, escura e opaca. Veja-a sair e seguir para a terra. Cave um buraco, enterre-a ali. Diga para ela: "Não volte mais. Você vai ser feliz aí embaixo." Tome consciência da luz verde e faça uma espiral no sentido anti-horário. Volte a espiral para baixo. Limpe o *stress*. Repita quantas vezes desejar, 3 vezes no mínimo.

I. Limpar com Luz Azul

O azul é como a água gelada; ele tem o poder yin de anular todos os tipos de energia negativa e doente. O azul tem um efeito inibidor. A energia azul yin é o oposto da vermelha yang, que tem um efeito fortificante e estimulante.

O azul tem um efeito refrescante; ele pode reduzir a dor e a inflamação, além de ajudar na coagulação do sangue. Ele detém a hemorragia e reduz a febre.

Ele pode ajudar a induzir ao repouso e ao sono.

J. Carregar com Luz Violeta

Ao carregar com luz violeta, você usa a energia de cura mais elevada. Quando as células estão limpas, elas absorvem e guardam a luz violeta e a cura acontece. A luminosidade violeta tem inteligência e pode ser programada. O universo está cheio de luz violeta, especialmente a Estrela Polar e a Ursa Maior. A cor da estrela do eu superior ou alma, acima da coroa, também é violeta. Essa é a cor da energia divina ou da alma.

O violeta tem propriedades de outras cores do Chi. Ele tem um efeito de rápida regeneração em órgãos e nervos danificados. Sempre use a luz verde e azul antes de usar a violeta. A luz violeta desenvolve o centro da coroa, o centro espiritual. Essa cor é boa contra moléstias psicológicas, assim como deficiências físicas.

K. Ativar o Sistema Imunológico e de Defesa

O corpo tem diversos mecanismos que se combinam para fornecer proteção e defesa contra as doenças. Esses mecanismos permitem que o corpo produza diversas células e corpos que atuam contra substâncias invasoras ou indesejadas. Assim que um corpo estranho é identificado, o sistema imunológico é acionado e entra em ação para oferecer os meios mais eficientes de eliminar o perigo e fazer o organismo retornar a um estado de equilíbrio saudável. Um corpo forte e saudável tem bons recursos para se proteger contra a energia negativa ou doente. O objetivo destas técnicas é ajudar você a entender o potencial da verdadeira harmonia no seu interior. Acionar o sistema imunológico e de defesa é aumentar a produção de glóbulos vermelhos e brancos no sangue. Para fazer isso, nós acionamos a medula óssea e o sistema linfático. Oriente o aluno ou o grupo como um todo em todas essas etapas. Você não vai perder energia ao fazê-lo. Vai ganhar mais energia, porque estarão todos conectados em conjunto na força do grupo. A parte mais importante é multiplicar as suas boas intenções, o Chi e a energia de boa qualidade no cosmo, fazendo você e cada pessoa uma linha direta do universo. Depois de terminar a sessão de cura geral, você pode adaptar as técnicas de cura dos capítulos seguintes de acordo com as necessidades individuais.

Prática

A. Três Mentes em Uma Mente

1. Sorria para o Universo Interior

Junte as palmas das mãos à altura do coração numa saudação. Sinta os pontos Laogong conectados nas suas mãos, criando um circuito energético que sai do seu coração, passa por dentro dos seus braços e mãos e depois retorna.

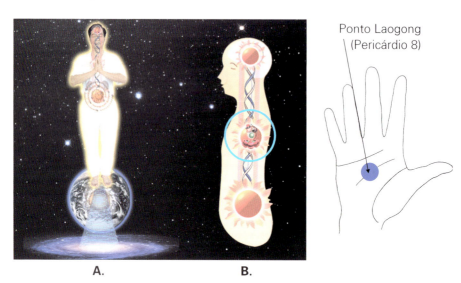

Fig. 4.1 **A.** Esvazie a mente, baixando-a para o abdome.
B. Ative a compaixão do coração.

2. Ative a Energia da Compaixão do Coração

Sorria para o coração e sinta-o se acalmando. Sinta amor, alegria, compaixão e felicidade. Sorria para baixo e esvazie a mente no Tan Tien, o cérebro abdominal. Encha o Tan Tien com Chi e comece a espiralar. Quando sentir o abdome aquecido, é porque ele está cheio de Chi. Então o Chi pode carregar o cérebro.

3. Combine as Três Mentes em Uma

1. Dirija a mente superior para a mente observadora.
2. Volte a mente consciente para baixo, para o Tan Tien inferior.
3. Combine as três mentes em uma mente no Tan Tien inferior (o Yi).
4. Expresse-se pelo meio das sobrancelhas.

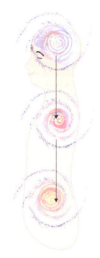

Fig. 4.2 "Três mentes em uma."

B. Ativar as Seis Direções

Expanda a percepção para se conectar com o universo e com as seis direções na coroa, no meio das sobrancelhas, no coração e no Tan Tien.

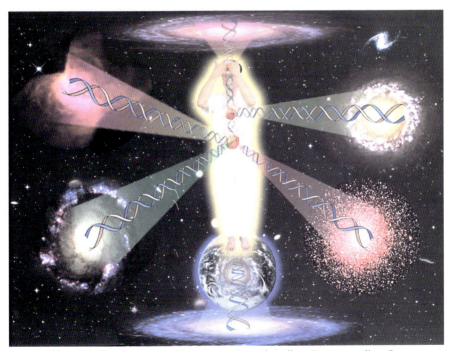

Fig. 4.3 Confie e acredite: converta a visualização em realização.

C. Acender os Três Fogos

1. Fogo do Tan Tien — acenda o fogo do Tan Tien
Sorria para o abdome para criar um forno aceso próximo à vértebra lombar inferior e o sacro. Crie uma bola de fogo atrás do umbigo, acima do forno.

2. Fogo dos rins — acenda o fogo dos rins
Retenha sempre a percepção no Tan Tien e continue espiralando.

3. Fogo do coração — acenda o fogo do coração
Mantenha o coração calmo e encha-o de alegria, amor e felicidade.

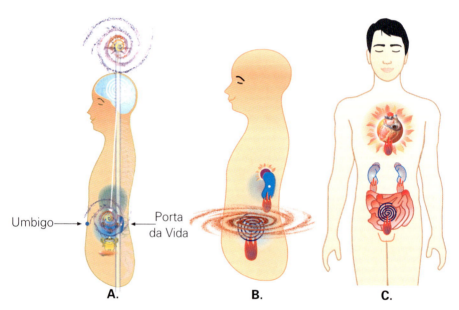

Fig. 4.4 **A.** Acenda o fogo do Tan Tien inferior. **B.** Acenda os fogos dos rins e das supra-renais. C. Acenda o fogo do coração.

4. Triângulo de Fogo Sagrado
O Triângulo de Fogo Sagrado tem força tríplice. Faça um triângulo dos rins para o umbigo (Tan Tien). Do coração, faça uma conexão com os rins. Suba do Tan Tien para o coração.

5. A Estrela cósmica e a estrela terrestre
No momento da concepção, as duas forças yin e yang unem-se como uma força única. Então, em frações de segundo mais tarde, as duas forças explodem em nove diferentes centros energéticos. Sete deles encontramos no corpo e dois deles fora do corpo, formando as nossas estrelas pessoais.

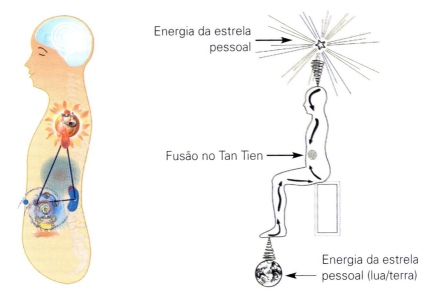

Fig. 4.5 Três fogos em um.   *Fig. 4.6* Energia da estrela pessoal.

Na verdade, as duas estrelas pessoais são centros energéticos que ligam o campo áurico de cada pessoa com as forças universais e as forças terrestres. Num certo sentido, pode-se considerar o objetivo da Alquimia Interior Taoísta como o de reunir essas nove forças, fundindo-as numa única força e permitindo assim o retorno à força original, o Wu Chi.

Existe uma estrela a cerca de quinze centímetros acima da sua coroa e outra a cerca de trinta centímetros a um metro abaixo das solas dos seus pés. Elas são também conhecidas como o eu superior, o guia, o protetor, o conselheiro. Essas estrelas são a nossa ligação com a força cósmica, a força universal e a terra, bem abaixo de nós.

Procure sempre certificar-se de que o seu Tan Tien está aquecido e o sacro e o meio das sobrancelhas estão respirando. Tome consciência da respiração da coroa e veja uma estrela ou um pequeno sol acima de você. Tome consciência da coroa e sinta um feixe de luz se estendendo a partir da coroa, em conexão com a estrela acima de você. Mantenha a respiração até sentir uma forte conexão. Sinta como a estrela acima de você projeta uma potente força de atração sobre a sua coroa. Depois de sentir essa atração sobre a sua coroa, você também irá sentir uma forte atração para baixo, para a terra. Tome consciência da estrela acima de você, da terra e da força universal abaixo de você. Sinta que ambas exercem uma forte atração sobre você.

1. Reconfirme a estrela acima de você e a terra diretamente abaixo de você.

2. Fixe a imagem da Estrela Polar e da Ursa Maior a cerca de 1,5 metro a três metros acima da sua coroa. Veja a concha da Ursa Maior se encher com a luz violeta, que reúne o Chi da Estrela Polar e do universo.

3. Estenda a mão esquerda e segure o cabo da concha da Ursa Maior. Despeje a luz violeta sobre a sua estrela pessoal a cerca de dez a quinze centímetros acima da sua cabeça, para digerir previamente a energia da luz violeta. Então, deixe-a fluir para a sua coroa, entrando pelo Tan Tien superior, para ser processada e fluir para o centro do coração (Tan Tien médio) ou para a parte de trás da cabeça, no ponto C-7 (Cervical 7) e T-2 (Torácico 2), e seguindo para as palmas das mãos.

No taoísmo, consideramos que a Estrela Polar emite uma luz violeta, que é considerada a luz com o maior poder de cura existente, e que a Ursa Maior emite luz vermelha.

Você pode fazer essas meditações sentado, ou em pé, na postura Chi Kung. A posição em pé oferece uma estrutura mais forte e propicia uma ligação melhor com a terra.

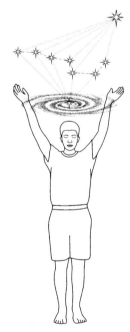

Fig. 4.7 A Estrela Polar, a Ursa Maior e a galáxia movem-se em espiral acima de você.

4. Lembre-se sempre de inspirar suavemente para poder processar a percepção do Tan Tien inferior. Sinta uma sucção, um calor (Chi), e continue a inspirar e estar consciente da sucção na coroa e da Estrela Polar e da Ursa Maior acima de você.

D. Ligar as Estrelas Pessoais, os Corpos Energéticos e o Universo

Perceba as suas estrelas pessoais, acima e abaixo de você, e entre em contato com as estrelas e os corpos energéticos das outras pessoas.

Três mentes unidas, uma mente consciente das estrelas acima de você e de uma estrela abaixo de você. Conecte as mesmas estrelas das pessoas ao seu redor. Pense na luz brilhante acima da coroa das outras pessoas. Comece a espiralar a sua energia para unir-se com cada uma delas. Agrupe todas as estrelas num único corpo energético e faça uma conexão com o centro do universo.

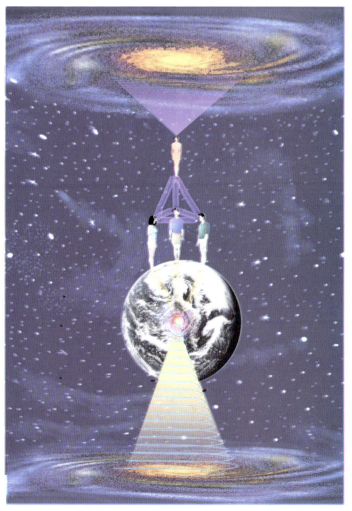

Fig. 4.8 Meditação da Ligação com o Mundo.

1. O canal central e a estrela pessoal acima de você

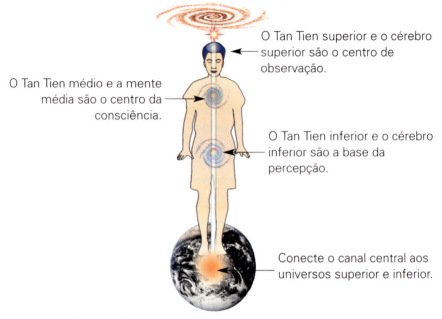

Fig. 4.9 Una o céu e a terra usando o canal central.

2. Use a força Yi para conectar-se à sua estrela pessoal acima

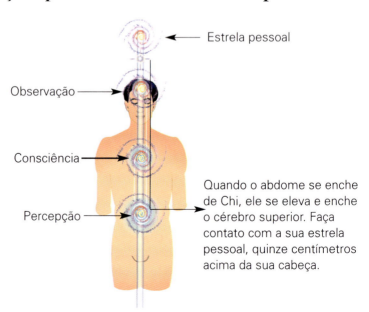

Fig. 4.10 Faça contato com a energia da sua estrela pessoal usando a força Yi.

3. Ligue a sua estrela pessoal à estrela pessoal de todas as pessoas

Conecte a sua estrela pessoal à de todas as pessoas e depois ao universo.

4. Crie um "corpo de Chi" e torne-se o ponto de união principal. Faça uma espiral para a esquerda para entrar em contato com a estrela de cada pessoa num grupo maior de estrelas.

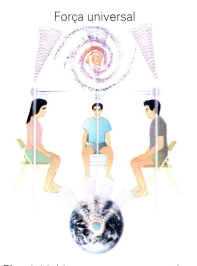

Fig. 4.11 Ligue-se com as estrelas pessoais de todos os outros.

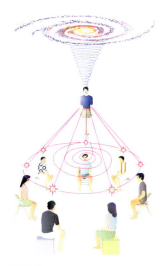

Fig. 4.12 Faça contato com o grupo de estrelas.

5. Os meditadores tornam-se elos de ligação satélites e criam um corpo energético grupal.

As meditações de ligação mundial tornam-se um elo de comunicação integrado. Elas estão ligadas à terra e ao universo. Espiralize e una-se à estrela de todas as pessoas em conjunto, agrupando a energia num único corpo energético. Esse corpo energético torna-se um centro de comunicação integrada para cada pessoa do grupo. Podemos estar conectados onde quer que estejamos. Cada pessoa pode se conectar com o seu próprio "coração do universo".

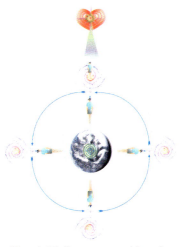

Fig. 4.13 Forme uma Ligação Satélite e crie um Corpo Energético Grupal.

E. Círculo Protetor e Campo de Chi

Levante a mão e tome consciência do "fogo sagrado" no universo. Sinta que os seus dedos são muito "grandes", muito "compridos" e toque o fogo. Atraia o fogo para baixo. Faça um círculo ao redor da sua comunidade, da sua casa, do Jardim do Tao, do salão de meditação e ao redor dos seus corpos. Crie um campo energético de Chi ao redor de todo o espaço.

Fogo Sagrado ou Fogo de Chi
Conecte-se e Receba Fogo do Caldeirão Universal

1. Acenda o fogo sagrado do universo

Tome consciência de si mesmo. Sinta o braço e os dedos "grandes", "compridos" e "ocos". Estenda a mão para o fogo sagrado do universo. Deixe que o fogo sagrado encha seu braço e fique acondicionado ali.

2. Use a força Yi para criar o círculo protetor do fogo sagrado

Use a força Yi para desenhar o círculo de fogo sagrado no chão, ao redor da sua casa, do seu escritório e do aposento em que você trabalha.

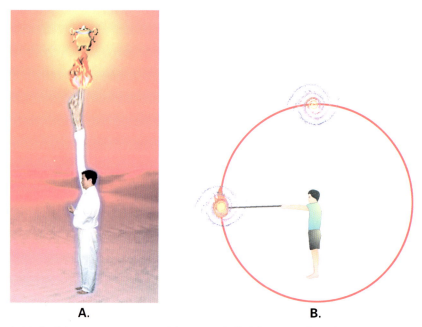

Fig. 4.14 **A.** Crie um corpo energético grupal. **B.** "Proteção" do fogo sagrado.

3. Crie um domo de Chi

Institua os "animais guardiões": a Tartaruga Azul no norte, o Faisão Vermelho no sul, o Dragão Verde no leste, o Tigre Branco no oeste, a Fênix Amarela acima e a Tartaruga Preta abaixo.

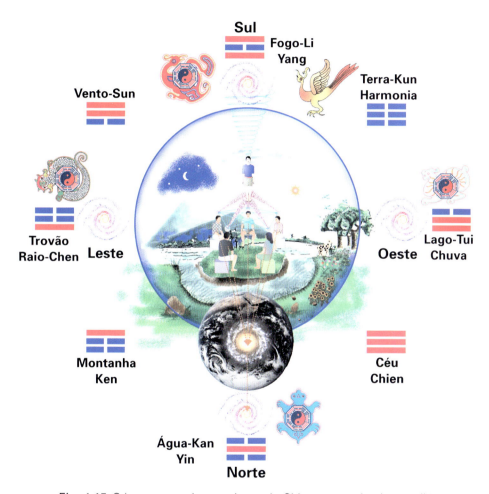

Fig. 4.15 Crie ao seu redor um domo de Chi com os animais guardiões.

4. Ative as oito forças elementais da natureza e do universo

Ative todas as forças: o vento, a montanha, o raio e o trovão no leste. A terra, o lago, a chuva e o poder celeste no oeste.

Invoque as oito forças: o fogo, a água (o oceano), o trovão (o raio), o lago (a chuva), a terra, a montanha, o vento e o céu.

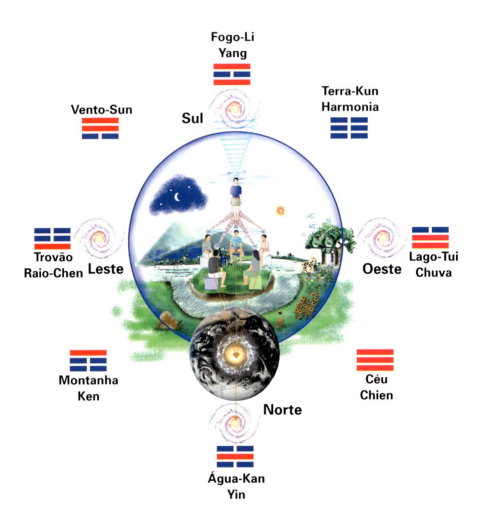

Fig. 4.16 Ative as oito forças.

As próximas partes — F, G, H e I — compreendem técnicas para a limpeza das células. Quanto mais você limpa as células, mais se processa a Cura Cósmica.

F. A Técnica da Água (Sagrada) de Chi

A técnica da Água Sagrada (também conhecida no Ocidente como Água Santa) é um exercício do direito de sermos os filhos do cosmo. Ela inclui o consumo da estrita e absolutamente normal água comum, para prevenir as tensões e os danos associados à desidratação, e o principal condutor e supervisor do bem-estar do corpo — o triptofano e seus derivados neurotransmissores, a serotonina, a triptamina e a melatonina — estará em boas condições para regular todas as funções. Caminhadas regulares diárias mantêm os músculos bem coordenados e corrigem todos os processos fisiológicos que se estabelecem no corpo como resultado da ansiedade ou da tensão emocional.

Uma pele bem hidratada e saudável precisa de água para repor constantemente as perdas para o ambiente externo. Isso permite então que os vasos sanguíneos do rosto e do corpo se abram e forneçam a nutrição necessária para as células da pele expostas.

A ciência descobriu que, mesmo que limpemos a água por meio de processos de filtragem, embora ela fique com boa aparência e gosto agradável, análises mais profundas com o uso de alta tecnologia microscópica indicam que a sua estrutura celular está "suja". A água, como os seres humanos, guarda a memória do seu antigo "eu". Nós armazenamos a nossa "memória" dentro do nosso DNA; a água armazena a sua memória nas suas células.

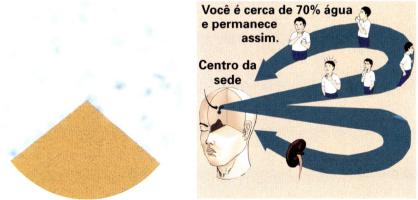

Fig. 4.17 Água é vida.

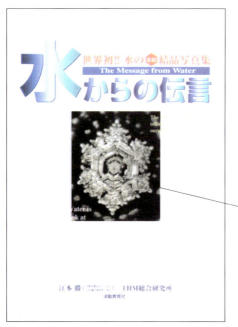

As três páginas seguintes contêm citações do livro *The Message from Water*, de Masaru Emoto. Ele nos adverte de que "a água está nos dizendo para olharmos com mais atenção — a água é um espelho que reflete a nossa mente".

Depois de fazer uma prece para a represa de Fujiwara.

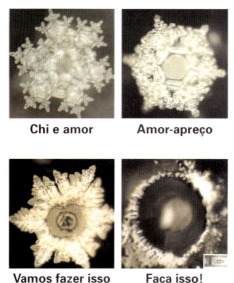

Chi e amor Amor-apreço

Vamos fazer isso Faça isso!

Fig. 4.18 O corpo humano constitui-se de 70% de água.

Quando projetamos o Chi e o amor na água, e então a congelamos, ela se converte num cristal "regular" e bem estruturado. Se projetamos energia negativa na água, acontece o contrário. As nossas projeções atingem o nível celular, limpam as células poluídas e reprogramam aquelas que permanecem com a essência da nossa afirmação.

Quando projetamos uma instrução ou um pensamento bonito e carinhoso na água, como "Vamos fazer isso", a água capta essa vibração e se reestrutura de acordo com ela. Se projetamos algo negativo na água, como uma ordem: "Faça isso!", a água reconhece de maneira coerente. Quando miramos um tanque de água, vemos a nossa imagem. Se bebermos um copo dessa água, a energia destrutiva da água entra no nosso organismo e tenta se multiplicar.

Pesquisas têm demonstrado que, se filtramos completamente a água poluída, usando todos os processos disponíveis, ainda assim ela mantém sua antiga vibração e estrutura instável. Ela mantém a memória da mesma maneira que um computador. Portanto, devemos reprogramar as células com a nossa intenção.

Se a água que bebemos contém poluentes e antioxidantes demais, ela acabará por nos envenenar.

Conforme podemos ver por estas imagens, existe uma diferença enorme entre a água mineral natural e a água comum das cidades. Agora fica bem claro que, se programarmos a água de modo que ela se torne sagrada, santa ou de Chi, então ela terá o poder de eliminar todos os antioxidantes e poluentes — toda a doença. Ela terá o poder de reprogramar a água dentro do nosso corpo para que essa água tenha a mesma estrutura pura.

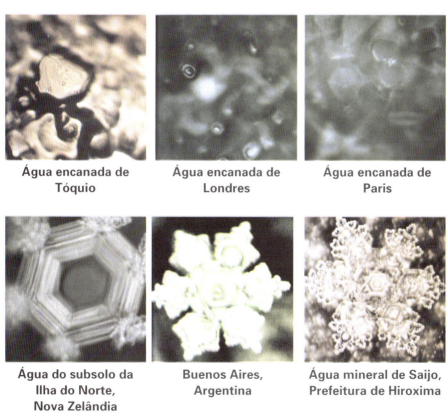

Fig. 4.19 Curar ou prejudicar?

Também podemos usar a música para programar uma vibração na água. A música clássica cria uma vibração que se sincroniza com a nossa saúde, ao passo que a música *heavy metal* tem a tendência de "estilhaçar"!

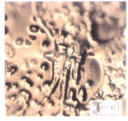
"Você me enoja" ou "Vou matar você".

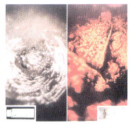
Seu tolo.

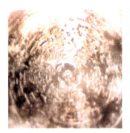
Música heavy metal.

Obrigado

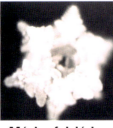
Música folclórica celta inglesa.

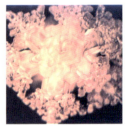
Música terapêutica.

Fig. 4.20 Poder de curar ou de fazer mal?

De maneira semelhante, quando programamos as nossas emoções com relação às outras pessoas na água, os efeitos são os mesmos. Se temos pensamentos negativos sobre alguém, então a resposta produz uma vibração ruim. Se temos pensamentos bons, amorosos, então a estrutura será como a de um lindo cristal. Se amamos a Madre Teresa e passamos essa energia para a água, será criada uma estrutura cristalina maravilhosa. A água doente pode ser transformada em água saudável. A água saudável pode ser transformada em água doente. O corpo humano é constituído de 70% de água. O segredo é a sua intenção e a sua capacidade de acreditar que a cura vem da natureza da sua vibração. Esteja sempre aberto para receber.

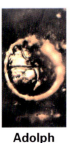
Adolph Hitler

Madre Teresa

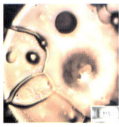
Sujo

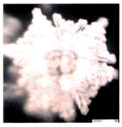
Lindo

Fig. 4.21 Enfermo ou saudável?

SESSÃO DE CURA GERAL

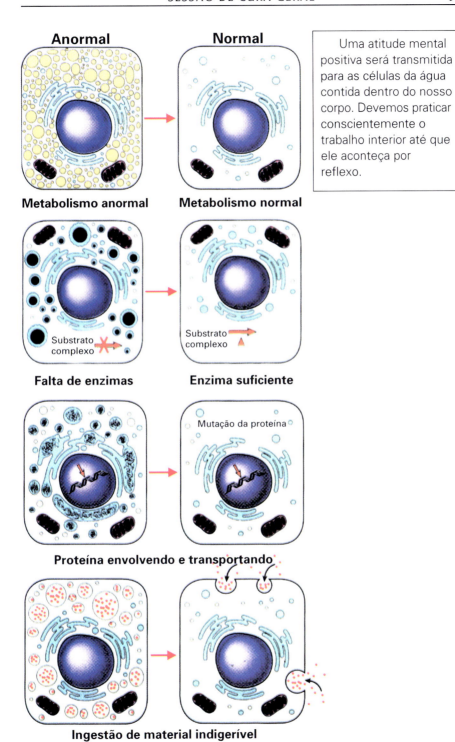

> Uma atitude mental positiva será transmitida para as células da água contida dentro do nosso corpo. Devemos praticar conscientemente o trabalho interior até que ele aconteça por reflexo.

Fig. 4.22 Com o poder da Água Sagrada, as células anormais podem ser curadas.

Resumo da Técnica da Água Sagrada

Invoque o poder da técnica da Água Sagrada para limpar e curar as energias doentes, tóxicas ou negativas do corpo. **Se você estiver trabalhando com um grupo de pessoas, dirija a sua energia através do corpo energético acima da cabeça e para a estrela de cada pessoa, à medida que as orienta sobre os procedimentos.**

I. Na mão esquerda, segure um copo com um quarto da sua capacidade de água, dobrando os dedos médio e anular no centro da palma da mão.

II. Segure o copo à frente do seu corpo enquanto aponta os "dedos em espada" da mão direita para o céu.

III. Peça para receber a energia de cura e sinta-se tocar num lago celeste energético de água sagrada. Sinta o lago despejar a água celeste para encher o seu braço.

IV. Ponha os dedos no copo e peça: **Ordem 1:** *"Força Yin e boa sorte, venham do leste. Força Yin, anule todas as energias negativas, toda a doença e a má sorte."* Faça uma cruz no alto do copo.

V. Abaixe o braço e circule os dedos em espada ao redor da borda interna do copo. Sorria enquanto circula os dedos ao redor da borda. **Ordem 2:** *"Atenda ao meu pedido. Execute a ordem agora."* Repita a ordem três vezes, carregando a água com a força Yin. Projete os seus pensamentos na água.

VI. Use o polegar e o dedo indicador para eliminar a energia doente do copo, sem tocá-lo. Faça isso três vezes. Converse com as células doentes. Diga-lhes para atenderem à sua ordem: **Ordem 3:** *"Todas as células doentes, ouçam-me: Clara, limpa e cristalina, esta Água Sagrada vai se livrar de toda a doença."*

VII. Repita a ordem e visualize-se eliminando a energia doente das células e dando-a para a Mãe Terra para ser reciclada.

VIII. Segure o copo com as duas mãos, próximo ao seu coração. **Ordem 4:** *"Esta Água Sagrada trará saúde, riqueza e longevidade para mim/vocês."* Projete amor, alegria, reconhecimento, gratidão, apreço e a energia da compaixão no copo.

IX. A Água Sagrada levará a mensagem da técnica a todas as células, onde essa permanecerá. Se você estiver praticando em grupo, bebam a água todos juntos. Se estiver trabalhando com um aluno, passe-lhe o copo usando as duas mãos.

Passo I: Prepare as mãos e os braços para receber o Chi universal

Posição da mão esquerda: Prepare-se para segurar o copo com a mão esquerda, dobrando os dedos anular e médio no centro da palma da mão. Segure o copo à frente do corpo.

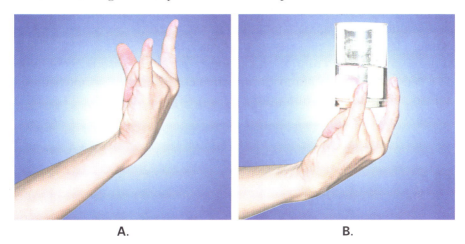

Fig. 4.23 **A.** Dobre os dedos anular e médio. **B.** Segure o copo à frente do corpo.

Passo II: Prepare as mãos em espada para receber o Chi universal

Posição da mão direita: Faça com a mão direita uma "mão em espada", dobrando o dedo mínimo, o anular e o polegar na palma da mão. Levante os dedos indicador e médio estendidos e unidos, apontando para cima.

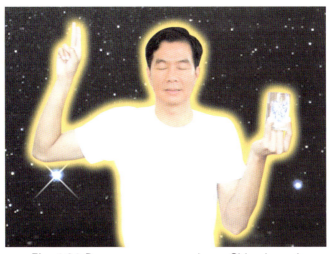

Fig. 4.24 Prepare-se para receber o Chi universal.

Passo III: Encha o seu braço com o poder do lago celeste

Sinta os dedos em espada e o braço como se estivessem "compridos" e "grandes" enquanto os aponta para o céu. Sinta que o meio do braço está oco e o fundo está selado no ombro. Com a mente concentrada em fundir-se com o Chi primordial do universo, a energia dos seus pensamentos será multiplicada.

Enquanto você faz o seu pedido para o universo, sinta que está tocando o lago celeste da energia da Água Sagrada. Sinta que o lago está despejando água como uma cachoeira para encher o braço. Quando o seu braço estiver cheio, compacte e comprima a Energia Sagrada dentro dele o máximo que puder.

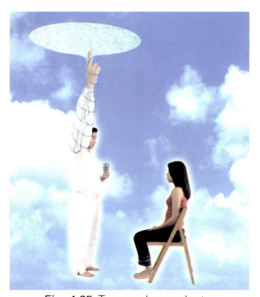

Fig. 4.25 Toque o lago celeste.

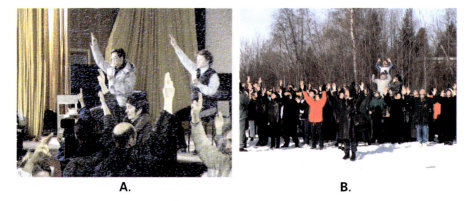

Fig. 4.26 **A.** Abençoando a Água Sagrada na Rússia. **B.** Abrindo o terceiro olho.

Passo IV: Faça a cruz acima do copo

Ponha os dedos em espada acima do copo. Peça a força Yin: **Ordem 1:** *"Força Yin e boa sorte, venham do leste. Força Yin, anule todas as energias negativas, toda a doença e a má sorte."*

Ordem 2: Faça a cruz acima do copo e diga: *"Atenda ao meu pedido..."*

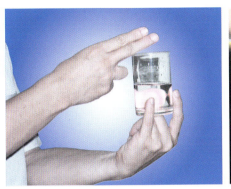 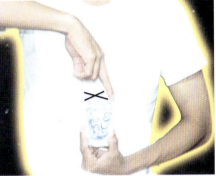

Fig. 4.27 Dê a ordem: "Boa sorte vem do leste — Yin tem o poder de anular todas as energias negativas, toda a doença e a má sorte. Atenda ao meu pedido..."

Passo V: Carregue a água para transformá-la em Água Sagrada

Abaixe o braço e aponte os dedos em espada para o copo de água. Sorria e circule os dedos em espada pela borda interna do copo.

Continue a ordenar: *"Execute a ordem agora."* Repita três vezes para carregar a água com a força Yin. Ao fazê-lo, projete um bom pensamento na água.

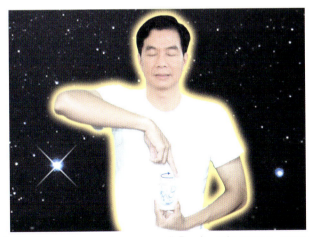

Fig. 4.28 "Execute a ordem agora." Repita três vezes, carregando a água com a força yin.

Passo VI: Ordem 3: *"Todas as células doentes, ouçam-me: Clara, limpa e cristalina, esta Água Sagrada vai se livrar de toda a doença."*

Dê a ordem acima. Use os dedos polegar e indicador para pegar a energia doente do copo, sem tocar a água. Faça isso três vezes.

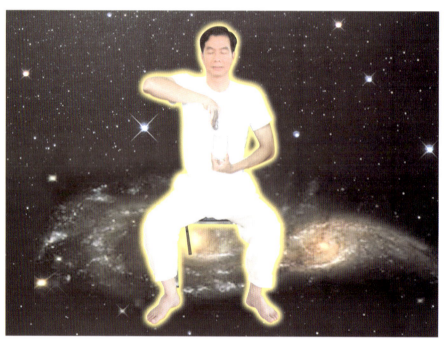

Fig. 4.29 "Todas as células doentes, ouçam-me: Clara, limpa e cristalina, esta Água Sagrada vai se livrar de toda a doença."

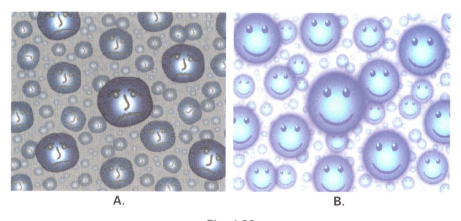

Fig. 4.30
A. Peça o poder de ver as células — se elas estiverem intoxicadas e escuras, peça que sejam limpas. **B.** "Clara, limpa e cristalina."

Passo VII: Libere a energia doente para ser transformada pela terra

Enquanto **repete** a ordem, imagine-se eliminando a energia doente das células e descartando-a na terra para ser transformada e reciclada.

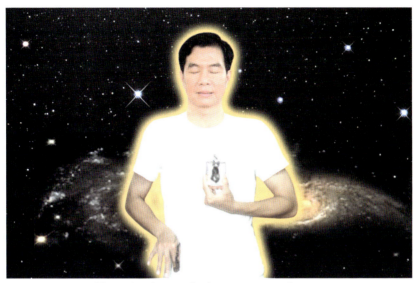

Fig. 4.31 A energia doente retorna à terra.

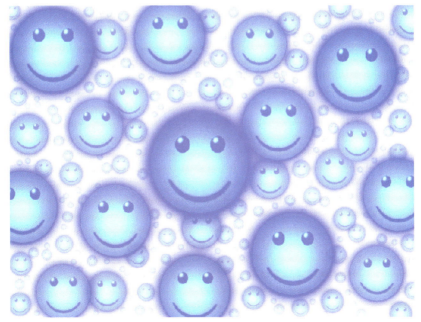

Fig. 4.32 Veja as células se tornarem limpas, cristalinas e sorridentes.

Passo VIII: Encha a água de compaixão

Segure o copo com as duas mãos próximo ao coração e projete bondade na água. **Ordem 4:** *"Esta Água Sagrada trará saúde, riqueza e longevidade para mim/vocês."*

Projete amor, alegria, reconhecimento, gratidão, apreço e a energia da compaixão no copo.

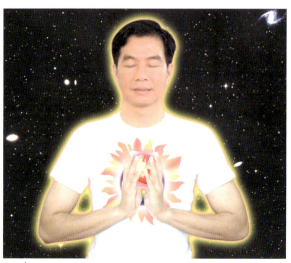

Fig. 4.33 "Esta Água Sagrada trará saúde, riqueza e longevidade para vocês."

Passo IX: Beba a Água Sagrada

A Água Sagrada levará a mensagem a todas as células. Ela irá manter a mensagem da técnica da Água Sagrada em todas as células. Use ambas as mãos para passar a Água Sagrada ao aluno com quem estiver trabalhando, ou beba-a sozinho ou ao mesmo tempo que o seu grupo. **Sinta a água entrar em todas as células do seu corpo. Sinta-a removendo as células doentes e purificando o seu corpo.**

Você também pode borrifá-la em qualquer lugar que precise ser curado.

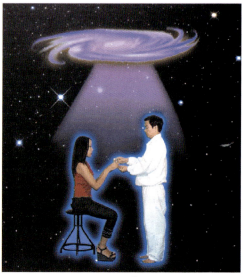

Fig. 4.34 Beba a Água Sagrada.

G. Esvaziar e Encher

Peça permissão para atuar sobre o aluno, comunicando-se com a estrela pessoal dele. Aponte as mãos em espada para o chão. Projete as mãos "muito grandes e muito compridas" e os pés "muito grandes e muito compridos" — estendendo-os para baixo do chão. Agora, inspire bem devagar, trazendo a energia terrestre. Uma parte importante da técnica é estender uma "linha" do universo embaixo até você e outra até o aluno. A linha atravessa o Tan Tien, seguindo até o universo abaixo. Você pode enviar a sua energia para cima, para o seu corpo energético, e ela será colhida pelo corpo energético da outra pessoa.

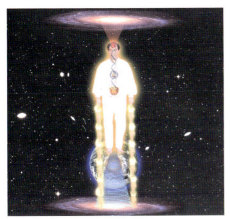

Fig. 4.35 Sinta as suas mãos se encompridarem enquanto elas se estendem para a terra.

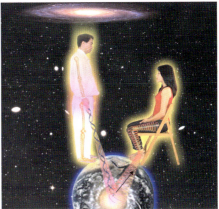

Fig. 4.36 Projete as pernas da outra pessoa para o fundo da terra.

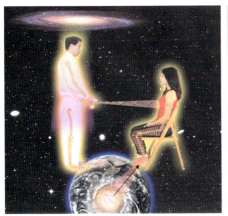

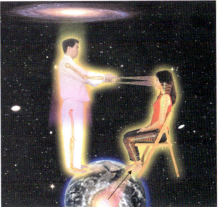

Fig. 4.37 Misture a energia universal e o Chi terrestre — traga-os para dentro de todos os ossos e células.

Traga a energia para os seus pés, para dentro dos seus ossos. Deixe que ela entre em todos os ossos, órgãos e células. Sinta-a misturar-se com toda a energia doente. Vire as palmas das mãos para cima, vire-as para baixo de novo e expire; libere completamente toda a energia doente, a energia negativa, as preocupações e as obrigações para a terra. Descendo, descendo, descendo para a terra. Novamente, traga a energia terrestre. Faça o exercício pelo menos 3, 6 ou 9 vezes. Quando as pessoas estão muito doentes, você precisa limpá-las completamente. Atraia a energia terrestre para os seus ossos de novo. Sinta o entorpecimento, o formigamento da eletricidade fluindo pelas suas células. Devolva a energia para baixo, descendo, descendo para a terra. Relaxe, libere tudo; as preocupações, as obrigações, deixe que tudo se vá. É muito importante dizer para si mesmo ou para o grupo: **"Vocês devem liberar toda a energia doente. Abandonem todas as obrigações. Abandonem todas as suas preocupações, deixem que vão para a terra."** Repita uma vez mais. Inspire do universo e expire para a terra. Da terra, deixe que a energia entre nos seus ossos. Dos ossos, para todo o seu eu interior. Sinta a energia misturar-se com a energia doente. Expire e libere toda a sua energia doente. Todas as emoções negativas. Todas as obrigações, preocupações, ansiedades; libere tudo completamente para a terra.

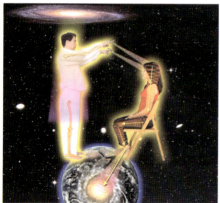 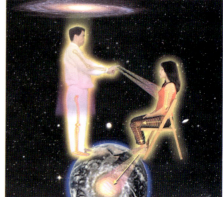

Fig. 4.38 Atraia o Chi universal e deixe que ele se misture com a energia doente e negativa. Descarregue-o na terra e enterre-o lá.

Esvazie a energia negativa, doente, as obrigações, as preocupações, e mergulhe fundo na terra. Cave um buraco e enterre tudo lá — diga às células: "Não voltem mais; vocês serão felizes aí."

Sinta que os pés estão compridos e estendidos na terra. Os ossos ocos foram compactados com o Chi comprimido.

Novamente, guie o bom Chi terrestre para encher de novo a pessoa.

Veja as células grandes como as estrelas e encha-as com Chi, para que este se misture com a energia suja e doente. Depois esvazie-as outra vez na terra.

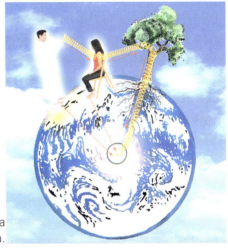

Fig. 4.39 Você também pode usar uma árvore para dirigir o Chi para a terra.

H. Limpar com Luz Verde

Tome consciência do seu fígado e respire para dentro do seu centro da garganta. Sinta que está respirando a luz verde dentro do seu centro da garganta e deixe que ela se misture no Tan Tien. O Chi acaba por se misturar no coração, sobe para a coroa, espiraliza e continua a subir para o universo. Levante a mão num movimento espiral para o universo. Use a sua "mão única" para espiralar no universo. Espiralize no sentido horário em primeiro lugar. Espiralize a luz verde do universo. Depois inverta, no sentido anti-horário — multiplique e espiralize no sentido anti-horário, trazendo o Chi para limpar a sua comunidade, a sua casa, o Jardim do Tao, a sala de meditação, o seu corpo e todas as pessoas que estiverem presentes — encha a todos com o Chi. Você vai usar esse poder para ver as células.

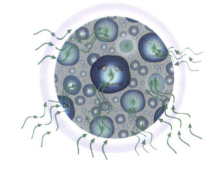

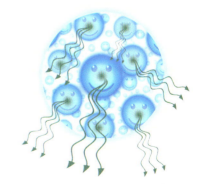

Fig. 4.40 Espiralize a energia doente no sentido anti-horário para a terra. Sorria para as células e deixe a luz verde limpar a doença, fazendo-a fluir para dentro da terra.

Veja as células aumentadas e essa energia verde entrar e misturar-se com a energia suja, preta e opaca. Veja-a sair e deixe-a descer para a terra. Cave um buraco e enterre-a lá. Diga-lhe: "Não volte mais. Você vai ser feliz aí." Pense na luz verde e espiralize-a no sentido anti-horário. Espiralize para baixo. Limpe a tensão. Limpe a sua casa. Mande tudo para dentro da terra. Repita 3, 6, 9, 36 ou 108 vezes. Isso vai depender da quantidade de energia doente com que você estiver lidando.

Verde:

O verde limpa e desintoxica todas as células do corpo. O Chi verde é suave e seguro, sendo usado para limpeza e como um descongestionante para partes adoecidas. Ele "relaxa" a região. A luz verde do Chi é usada para decompor a energia suja ou adoecida, como um detergente é usado para lavar roupas ou a louça. Além disso, as células podem ser enxaguadas com a luz azul, como a água limpa é usada para enxaguar o detergente e os resíduos das roupas ou da louça.

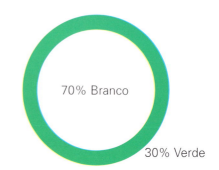

Fig. 4.41 Limpe com o verde.

Centro da Garganta Verde

Tome consciência da cor verde do fígado, da garganta e da floresta. Respire na garganta, sinta-se respirando na luz verde. Dirija-a para o Tan Tien abaixo, misture-a e leve-a para o coração e a coroa.

Projete-a para o universo, espiralize e deixe-a multiplicar-se.

Canalize uma linha direta para o aluno, uma para a sua coroa e outra para a palma da sua mão.

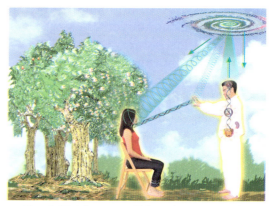

Fig. 4.42 Misture o Chi verde nos três Tan Tiens — projete para o universo, multiplique e traga a energia de volta para o aluno.

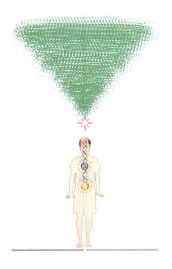

Pense no fígado, na vesícula biliar, na floresta e na respiração da garganta.

Pense na luz verde do universo. Deixe a luz entrar e se misturar com o Tan Tien, subir para o coração para se misturar com a compaixão do coração e subir ainda para a coroa.

Projete a luz para o universo acima. Veja-a espiralar-se e deixe-a multiplicar-se.

Mantenha sempre o seu fogo do Tan Tien inferior aquecido. **Espiralize no seu Tan Tien e espiralize a energia para o aluno.** Espiralize a mil revoluções por minuto, 10 mil, 30 mil e 60 mil.

Fig. 4.43 Atraia a luz verde do universo.

Limpe e Elimine a Doença

Estenda os braços para cima, as palmas viradas para o céu. Use uma das mãos para espiralar a força verde para baixo. A outra mão mantém a posição e faz contato com o universo. Deixe esse grande lago de luz verde do universo espiralar para baixo — através da sua comunidade, da sua casa e depois da sua coroa.

Deixe a luz verde misturar-se nas células e ligar-se à doença e às toxinas. Deixe a luz verde tirar a doença das células e fluir para o centro da terra.

Cave um buraco e enterre-a. Dê a ordem: "Não volte mais. Você será feliz aí." Você será transformada em Chi benigno." Sorria. Sorria sempre.

Repita a operação 6, 9 ou 18 vezes. Para as pessoas que estejam muito doentes, que têm câncer ou que estejam em fase terminal, faça o exercício 200 ou 300 vezes.

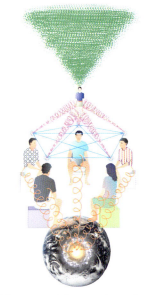

Fig. 4.44 A luz verde se liga à doença e às toxinas antes de levá-las de volta à terra.

I. Limpar com Luz Azul

Pense na luz azul, o azul dos rins. Respire a luz azul no centro da garganta. Agora misture devagar a luz azul no Tan Tien. Misture a luz azul no coração, na coroa, e projete-a para o universo acima, espiralando no sentido horário. Depois sinta o universo despejando a luz azul de volta, no sentido anti-horário. Espiralize para baixo. Observe as células e veja a luz azul, como água, entrar nas células para enxaguar e limpar todas as coisas sujas, descendo, descendo, descendo para a terra. Continuamente. Repita 3, 6 ou 9 vezes. Sorria.

Azul:

O azul é como a água fria, tem a força yin para anular todos os tipos de energia negativa e doenças. Tem um efeito inibidor. A energia azul yin é o oposto da vermelha yang, que tem um efeito fortificante e estimulante.

O azul tem um efeito refrescante; ele pode reduzir a dor, a inflamação, pode ajudar o sangue a coagular. Ele detém a hemorragia e reduz a febre. Ele pode ajudar a induzir ao repouso e ao sono.

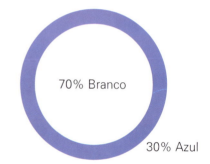

Fig. 4.45 Enxágüe com o azul.

Centro da Garganta Azul

Pense na cor azul dos rins e respire a luz azul na sua garganta. Dirija-a para baixo, para o Tan Tien, misture-a e dirija-a de volta para o "coração de compaixão" e depois para a coroa.

Projete o azul no universo, espiralize-o e deixe-o multiplicar-se.

Canalize uma linha direta para o aluno, uma para a sua coroa e outra para a palma da sua mão.

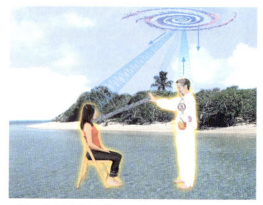

Fig. 4.46 Multiplique a luz azul universal — dirija a energia da garganta, do coração e da coroa para o universo e depois traga-a de volta.

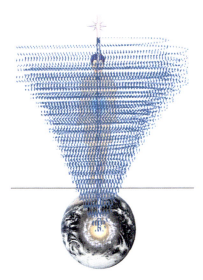

Pense nos rins, na bexiga, nos oceanos e na garganta respirando.

Pense na luz azul do universo. Deixe que a luz venha e se misture no Tan Tien, suba para o coração para se misturar com a compaixão e suba mais ainda para a coroa.

Projete a luz para o universo acima. Veja-a espiralar-se e deixe-a multiplicar-se.

Fig. 4.47 Atraia a luz azul do universo — enxágüe para limpar e remover a doença.

Enxaguar e Eliminar

Estenda os braços no ar, com as palmas viradas para o céu. Use uma das mãos para espiralar a força verde para baixo. A outra mão mantém-se na posição e faz contato com o universo. Deixe que um grande lago de luz verde no universo se espiralize para baixo — através da sua comunidade, da sua casa e depois da sua coroa.

Deixe a luz azul se dispersar pelas células e levar com ela a doença e as toxinas para o centro da terra.

Cave um buraco e enterre-as. Dê a ordem: "Não voltem mais. Vocês serão felizes aí. Vocês serão transformadas em Chi benigno."

Repita a operação 6, 9 ou 18 vezes. No caso de pessoas muito doentes, que têm câncer o que estejam em fase terminal, você pode fazer o tratamento 36, 72 ou 108 vezes.

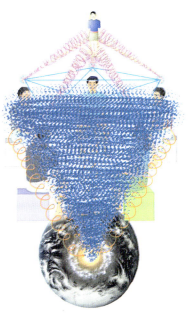

Fig. 4.48 A luz azul limpa o corpo das doenças e toxinas antes de levá-las de volta à terra.

J. Carregar com Luz Violeta

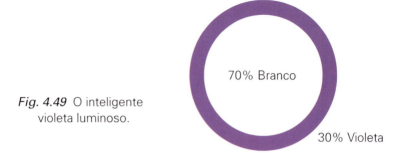

Fig. 4.49 O inteligente violeta luminoso.

O violeta luminoso tem inteligência e pode ser programado. O universo está cheio de luz violeta, especialmente a Estrela Polar e a Ursa Maior. A cor da estrela do eu superior ou alma, acima da coroa, é também luz violeta. A energia do divino ou da alma.

A luz violeta tem propriedades de outras cores do Chi. Ela tem um efeito de rápida regeneração sobre os órgãos ou nervos danificados. Use sempre luz verde e azul antes de usar violeta. A luz violeta desenvolve o centro da coroa, o centro espiritual. Ela é boa tanto para as doenças psicológicas como para as deficiências físicas.

Força Primordial

Combine as três mentes numa única mente, mergulhe no espaço vazio das células e nos cromossomos, aumente o espaço enquanto entra no DNA e retorne para as células originais. O espaço vazio, o Wu Chi. Ao entrar nessa etapa, você converte a subconsciência em consciência e pode conversar com o seu corpo e com as suas células. Você pode mudar a programação do DNA e do RNA.

Peça o poder de ver as células e observe as células cerebrais se espalharem pelo espaço. "Células cerebrais, ouçam. Claro, límpido e cristalino; encham-se de luz violeta e retornem ao funcionamento normal."

A Luz Violeta dentro das Células

Veja a luz violeta. Tome consciência da sua coroa. O Chi do Tan Tien e o Chi negativo combinam-se na coroa. Estenda a luz violeta para o universo acima. Veja a Estrela Polar na Ursa Maior. Diga ao seu aluno para erguer os braços, de modo que ele possa canalizar o Chi para a estrela pessoal. Traga para baixo a Estrela Polar e a Ursa Maior; segure a cauda da Ursa Maior e derrame a luz violeta sobre a estrela pessoal do aluno. As células superiores serão programadas. Deixe o Chi entrar no cérebro e peça o poder de ver as células cerebrais. "Células cerebrais, ouçam a ordem." Se houver doença no cérebro, dê a ordem: "Doença, vá embora."

A Estrela Polar é a principal fonte de luz violeta.

A Ursa Maior é a principal fonte de luz vermelha e infravermelha. Os taoístas acreditam que a concha formada pela Ursa Maior reúne toda a luz violeta do universo. Com a mão direita, segure o cabo da grande concha, despejando-a sobre a coroa. Então a luz violeta flui por todo o corpo.

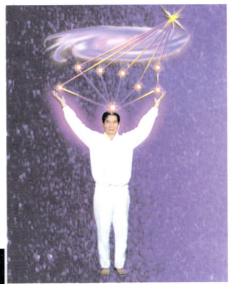

Fig. 4.50 Faça contato com a Estrela Polar para receber a luz violeta.

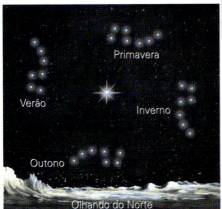

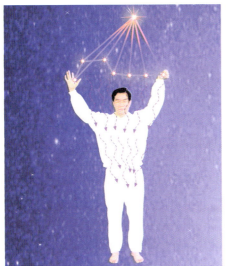
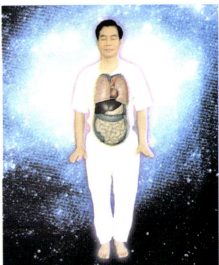

Fig. 4.51 O praticante faz contato com a luz violeta universal.

Traga a luz violeta para a estrela pessoal do aluno acima da coroa. Faça uma pausa para deixar as células superiores do cérebro reprogramarem a luz violeta na estrela pessoal. Continue a espiralar a luz violeta através das células do cérebro e das células do corpo todo.

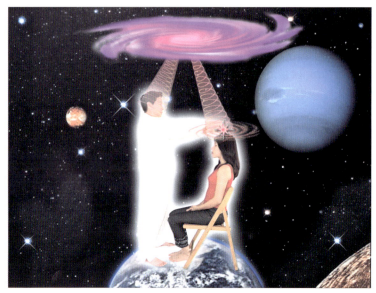

Fig. 4.52 Faça uma pausa para reprogramar a luz violeta na estrela pessoal da outra pessoa.

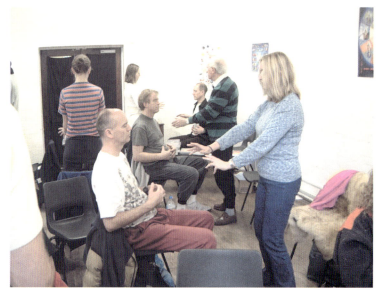

Fig. 4.53 Controle a pessoa e oriente-a para seguir você. Diga-lhe para se concentrar na parte do corpo em que você atua.

SESSÃO DE CURA GERAL

1. Peça o poder de ver dentro das células do cérebro. Peça ao aluno para levantar as mãos e cobrir o cérebro com elas. "Células cerebrais, ouçam a ordem: Doença, vá embora. Claro, límpido e cristalino; encham com a luz violeta e retornem ao funcionamento normal."

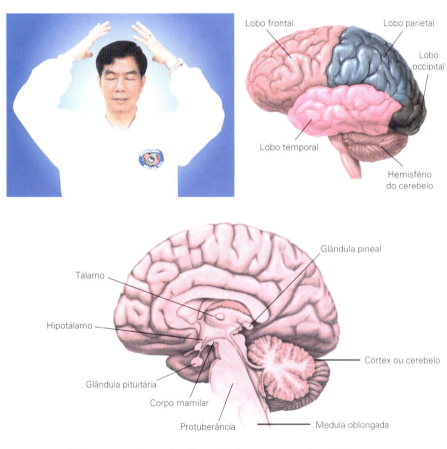

Fig. 4.54 "Claro, límpido e cristalino. Encham-se com luz violeta e retornem ao funcionamento normal."

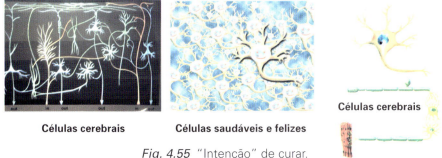

Fig. 4.55 "Intenção" de curar.

2. Peça o poder de ver as células dos órgãos dos sentidos. Peça ao aluno para mover as mãos para cobrir os seus sentidos. Dê a ordem: "Células dos olhos, orelhas, nariz, língua e boca, ouçam a ordem. Doença, vá embora. Claro, limpo e cristalino; encham-se de luz violeta e retornem ao funcionamento normal."

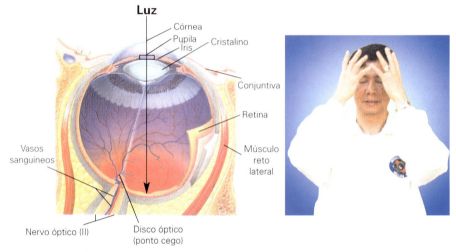

Fig. 4.56 "Olhos, ouçam: claro, limpo e cristalino; encham-se de luz violeta e retornem ao funcionamento normal."

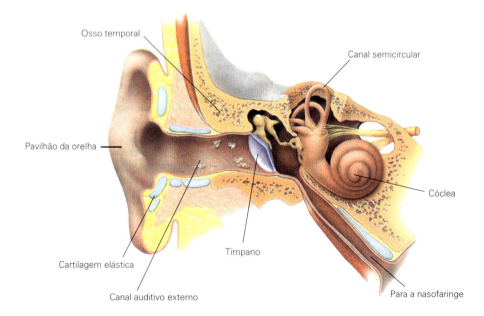

Fig. 4.57 "Orelhas, ouçam: claro, limpo e cristalino; encham-se de luz violeta e retornem ao funcionamento normal."

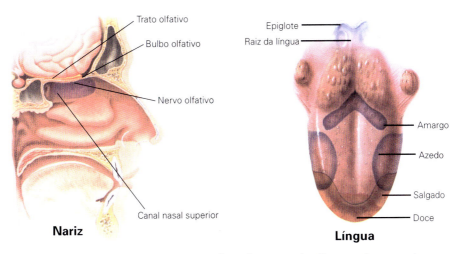

Fig. 4.58 "Nariz, língua, ouçam: claro, limpo e cristalino; encham-se de luz violeta e retornem ao funcionamento normal."

3. Desça as mãos para o centro da garganta e dê a ordem: "Glândulas tireóide, paratireóides e timo, ouçam: claro, limpo e cristalino; encham-se de luz violeta e retornem ao funcionamento normal."

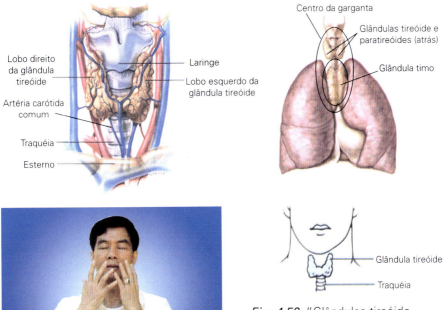

Fig. 4.59 "Glândulas tireóide, paratireóides e timo, ouçam: claro, limpo e cristalino; encham-se de luz violeta e retornem ao funcionamento normal."

4. Mova as mãos para o coração e os pulmões. Peça o poder de ver as células do coração e dos pulmões. Dê-lhes a ordem: "Células dos pulmões e do coração, ouçam a ordem." Se não houver doença, apenas limpe-as. Veja as células e limpe-as com a luz violeta. Se houver doença, peça para a doença: "Vá embora — (células) fiquem claras, limpas e cristalinas; encham-se de luz violeta e retornem ao funcionamento normal." Você deve dizer essa parte em voz alta. Dê a ordem num tom de voz firme.

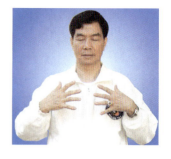

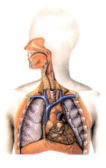
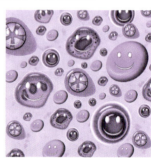

Fig. 4.60 "Células do coração e dos pulmões, ouçam: claro, limpo e cristalino; encham-se de luz violeta e retornem ao funcionamento normal."

5. Mova as mãos para cobrir os lados esquerdo e direito da caixa torácica. Peça o poder de ver as células do fígado, da vesícula biliar, do baço, do pâncreas e do estômago. Dê-lhes a ordem: "Células do fígado, da vesícula biliar, do baço, do pâncreas e do estômago, ouçam a ordem." Se não houver doença, apenas limpe-as. Caso haja doença, diga para a doença: "Vá embora — (células) fiquem claras, limpas e cristalinas; encham-se de luz violeta e retornem ao funcionamento normal." Não se esqueça de dizer essa parte em voz alta. Dê a ordem num tom de voz bem firme.

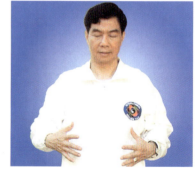

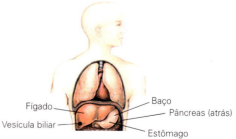

Fig. 4.61 "Células do fígado, vesícula, pâncreas e baço, ouçam: claro, limpo e cristalino; encham-se de luz violeta e retornem ao funcionamento normal."

6. Mova as mãos para os intestinos grosso e delgado na frente do abdome. Peça o poder de ver as células dos intestinos. Dê-lhes a ordem: "Intestinos grosso e delgado, ouçam a ordem." Se não houver doença, apenas limpe-as. Veja as células e limpe-as com a luz violeta. Caso haja doença, diga para a doença: "Vá embora — (células) fiquem claras, limpas e cristalinas; encham-se de luz violeta e retornem ao funcionamento normal." Não se esqueça de dizer essa parte em voz alta. Dê a ordem num tom de voz bem firme.

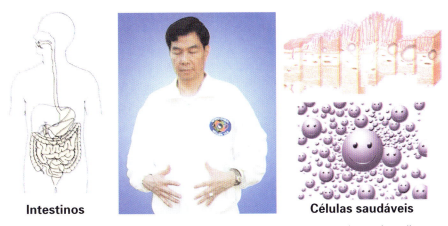

Intestinos   **Células saudáveis**

Fig. 4.62 "Células dos intestinos delgado e grosso, ouçam a ordem: claro, limpo e cristalino; encham-se de luz violeta e retornem ao funcionamento normal."

7. Mova as mãos para os rins e os órgãos sexuais e peça o poder de ver as suas células. Dê a ordem: "Células dos rins e dos órgãos sexuais, ouçam a ordem: Claro, limpo e cristalino; encham-se de luz violeta e retornem ao funcionamento normal." Reúna a luz violeta outra vez e deixe-a verter e encher todas as células. Veja a luz violeta de novo e sinta e veja que todas as células estão "claras, limpas e cristalinas". Sorria.

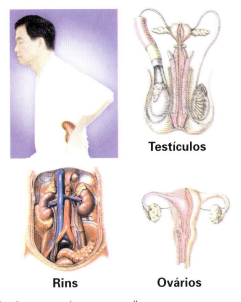

Testículos

Rins   **Ovários**

Fig. 4.63 "Rins e órgãos sexuais, ouçam..."

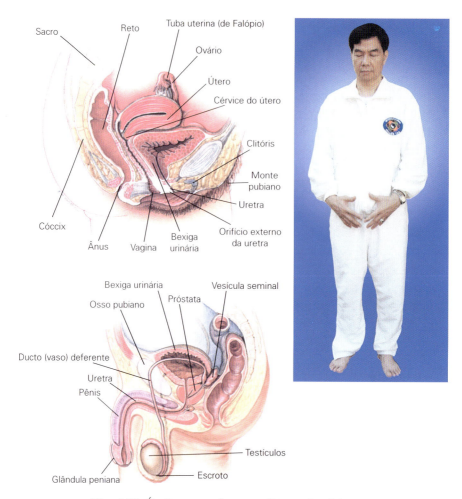

Fig. 4.64 Órgãos sexuais masculinos e femininos.

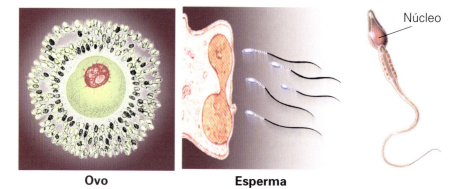

Fig. 4.65 "Claro, limpo e cristalino; encham-se de luz violeta e retornem ao funcionamento normal."

K. Ativar o Sistema Imunológico e de Defesa

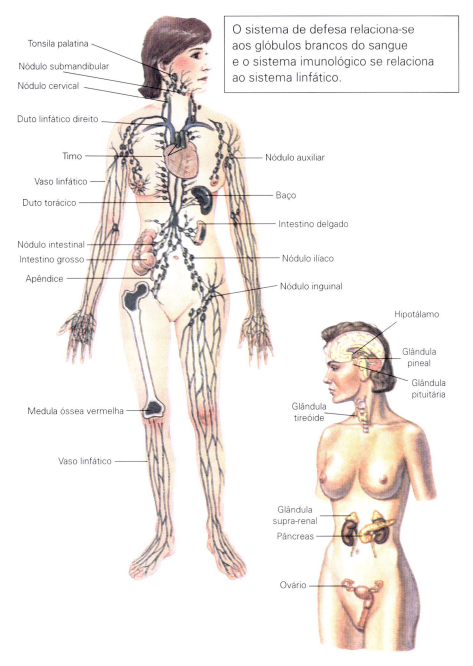

Fig. 4.66 Peça às células para ouvirem a ordem. A medula óssea produz glóbulos brancos e vermelhos. O sistema linfático é o setor de limpeza do material tóxico e poluído e das bactérias.

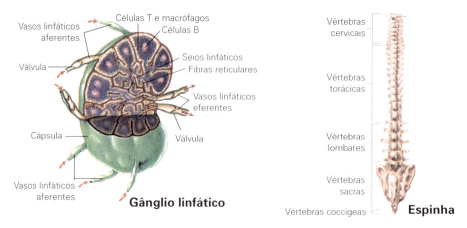

Fig. 4.67 "Células imunológicas e vértebras, ouçam: claro, limpo e cristalino; encham-se de luz violeta e retornem ao funcionamento normal."

Tecido da Medula Óssea

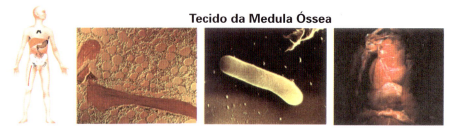

Sacro: O sacro controla tanto os ossos quanto a medula. Ele efetua a produção dos glóbulos vermelhos e brancos do sangue. A medula óssea produz as células linfáticas (glóbulos brancos do sangue). Quando o sangue está cheio de Chi, ele se torna mais leve. As emoções negativas tornam o sangue grosso e ácido. Os glóbulos sanguíneos num corpo saudável podem viver até dez vezes mais do que num corpo enfraquecido ou adoentado.

Medula óssea: É um tecido com alto teor de gorduras, contendo uma grande quantidade de nutrientes para a produção completa das diferentes células do sangue: glóbulos vermelhos para o transporte de oxigênio, plaquetas sanguíneas para a coagulação e os diversos glóbulos brancos para o sistema imunológico.

Bactérias: Representam o invasor estrangeiro, mas são apenas um dos muitos invasores. Parasitas, fungos, vírus, agentes químicos, fragmentos minerais, partículas de metal — todos esses elementos e uma grande quantidade deles põem o sistema imunológico para funcionar.

Glândula timo: é talvez o órgão mais importante do sistema imunológico. O treinamento essencial dos diferentes linfócitos T ocorre em seu interior. Quando passam através do timo, eles recebem um programa para se converterem em células linfáticas "T". Quando passam através do fígado e do intestino grosso, eles se tornam células "B" e células auxiliares.

Obtivemos a Fig. 4.68 e o texto seguinte da publicação *The Body Victorious*, de Lennart Nilsson e Jan Lindberg.

Esperamos que essa pequena citação lhe pareça tão informativa quanto foi para nós.

A ilustração abaixo é uma imagem altamente esquemática e simplificada do nosso sistema imunológico. *Em cima, à esquerda,* a "casa" cinza-claro simboliza a medula óssea, onde nascem todas as células do sangue. *Embaixo, à direita,* uma bactéria solitária (amarela) representa o invasor estrangeiro que o sistema imunológico precisa combater. O caminho azul-claro representa as antigas defesas, com diversas células alimentadoras que pegam todas as substâncias estranhas e também atuam como uma espécie de sistema de limpeza. Elas lidam com todos os materiais velhos, mortos e usados do corpo. A mais nova e especial força de defesa, que se desenvolve mais tarde, segue o caminho verde. Suas células são mais especializadas; elas obtêm treinamento especial e alcançam a maturidade em órgãos como a glândula timo e no tecido linfóide ao redor dos intestinos e no fígado. No tecido linfóide, a "casa a meio caminho" cinza (extrema direita), os linfócitos B são treinados. Esses são os precursores das grandes células de plasma — as células verde-claras na ilustração (extrema direita), que produzem a munição de caça do corpo, os anticorpos (vermelhos e com a forma de "Y").

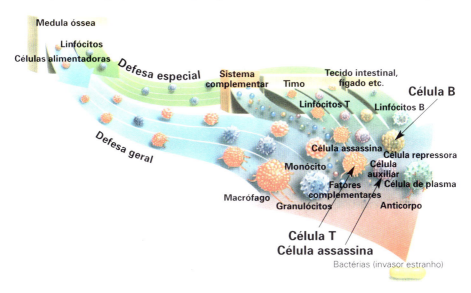

Fig. 4.68 "Medula óssea, bactérias e timo, ouçam: claro, limpo e cristalino; encham-se de luz violeta e retornem ao funcionamento normal."

Os três caminhos a partir do timo são para mostrar que existem diferentes tipos de linfócitos T — entre outros, células assassinas agressivas, células auxiliares e células repressoras. Todas elas têm tarefas especializadas a desempenhar quando o sistema imunológico lança um contra-ataque. Os três caminhos azuis das defesas mais velhas têm três tipos diferentes de células alimentadoras. Primeiro, os grandes e poderosos macrófagos (laranja) avançam sobre o inimigo; então vêm os granulócitos (azuis), menores e mais rápidos, seguidos pelos monócitos (rosados). Os núcleos nos corpos brilhantes das células são fracamente discerníveis. Além disso, existe um sistema complementar importante (meio), simbolizado aqui por uma série multicolorida de pequenas esferas afluindo na direção das bactérias estranhas. Essas moléculas desempenham um papel importante no aumento da eficiência tanto dos anticorpos quanto das células alimentadoras. Além disso, elas têm a capacidade de destruir as bactérias abrindo buracos nelas. Os fatores complementares são produzidos em células muito diferentes no corpo.

O Chi Kung tem um efeito muito forte contra os vírus. Embora a ciência médica esteja se esforçando para descobrir um medicamento que os mate, as técnicas do Chi Kung são capazes de prevenir a sua ocorrência antes de mais nada. Estejamos doentes ou saudáveis, todos precisamos que o nosso sistema de defesa esteja em boa forma.

Sistema de Defesa — Descrição da Técnica

1. Trabalhe em si mesmo em primeiro lugar para ativar o seu sacro. Projete o sacro do tamanho do universo. Veja as oito cavidades do osso e visualize-as respirando. Respire e comprima o Chi universal nos ossos. Sinta o Chi começar a subir pela espinha e chegar aos ossos do meio das sobrancelhas e das têmporas. Quando sentir que existe Chi suficiente, projete-o para o universo, multiplique-o e espiralize-o de volta. Projete-o para o aluno e peça-lhe para tocar o sacro dele. Esfregue as mãos até aquecê-las e toque o sacro. Imagine o sacro tornando-se cada vez maior, respirando nas oito cavidades. Diga à pessoa para sorrir no sacro e comece a trabalhar no seu Tan Tien e no universo.

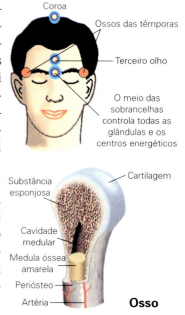

Fig. 4.69 Visualize e sinta a medula óssea enchendo-se de Chi.

SESSÃO DE CURA GERAL

Multiplique mais energia e imagine o Chi do universo descendo ao sacro da outra pessoa (e ao seu), e então carregue a espinha, a caixa torácica, os ossos das têmporas e o meio das sobrancelhas.

2. Peça ao aluno para posicionar as mãos nos ossos dos quadris. Diga-lhe para sorrir para esses ossos. Sinta-os como "ossos divertidos, sorridentes e alegres". Diga ao aluno para sentir a eletricidade no sacro e na medula óssea.

3. Toque os ossos do fêmur. Sinta a eletricidade subindo pelas pernas.

4. Toque os ossos do úmero. Sinta a eletricidade subindo para os braços.

5. Toque a parte inferior do esterno e sinta o Chi penetrar nos ossos e espalhar-se pela caixa torácica. Sinta a eletricidade correr pela caixa torácica.

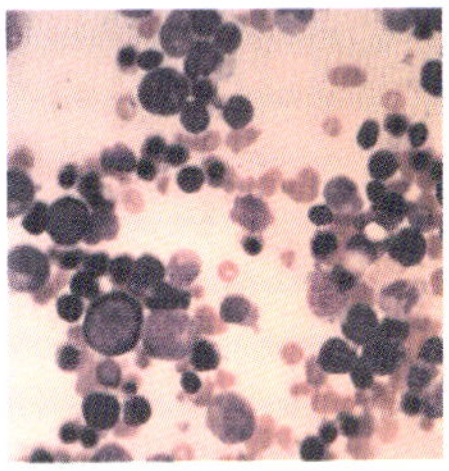

Prática

1. Toque o sacro, sinta os seus dedos tornarem-se "compridos" e penetrarem a medula. Sinta que o sacro está do tamanho do universo e que o Chi foi compactado. Encha o sacro com Chi. As oito cavidades estão respirando. Deixe os dedos tocarem o sacro e tome consciência do Tan Tien espiralando, até sentir a coroa e o meio das sobrancelhas se espiralarem e conectarem-se com o universo. Mantenha-se assim até o universo encher o sacro mais uma vez e subir pela espinha até o meio das sobrancelhas.

Células da medula óssea

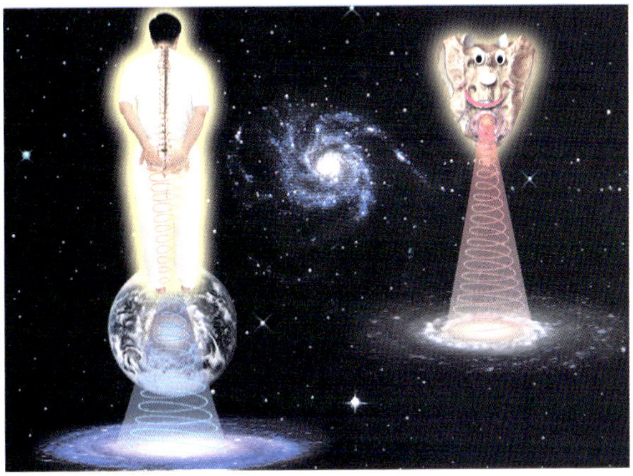

Fig. 4.70 Toque o sacro; veja as oito cavidades respirando; encha o sacro, o meio das sobrancelhas e a coroa com Chi; esvazie para o universo e "encha" de novo.

Respiração do Sacro para Obter o Chi

Respire pelo sacro; sinta a luz vermelha e amarela entrar. Dirija-a para dentro do Tan Tien. Misture o Chi no Tan Tien. Leve-o para o centro do coração. Dirija-o para a coroa e projete-o para o universo acima; deixe-o misturar-se e multiplicar-se. Multiplique-o para o universo.

Abra um canal direto para a outra pessoa e outro para a palma da sua mão.

Chi do Sacro

Projete os pés do aluno sobre a terra e entre em contato com o centro da terra.

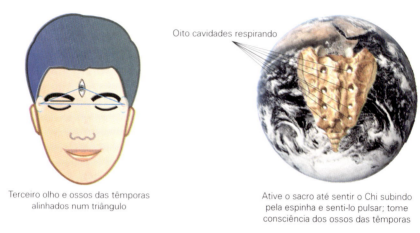

Terceiro olho e ossos das têmporas alinhados num triângulo

Oito cavidades respirando

Ative o sacro até sentir o Chi subindo pela espinha e senti-lo pulsar; tome consciência dos ossos das têmporas

Fig. 4.71 Ative o sacro: tome consciência das têmporas.

2. Peça ao aluno para levar as mãos aos ossos dos quadris. Peça-lhe para sorrir para esses ossos. Sinta-os como "ossos divertidos, sorridentes e felizes". Diga ao aluno para sentir a eletricidade no sacro e na medula óssea. Peça ao aluno para acondicionar e comprimir o Chi nos ossos para revitalizar e renovar a medula óssea. Dê a ordem: "Produzam glóbulos brancos e vermelhos do sangue saudáveis."

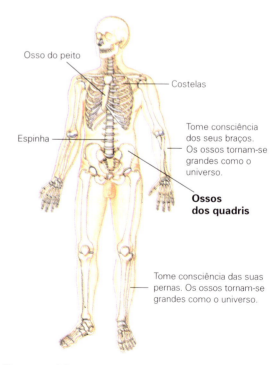

Osso do peito
Costelas
Espinha
Tome consciência dos seus braços. Os ossos tornam-se grandes como o universo.
Ossos dos quadris
Tome consciência das suas pernas. Os ossos tornam-se grandes como o universo.

Fig. 4.72 "Os ossos dos quadris produzem glóbulos brancos e vermelhos saudáveis."

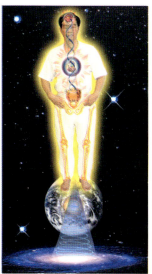 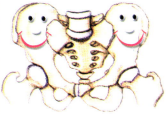

Glóbulo branco do sangue (Neutrófilo)

Toque os ossos dos quadris com os dedos e comece a espiralar no Tan Tien até sentir a coroa e o meio das sobrancelhas espiralarem também. Expanda a sua consciência para o universo e o universo irá carregar os ossos dos quadris.

Fig. 4.73 Toque e sinta os ossos. Deixe os dedos nos ossos — baixe a sua mente para o Tan Tien e o universo.

3. Toque a parte média dos ossos do fêmur para ajudar a aumentar a produção de glóbulos vermelhos saudáveis. Sinta a eletricidade subir pelas pernas. Dê a mesma ordem para os ossos do fêmur: "Ossos divertidos, sorridentes e felizes, produzam glóbulos brancos e vermelhos do sangue saudáveis." Depois disso, desloque a mente para o Tan Tien e o universo de modo que o Chi possa carregar os ossos. Sinta a eletricidade correr por todo o esqueleto.

4. Toque os ossos do úmero. Sinta a eletricidade subir pelos braços. Dê a mesma ordem: "Ossos divertidos, sorridentes e felizes, produzam glóbulos brancos e vermelhos do sangue saudáveis." Depois disso, concentre a mente no Tan Tien e no universo de modo que o Chi possa carregar os ossos. Dê a mesma ordem para a parte inferior do esterno. O Chi penetra o osso e se espalha pela caixa torácica: "Tan Tien e o universo." Concentre a mente no Tan Tien e no universo de modo que o Chi possa carregar os ossos.

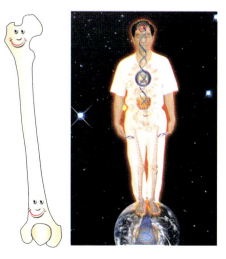

Fig. 4.74 "Ossos divertidos, sorridentes e felizes do fêmur, produzam glóbulos brancos e vermelhos saudáveis."

5. Toque a parte inferior do esterno e sinta-o e também a caixa torácica como ossos divertidos, sorridentes e felizes. Sinta o Chi e a eletricidade penetrarem os ossos e se espalharem pela caixa torácica. Toque a parte inferior do esterno. Dê a mesma ordem de novo: "Produzam glóbulos brancos e vermelhos saudáveis." Depois disso, concentre a mente no Tan Tien e no universo de modo que o Chi possa carregar os ossos.

Você acabou de ativar o sistema de defesa.

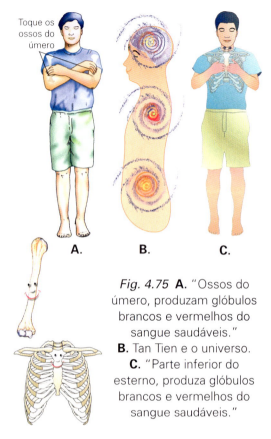

Fig. 4.75 **A.** "Ossos do úmero, produzam glóbulos brancos e vermelhos do sangue saudáveis."
B. Tan Tien e o universo.
C. "Parte inferior do esterno, produza glóbulos brancos e vermelhos do sangue saudáveis."

Sistema Imunológico

1. O sistema imunológico começa na parte superior do esterno. Toque a parte superior do esterno. Projete os seus dedos "muito compridos" dentro do osso e sinta-os penetrar direto no timo. Ative a glândula do timo. Gradualmente, sinta os dedos subirem para a tireóide e as paratireóides. Ative a tireóide, as paratireóides e o centro da garganta. Dê a ordem: "Claro, limpo e cristalino; encham-se de luz violeta e retornem ao funcionamento normal."

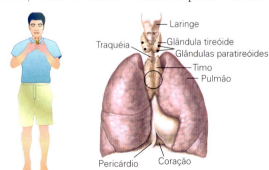

Fig. 4.76 Toque a parte superior do esterno e ative as glândulas timo, tireóide e paratireóides.

2. Mova os dedos para tocar ambos os lados dos ossos da mandíbula para ajudar a ativar as tonsilas, a primeira linha de defesa do corpo. O osso da mandíbula afeta os nodos linfáticos embaixo, que incluem as tonsilas. Encha-os de Chi. Dê a ordem: "Claro, limpo e cristalino; encham-se de luz violeta e retornem ao funcionamento normal."

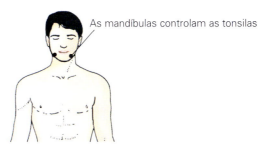

Fig. 4.77 Ative as tonsilas e os ossos da mandíbula.

3. Toque o meio das sobrancelhas e a coroa, que controlam as glândulas pituitária e pineal, respectivamente. Toque o terceiro olho, sinta-o abrir-se e sinta a luz do céu entrando em seu cérebro e em seu corpo. Toque a coroa. Sinta seus dedos penetrando profundamente e sinta o Chi entrando ao longo de todo o caminho até o períneo. Dê o comando: "Claro, limpo e cristalino, encham-se de luz violeta e retornem ao funcionamento normal."

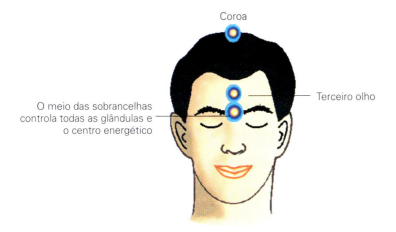

Fig. 4.78 O terceiro olho, o meio das sobrancelhas e a coroa afetam os sistemas imunológico e de defesa.

4. Esfregue as duas mãos até ficarem aquecidas, cruze-as no pescoço e sinta se o sistema linfático foi ativado. Cruze os braços e ponha as

mãos sob as axilas. Imagine o sistema linfático das axilas enquanto você ativa os nodos linfáticos. Dê a ordem: "Claro, limpo e cristalino; encham-se de luz violeta e retornem ao funcionamento normal." O sistema linfático da parte superior do corpo está claro, limpo e cristalino e o fluido linfático está fluindo! Sorria.

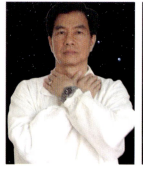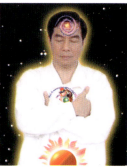

Fig. 4.79 O sistema linfático do pescoço e das axilas está claro, limpo e cristalino.

5. Mova as mãos para cobrir a região da virilha. Dê a ordem para os nodos linfáticos ali. Em seguida, cubra os nodos linfáticos da região do umbigo e dê a ordem: "Claro, limpo e cristalino; encham-se de luz violeta e retornem ao funcionamento normal." Os nodos linfáticos da região da virilha e do umbigo tornam-se claros, limpos e cristalinos.

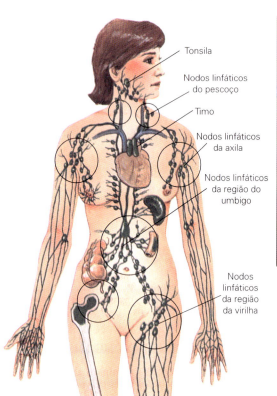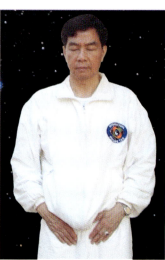

Fig. 4.80 Ative os nodos linfáticos da virilha.

6. Coloque as palmas das mãos sobre o umbigo e ative os nodos linfáticos. Dê a ordem: "Claro, limpo e cristalino; encham-se de luz violeta e retornem ao funcionamento normal." Veja-os tornarem-se claros, limpos e cristalinos. Agora você ativou o sistema imunológico.

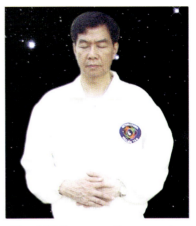

Fig. 4.81 Toque e ative os nodos linfáticos do umbigo.

Resumo — Sessão de Cura Geral

Esta Sessão de Cura Geral pode ser indicada a todas as pessoas, indiscriminadamente.

A. Três Mentes em Uma Mente
B. Ativar as Seis Direções
C. Acender os Três Fogos
D. Ligar as Estrelas Pessoais, os Corpos Energéticos e o Universo
E. Círculo Protetor e Campo de Chi
F. Técnica da Água (Sagrada) de Chi
G. Esvaziar e Encher
H. Limpar com Luz Verde
I. Limpar com Luz Azul
J. Carregar com Luz Violeta
K. Ativar o Sistema Imunológico e de Defesa

A. Três Mentes em Uma Mente
Sorria para o universo interior, ative a energia da compaixão do coração; sinta o amor e a alegria interiores. Sorria e esvazie a mente e o coração para dentro do Tan Tien. Encha o Tan Tien de Chi e espiralize a energia. Quando o Tan Tien estiver cheio, a energia irá subir e encher o cérebro. A manifestação irá ocorrer no meio das sobrancelhas.

B. Ativar as Seis Direções
Expanda a percepção para se conectar com as seis direções na coroa, no meio das sobrancelhas, no coração e no Tan Tien.

C. Acender os Três Fogos

Acenda os fogos do Tan Tien, dos rins e do coração.

Acenda o Triângulo de Fogo Sagrado, circulando a energia entre o Tan Tien, os rins e o coração. Sinta a força da energia se multiplicar.

Ative as estrelas pessoais; a estrela cósmica acima da cabeça e a estrela terrestre abaixo das solas dos pés.

Mantenha o Tan Tien aquecido e espiralize no sacro e no meio das sobrancelhas. Olhe para cima e veja a coroa espiralando, conectando-se com a estrela cósmica a cerca de quinze centímetros acima do ponto da coroa. Sinta as estrelas cósmica e terrestre atraírem o corpo simultaneamente para o céu e para a terra. Veja a concha da Ursa Maior encher-se de luz violeta, reunindo o Chi da Estrela Polar e do universo. Quando a concha estiver cheia, derrame a luz sobre a estrela cósmica acima da sua cabeça. Sinta a luz violeta espalhar-se por todo o seu sistema, enchendo os Tan Tiens superior, médio e inferior.

D. Ligar as Estrelas Pessoais, os Corpos Energéticos e o Universo

Sinta o canal central passando por sua estrela cósmica, através dos seus três Tan Tiens e conectando-se com a energia terrestre abaixo. Use a sua força Yi para se conectar à estrela pessoal ou cósmica acima da cabeça. Conecte a estrela pessoal com as estrelas de cada uma das pessoas participantes da meditação. Crie um corpo de Chi e torne-se o principal ponto de conexão. Crie uma espiral de padrão à esquerda para se conectar com todas as estrelas de um grupo grande. Todos os envolvidos na meditação tornam-se então um satélite, criando um corpo energético grupal.

E. Círculo Protetor e Campo de Chi

Levante as mãos e toque o fogo universal. Use a sua força Yi para atrair a energia e manifestar um fogo sagrado ou de Chi ao redor do espaço, criando um círculo protetor. Crie um domo de Chi e estabeleça os animais e/ou anjos guardiões. Ative as oito forças elementais da natureza e do universo.

F. Técnica da Água (Sagrada) de Chi

Invoque o poder da técnica da Água Sagrada para limpar o corpo de todas as doenças, energias negativas e má sorte. Energize e renove o eu ao nível celular com saúde, riqueza e longevidade.

G. Esvaziar e Encher

Esvazie toda energia negativa remanescente, toda doença, fardos e preocupações, até as profundezas da mãe molecular, a terra. Enterre a energia lá de modo que a terra possa reciclá-la. Traga a energia reciclada do centro da terra para o corpo. Encha e compacte o Chi nos "ossos ocos". Veja todas as células no horizonte do seu olho da mente; espalhe-as pelo panorama e veja as células grandes como estrelas numa noite estrelada. Encha-as de Chi, misturando-as com toda energia doente ou cinza. Depois esvazie-as de novo enquanto dirige todo o Chi de volta para a terra para ser reciclado. Se quiser, pode encher de Chi terrestre uma vez mais antes de começar a "limpar com verde".

H. Limpar com Luz Verde

O verde limpa e desintoxica todas as células do corpo. O Chi verde é brando e seguro. O Chi verde é usado para limpeza e como descongestionante em locais adoentados. Tome consciência da cor verde do fígado, da garganta e da floresta esmeralda. Respire na garganta, sinta-se respirando na luz verde. Dirija a luz para baixo, para o Tan Tien, misture-a e eleve-a para o coração e a coroa.

Projete a luz verde no universo, espiralize-a e deixe-a multiplicar-se. Canalize uma linha direta para o aluno, uma para a sua coroa e outra para a palma da sua mão. Traga a energia de volta e misture-a com toda a doença encontrada no fígado, na vesícula biliar, ou em qualquer outro lugar do corpo. Espiralize a energia no sentido anti-horário e dirija-a para baixo, para a terra. Continue limpando com o verde até ver que todas as células foram carregadas com a luz esmeralda da floresta.

I. Limpar com Luz Azul

Tome consciência da cor de safira azul dos rins e respire a luz azul na sua garganta. Dirija-a para baixo, para o Tan Tien, misture-a e dirija-a de volta para o "coração de compaixão" e então para a coroa.

Projete-a para o universo, espiralize-a e deixe-a multiplicar-se. Canalize uma linha direta para o aluno, uma para a sua coroa e outra para a palma da sua mão. Então sinta o universo despejando a luz azul de volta; no sentido horário, espiralize para baixo. Observe as células e veja a luz azul, como a água, entrar nas células e enxaguá-las, limpá-las e eliminar todas as doenças. Espiralize a energia no sentido anti-horário e depois para a terra. Continue enxaguando com luz azul até ver que todas as células foram carregadas com a luz de safira azul.

J. Carregar com Luz Violeta

O violeta luminoso é inteligente e pode ser programado.

Combine as três mentes numa única mente, mergulhe fundo no espaço vazio da célula e aprofunde-se nos cromossomos, aumente o espaço enquanto entra no DNA e retorna às células originais. Peça o poder de ver as células e observe as células cerebrais espalhadas no espaço. "Células cerebrais, ouçam. Claro, limpo e cristalino; encham-se de luz violeta e voltem a funcionar perfeitamente." Veja a luz violeta. Tome consciência da sua coroa. O Chi do Tan Tien e o Chi negativo se combinam na coroa. Estenda a luz violeta para o universo acima. Veja a Estrela Polar e a Ursa Maior. Diga ao aluno para manter os braços elevados, de modo que possa canalizar o Chi para a estrela pessoal dele. Traga a Estrela Polar e a Ursa Maior para baixo; segure o cabo da concha da Ursa Maior e despeje a luz violeta sobre a estrela pessoal do aluno. As células superiores serão programadas. Deixe o Chi entrar no cérebro e peça o poder de ver as células cerebrais. "Células cerebrais, ouçam a ordem." Se houver doença no cérebro, dê a ordem: "Doença, vá embora." Continue a espiralar a luz violeta para baixo, através das células de todo o corpo.

1. Peça o poder de ver dentro das células do **cérebro.** Peça ao aluno para cobrir o cérebro com as mãos. "Células cerebrais, ouçam a ordem. Doença, vá embora. Claro, limpo e cristalino; encham-se de luz violeta e retornem ao funcionamento normal."

2. Peça o poder de ver as células dos órgãos dos sentidos. Peça ao aluno para cobrir os seus sentidos com as mãos. Dê a ordem: **"Células dos olhos, orelhas, nariz, língua e boca,** ouçam a ordem: doença, vá embora. Claro, limpo e cristalino; encham-se de luz violeta e retornem ao funcionamento normal."

3. Abaixe as mãos para o centro da **garganta** e dê a ordem: **"Glândulas tireóide, paratireóides e timo,** ouçam a ordem: claro, limpo e cristalino; encham-se de luz violeta e retornem ao funcionamento normal."

4. Mova as mãos para **o coração e os pulmões.** Peça o poder de ver as células do coração e dos pulmões. Dê a ordem: "Células dos pulmões e do coração, ouçam a ordem: claro, limpo e cristalino; encham-se de luz violeta e retornem ao funcionamento normal."

5. Cubra os lados esquerdo e direito da caixa torácica com as mãos. Peça o poder de ver as células do **fígado, da vesícula biliar, do baço, do pâncreas e do estômago.** Dê-lhes a ordem: "Células do fígado, da vesícula biliar, do baço, do pâncreas e do estômago, ouçam a ordem: claro, limpo e cristalino; encham-se de luz violeta e retornem ao funcionamento normal."

6. Mova as mãos para **os intestinos delgado e grosso,** à frente do abdome. Peça o poder de ver as células dos intestinos. Dê-lhes a ordem: "Células do intestino grosso e delgado, ouçam a ordem: claro, limpo e cristalino; encham-se de luz violeta e retornem ao funcionamento normal."

SESSÃO DE CURA GERAL

7. Mova as mãos para **os rins e órgãos sexuais** e peça o poder de ver as suas células. Dê a ordem: "Células dos rins e dos órgãos sexuais, ouçam a ordem: claro, limpo e cristalino; encham-se de luz violeta e retornem ao funcionamento normal." Reúna a luz violeta novamente e deixe-a despejar-se e encher todas as células. Veja a luz violeta novamente e sinta e veja que todas as células estão "claras, limpas e cristalinas". Sorria.

K. Ativar o Sistema Imunológico e de Defesa

Sistema de Defesa

1. Trabalhe em si mesmo em primeiro lugar, para ativar o seu **sacro.** Projete o sacro do tamanho do universo. Respire e comprima o Chi universal no sacro até que este suba para encher o seu cérebro. Projete a energia no universo, multiplique-a e espiralize-a de volta para baixo. Projete-a no aluno e diga-lhe para tocar o sacro.

2. Diga ao aluno para mover as mãos para os ossos dos **quadris.** Diga-lhe para sorrir para esses ossos. Sinta os ossos "divertidos, sorridentes e felizes". Diga ao aluno para sentir a eletricidade no sacro e na medula cerebral.

3. Toque os ossos do **fêmur**. Sinta a eletricidade correr pelas pernas.

4. Toque os ossos do **úmero.** Sinta a eletricidade correr pelos braços.

5. Toque a parte inferior do **esterno** e sinta o Chi penetrar nos ossos e se espalhar pela **caixa torácica.** Sinta a eletricidade correr pela caixa torácica.

Sistema Imunológico

1. O sistema imunológico **começa** na parte superior do **esterno.** Toque a parte superior do esterno. Projete os seus dedos "muito compridos" no osso e sinta-os penetrar direto no **timo.** Ative a glândula timo. Gradualmente, sinta os dedos subindo para a tireóide e as paratireóides. Ative a **tireóide,** as **paratireóides** e o **centro da garganta**. Dê a ordem: "Claro, limpo e cristalino; encham-se com a luz violeta e retornem ao funcionamento normal."

2. Mova os dedos para tocar ambos os lados dos **ossos da mandíbula,** para ajudar a ativar as **tonsilas, a primeira linha de defesa do corpo.** O osso da mandíbula afeta os **nodos linfáticos** embaixo, que incluem as tonsilas. Encha-os com Chi. Dê a ordem: "Claro, limpo e cristalino; encham-se com a luz violeta e retornem ao funcionamento normal."

3. Toque o **meio das sobrancelhas** e a **coroa,** que controla as **glândulas pituitária** e **pineal,** respectivamente. Toque o terceiro olho, sentindo-o abrir-se e sinta a luz celeste entrar no seu cérebro e no seu corpo. Toque a coroa. Sinta os seus dedos alcançando profundamente o interior e sinta o Chi penetrar completamente até o períneo. Encha as glândulas com Chi. Dê a ordem: "Claro, limpo e cristalino; encham-se com a luz violeta e retornem ao funcionamento normal."

4. Esfregue as mãos até que estejam aquecidas. Cruze os braços e mantenha as mãos embaixo das **axilas.** Imagine o **sistema linfático** das axilas enquanto ativa os nodos linfáticos. Dê a ordem: "Claro, limpo e cristalino; encham-se com a luz violeta e retornem ao funcionamento normal." O sistema linfático da parte superior do corpo está claro, limpo e cristalino, e o fluido linfático circula! Sorria.

5. Mova as mãos para cobrir a região da **virilha.** Dê a ordem aos **nodos linfáticos** ali. Dê a ordem: "Claro, limpo e cristalino; encham-se com a luz violeta e retornem ao funcionamento normal."

6. Coloque as palmas das mãos sobre o seu **umbigo** e ative os **nodos linfáticos.** Dê a ordem aos nodos linfáticos ali. Ordene: "Claro, limpo e cristalino; encham-se com a luz violeta e retornem ao funcionamento normal." **Agora você ativou o sistema imunológico.**

CAPÍTULO V

Cura Cósmica I — Básica

A Fonte do Chi e das Cores

Existem diferentes fontes do Chi no universo: cósmica (ar), terrestre, da natureza e humana. Diversas partes do corpo humano têm diferentes energias e estão relacionadas com o universo e com a natureza. Cada parte do nosso corpo, especialmente os órgãos e as glândulas, pode produzir, receber, transformar e emitir diferentes tipos de Chi e de cores.

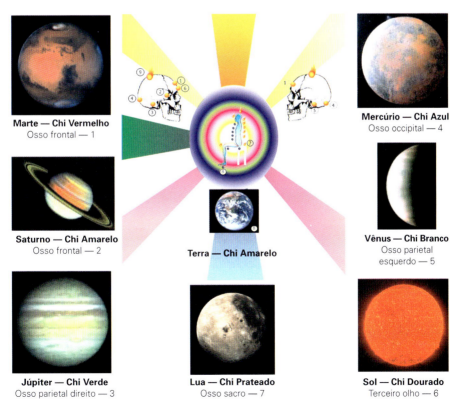

Fig. 5.1 Cores cósmicas.

O Chi Terrestre

O Chi terrestre penetra a terra e se estende por diversos centímetros acima dela. Ele é denso ou mais compactado que o Chi cósmico (a atmosfera acima de nós e a força universal são muito mais etéreas). Podemos ver com facilidade esse Chi terrestre, bastando para isso olhar para o horizonte alguns minutos antes do pôr-do-sol e observar a "linha" que aparece logo acima. É possível ver a densidade e o movimento do Chi terrestre interagindo com o Chi cósmico. Com alguma prática, aos poucos você vai ver o Chi terrestre a poucos centímetros acima do chão.

O Chi terrestre contém Chi amarelo e um pouco de Chi branco. Quando o chão e o meio cósmico (ar) se combinam, eles se tornam Chi branco. Esse Chi tem uma energia de cura muito potente, não tão superaquecida, mas equilibrada e branda.

Nos trabalhos de cura, nós sempre usamos o Chi branco para complementar e clarear cores quentes fortes demais ou com uma atuação exagerada, de modo que o corpo pode absorver a cor do Chi com facilidade. Normalmente, nós usamos 70% de branco e 30% da "outra" cor.

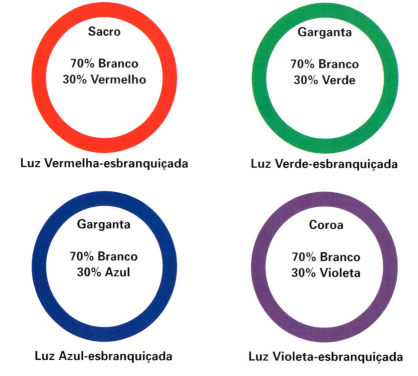

Fig. 5.2 Use o Chi branco para misturar todas as outras cores.

O Chi Humano e o Chi da Natureza

Entre esses incluem-se as coisas que podemos ver na terra: montanhas, lagos, mares, florestas, cursos de água, cavernas, vales, rochas e pedras preciosas. O taoísmo classifica cinco forças elementais: terra, metal, água, madeira e fogo.

Assim, existem cinco elementos no nosso corpo e cinco elementos na natureza; existem cinco elementos no meio cósmico e cinco elementos no universo.

De acordo com os taoístas, quando conseguimos entrar em conexão com os elementos do nosso corpo e controlá-los, fazemos rapidamente as conexões com a natureza e as forças universais e as empregamos com muita facilidade.

O Chi Solar

Antes do nascer do sol ou do pôr-do-sol, existe mais Chi branco no ar, que podemos usar em abundância para a saúde e a cura. O Chi branco afeta os pulmões e o intestino grosso, portanto dirigimos esse Chi para esses órgãos. Isso vai gerar mais Chi para manter as nossas atividades diárias. O branco contém todas as cores do arco-íris ou espectro.

Técnica Simples

Observe o horizonte ao nascer do sol ou ao pôr-do-sol. Em pé, estenda as palmas das mãos para o sol, sorria e absorva a energia do nascente ou do poente.

Informações Gerais

Espiralize a mão no sentido horário para absorver a energia, isto é, energizar a região sob tratamento.

Espiralize a mão no sentido anti-horário para limpar, enxaguar e remover a energia da região sob tratamento. Depois de espiralar no sentido anti-horário, passe a mão pelo corpo, canalizando a energia doente para a terra.

Como regra geral e especialmente quando você está se iniciando na prática das técnicas, **faça combinações simples de cores. Sempre use o azul (para refrescar, acalmar e estabilizar), o verde para limpar, o branco para harmonizar e o violeta (que carrega as propriedades de todas as outras corres) para programar.**

Embora seja importante aprender todas as aplicações, é mais importante começar a praticar mantendo um estado mental sereno o tempo todo. Você vai perceber imediatamente que a Cura Cósmica oferece ao praticante tantos benefícios quanto ao aluno. Quanto mais você pratica, mais estará apto a curar.

As Cores de Cura

O Chi Branco

O Chi do ar, o Chi solar, o Chi terrestre consistem de luz branca. O Chi branco é o Chi harmonizador. Ele modera e redistribui o excesso de Chi gerado pelas outras cores, desde a região em tratamento no corpo para outras partes do corpo, por meio da necessidade preferencial. É bom ter uma mistura de 70% de branco com 30% de Chi de outra cor, com a finalidade de cura.

Projete o branco luminoso para o centro e a cor para a periferia, ou a cor para o centro e o Chi branco para a periferia, ou o Chi de cor clara bem misturado com o Chi branco.

Quando estiver em dúvida, simplesmente use o Chi branco, por exemplo: para crianças pequenas ou bebês. Use o branco para pessoas idosas ou enfraquecidas, e use azul, verde e violeta-claro para moléstias secundárias.

No caso de doenças graves, use o Chi violeta ou dourado levemente esbranquiçado.

Para obter um efeito estimulante ou fortificante, use branco e vermelho.

Quando quiser mudar para uma cor diferente, é bom tremular ou agitar a mão algumas vezes antes de energizar com um novo Chi.

Existe uma luz violeta muito forte na Estrela Polar. Você pode diluir a cor com o branco. O Chi branco é composto de vermelho, laranja, amarelo, violeta e azul.

O Chi Azul

O azul, assim como a energia yin da água, tem um efeito refrescante e inibidor (o oposto do vermelho, que tem um efeito fortificante e estimulante). Quando atraímos a energia, o corpo de algumas pessoas não consegue se ajustar à energia imediatamente, portanto é sempre bom usar o Chi azul. "Azul-água" é um elemento que sempre traz harmonia e não causa nenhum dano.

O azul tem um efeito refrescante, calmante e levemente anestésico, portanto pode reduzir a dor e a inflamação; e ajuda a inibir o crescimento dos germes.

O azul pode ajudar o sangue a coagular mais rápido em caso de hemorragia e abaixa a febre.

Essa cor ajuda a induzir ao repouso e ao sono.

O azul (e o verde) pode desintoxicar e também energizar.

O Chi Verde

O Chi verde é brando e seguro (comparado ao Chi laranja). O Chi verde é usado para limpar e descongestionar uma parte adoentada porque "relaxa" a região. Depois que ele relaxar, você pode então usar o azul ou o Chi da cor do órgão para expelir a doença completamente. Portanto, o verde pode eliminar a doença e a energia ruim, atraindo-a e depois expulsando, seja dos braços para a parte superior do corpo, seja das pernas para a parte inferior do corpo.

Se houver a necessidade de energizar com o Chi da cor do órgão, primeiro energize com o Chi verde-claro. É importante usar o Chi verde antes de usar o laranja, o vermelho ou o violeta.

Use a garganta para ativar e atrair o Chi verde para a coroa, subindo para o universo, para ser multiplicado e trazido de volta para ser usado. Sempre acrescente o Chi azul quando houver dor. O movimento de empurrar e puxar para a região afetada é muito potente. Você também pode usar o "dedo em espada" numa região pequena ou contra uma infecção.

O verde também pode ser usado para energizar juntamente com o violeta; use primeiro o verde e depois o violeta.

O Chi verde-claro é usado primeiro, para decompor a energia adoentada.

Em seguida, é usado o Chi laranja-claro, para expelir a energia adoentada relaxada.

Quando 20% do Chi verde-claro, 10% do laranja-claro e 70% de branco forem projetados simultaneamente, o efeito desse Chi é multiplicado diversas vezes e pode ser usado em depósitos difíceis e profundos.

O Chi verde-escuro e o laranja-escuro podem ser usados contra os cânceres, usando primeiro o azul para:

Varrer localmente a região afetada.

Desintoxicar, limpar e decompor.

Relaxar a região persistentemente adoentada e decompor células mortas.

Decompor os coágulos de sangue. Em resfriados, ou para abaixar a febre.

Usado em varredura localizada para descongestionar e relaxar a energia persistentemente adoentada.

O Chi Vermelho

O Chi vermelho-claro tem um efeito fortalecedor. O vermelho-escuro enfraquece a região tratada. Quando usar as cores para a cura, projete o branco luminoso ao centro com o vermelho-claro na periferia, para fortalecer os órgãos. Combine sempre o vermelho com o azul e o verde; nunca use-o sozinho.

Vermelho-claro-esbranquiçado:

Fortalece órgãos e partes do corpo enfraquecidos; é quente e expansivo, dilatador.

Vitaliza o sangue, tecidos e os ossos.

Melhora a circulação.

Dilata os vasos sanguíneos e as vias respiratórias e é indicado no tratamento de pessoas cardíacas e asmáticas.

É bom para o tratamento de alergias.

Expele ou elimina resíduos, toxinas, germes e energia adoentada.

Alivia o cansaço e a fraqueza.

Revive pessoas inconscientes e prolonga a vida de pacientes agonizantes (por projetar o Chi diretamente no coração).

Evite usar cores escuras, que podem causar uma reação adversa. O Chi vermelho-escuro não deve ser usado porque pode causar inflamação e constrição. Não deve ser usado em doenças venéreas, pois estimula o rápido crescimento dos germes venéreos.

O Chi Laranja

Para expelir ou eliminar; limpa os detritos, toxinas, germes e energia adoentada.

Ajuda a descongestionar e relaxa a energia adoentada.

Ajuda a remover coágulos de sangue.

Constipação.

Problemas menstruais.

Alergias, artrites, cistos, resfriados, tosses, problemas nos rins, na bexiga e nos pulmões.

Ao usar o Chi laranja, use sempre o Chi azul primeiro; para tonificar e acalmar a região doente do corpo, antes de aplicar a vitalidade do laranja.

Use o laranja-claro misturado com branco; é uma cor potente, portanto deve ser evitada no tratamento de órgãos delicados: olhos, cérebro, coração, áreas sensíveis próximas da cabeça, baço e o centro do baço, retina, hemorragia cerebral, centro da garganta.

O Chi laranja tem um efeito estimulante sobre o intestino grosso e afeta os movimentos peristálticos intestinais. O plexo solar e o umbigo estão conectados aos intestinos delgado e grosso, portanto use o laranja com cuidado nesses órgãos. Evite usar o Chi laranja com alunos que sofram de apendicite, pois ele pode acelerar a ruptura do apêndice inflamado.

O laranja também pode ser usado para ativar ou despertar uma pessoa inconsciente ou moribunda. O laranja-escuro e o verde-escuro têm efeitos destrutivos, portanto podem ser usados com muita cautela para tratar certos tipos de câncer. Evite sempre a cabeça e o coração quando usar o laranja.

O Chi Amarelo

O Chi amarelo tem uma ligação íntima com os nervos, com os ossos e a medula óssea. É a cor do baço; no taoísmo, acreditamos que o baço está ligado à assimilação e ao processamento dos alimentos e ao apetite. Isso não significa comer muito, mas quando o baço está equilibrado, o apetite é controlado.

O Chi amarelo:

Estimula os nervos.

Ajuda a reconstituir a saúde dos tecidos, órgãos e ossos.

É bom para ossos fraturados e problemas de pele.

Repara as células.

Tem o poder de multiplicar, estimulando os nervos e a medula óssea.

O Chi Violeta

O Chi violeta tem as propriedades de todas as outras cores. É usado em tipos graves de doenças.

O violeta-claro, o violeta-claro-azulado ou o violeta-claro-esverdeado têm efeitos de regeneração rápida sobre órgãos e nervos danificados.

O violeta-claro-azulado ou o violeta-claro-esverdeado são também usados para a cura rápida de ferimentos vivos.

O Chi violeta é usado no tratamento de infecções graves, como a sífilis. Não use o Chi violeta-escuro contra doenças respiratórias; ele pode estimular o crescimento de um vírus pulmonar.

O Chi violeta tem um efeito altamente amplificador e multiplicador sobre as propriedades das outras cores do Chi quando é usado simultaneamente com elas.

Não projete o violeta, o vermelho, o laranja ou o amarelo juntos, pois o efeito é bem destrutivo; o violeta pode expandir o crescimento rápido de algumas células indesejadas.

O violeta-escuro elétrico pode ser usado contra tumores ou cânceres. Use sempre o azul ou o verde primeiro.

Para fortalecer uma parte enfraquecida, pode ser usado o violeta-claro-esbranquiçado. Uma técnica mais eficaz é projetar o vermelho-claro-esbranquiçado sobre a parte afetada, para fortalecê-la rapidamente.

Tanto o branco quanto o violeta têm propriedades de todas as cores do Chi. A diferença é que o Chi violeta tem um efeito de penetração maior e é mais fácil de assimilar que o branco. O violeta-claro elétrico tem sido programado pela alma — portanto, tem uma consciência de si mesmo e sabe exatamente o que precisa ser feito.

Existem dois tipos de Chi violeta, o violeta elétrico e o violeta comum.

Chi violeta comum: provém do Chi circundante: Chi do ar, da terra e o solar.

Chi violeta elétrico luminoso: provém do eu superior ou alma superior, da coroa, da Estrela Polar e da Ursa Maior. Também é conhecido como energia divina ou da alma.

Para projetar o Chi violeta elétrico, projete o centro como um branco brilhante com violeta-claro na periferia. A intenção que você coloca na alma vai determinar o efeito sobre o Chi do ar, da terra e solar. A capacidade de atrair o Chi violeta elétrico depende do grau de desenvolvimento da coroa e dos sentidos superiores.

O Chi violeta elétrico é muitas vezes mais potente que o Chi violeta comum.

Ele tem um efeito regenerador rápido sobre órgãos e nervos danificados, e também um efeito desinfetante muito forte.

Ele tem uma consciência própria e é muito eficaz para cura rápida de doenças graves.

O Chi violeta elétrico escuro tem um efeito destrutivo e pode ser usado no tratamento de tumores ou cânceres. O azul-claro deve ser usado para energizar primeiro, antes de usar o Chi violeta elétrico escuro.

Ele tem um efeito mais amplificador e multiplicador sobre as propriedades das outras cores de Chi.

O Chi violeta elétrico não deve ser projetado simultaneamente com vermelho, laranja, verde ou amarelo, porque tem um efeito muito destrutivo.

Além disso, não use a cor escura antes e depois de o Chi violeta elétrico ter sido projetado.

Como orientação geral, use o azul antes do violeta elétrico.

O Chi Dourado

Quando o Chi violeta elétrico entra em contato com o corpo etérico ou bioplasmático, ele gradualmente se converte em Chi dourado. O Chi dourado, quando absorvido pelo corpo físico, torna-se vermelho-claro.

O Chi dourado tem quase as mesmas propriedades do violeta elétrico.

O Chi dourado é mais brando e menos influente que o Chi violeta elétrico.

O Chi dourado tem um efeito menos purificador que o violeta elétrico.

Em geral, o Chi violeta elétrico é melhor para nós na energização geral, e o Chi dourado para a energização localizada.

O Baço

O baço está ligado ao plexo solar e ao umbigo, o principal centro que se conecta com todos os órgãos. Manter a energia solar ou uma bola branca no plexo solar ajuda a distribuir o Chi para todos os órgãos.

Se o plexo solar estiver congestionado, o fígado e o baço também ficam bloqueados. O baço, a Porta da Vida e o umbigo estão todos interligados; o umbigo e a Porta da Vida estão em posições opostas. Chamamos a isso uma ligação emocional. Muitas doenças são causadas por ligações emocionais; as pessoas usam a psicologia para lidar com isso, o que pode funcionar até um certo nível, mas toda a energia acabará ficando presa nessa junção principal ou plexo. **O baço é o principal ponto de atração do Chi branco e o decompõe em vermelho, laranja, amarelo, verde, azul e violeta, que são então distribuídos para os órgãos.**

Se o centro do baço estiver poluído, irá afetar o sistema imunológico e promover a geração de sangue poluído, baixa atividade da medula óssea, artrite, reumatismo e muitas outras moléstias.

A Cura Cósmica do Chi Kung funciona muito bem com o Chi Nei Tsang. A Cura Cósmica do Chi Kung, o Chi Nei Tsang e todas as outras técnicas do Tao Universal desempenham um papel especial na cura dos corpos físico e sutil. Quando você combina essas três formas em sinergia, isso lhe permite desempenhar muitas tarefas de cura. O baço (localizado na posição inferior esquerda da caixa torácica), o centro do baço ou o umbigo podem absorver o Chi branco diretamente na frente ou nas costas. O Chi será decomposto nas cores e distribuído para os outros centros e os seus órgãos correspondentes.

Há uma coisa que eu sempre aconselho: o paciente ou aluno deve estar sob supervisão médica e deve alternar o tratamento médico e o trabalho conosco, no Tao Universal. O médico deve ser avisado do que pretendemos fazer com o aluno.

Cores Planetárias na Cura Cósmica

No taoísmo, damos a cada planeta uma cor que aumenta o poder de cura. Mantenha o diagrama dos "planetas" (apresentado no começo deste capítulo) à sua frente, observe o planeta importante e feche os olhos. Mantenha o planeta na sua mente.

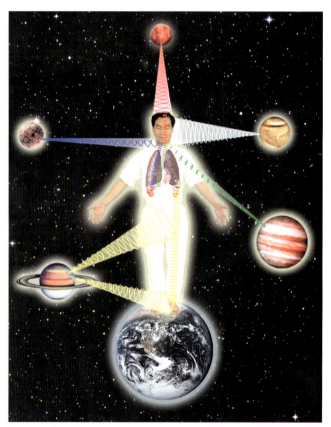

Fig. 5.3 Canalize a energia cósmica planetária para o corpo.

Marte: Concentre a sua consciência na estrela acima de você, levante os olhos e olhe para a coroa. Mantenha a imagem de Marte e estenda a sua vista além da coroa, olhando para o infinito. Veja a luz **vermelha** e traga-a para baixo, gradualmente, para a sua cabeça, cerca de dois metros acima de você. Forme com ela uma bola vermelha, uma imagem holográfica do planeta Marte brilhando com a sua luz vermelha acima de você. Convide-o a fluir essa luz para a sua "estrela" (localizada acima da sua coroa) e que essa luz continue a fluir para o seu Tan Tien superior para que seja processada. Deixe-a fluir para baixo, para o coração (ou T-2) e até as palmas das mãos. A luz vermelha e a laranja também podem ser inspiradas através do sacro. Sinta o sacro pulsando e respirando na luz vermelha e laranja. Pratique de 9 a 18 vezes, descanse e agite as mãos.

Vênus: Tome consciência da estrela acima de você, eleve os olhos e olhe para a coroa e para o infinito, vendo a expansão da luz **branca.** Gradualmente, traga a luz para a sua cabeça, cerca de dois metros acima de você. Forme com ela uma bola branca, uma imagem holográfica do planeta Vênus, resplandecendo sua luz branca acima de você. Convide-a a fluir para a estrela acima da sua coroa e continue a fluir para o seu Tan Tien superior, para ser processada. Agora ela pode fluir para os seus pulmões livremente.

Saturno: A luz **amarela** de Saturno também pode ser absorvida através da terra pelas solas dos seus pés e pelo períneo. Isso é para o seu baço. Faça como acima.

Mercúrio: A luz **azul** de Mercúrio pode ser absorvida pelo centro da garganta. Isso é para os seus rins. Faça como acima.

Júpiter: A luz **verde** de Júpiter pode também ser absorvida através do centro da garganta. Isso é para o seu fígado.

Resumo — O Trabalho com as Cores

(Profissional com Aluno)

Existem duas maneiras de fazer este tipo de sessão de cura:

Uma maneira é concentrar-se na localização específica no seu próprio corpo, usando as suas mãos e pedindo à outra pessoa para fazer o mesmo. Juntos, vocês completam todo o caminho.

Outra maneira é concentrar-se no seu próprio corpo energético e pedir ao aluno para fazer o mesmo. Traga um canal ou linha desde o seu corpo energético para dentro do seu corpo físico e faça o mesmo para o aluno. Novamente, completem os caminhos juntos.

Por motivos de clareza, este texto menciona apenas um aluno; no entanto, esta sessão também pode ser realizada com um grupo. Antes de começar a sessão, faça um exercício de meditação e de aquecimento em grupo.

1. Tome consciência do Tan Tien e conecte-se com o universo. Deixe o aluno sentar-se com as costas para você, que então fica atrás dele. Tome consciência da região do seu **sacro** e sinta o Chi; **espere até que o Chi suba para a coroa** e para o universo. Espiralize o Chi para baixo, para o corpo energético do aluno e para o seu próprio, e ele irá fluir para dentro do campo físico.

2. Atraia a luz verde para a palma da mão, empurre-a direto para o sacro e disperse a doença totalmente para o outro lado do universo. Atraia a luz verde do universo através do sacro e empurre o Chi doente para fora, para o universo. Faça isso de 6 a 9 vezes até sentir que o **sacro tenha ficado limpo.** Quando tornar a atrair, detenha o Chi verde no sacro do aluno; não há necessidade de atraí-la de volta para você.

A luz amarela da terra irá ajudar a fortalecer o osso sacro. Visualize o sacro e vitalize toda a estrutura óssea com a luz amarela atravessando-a completamente.

3. Tome consciência do corpo energético acima da **coroa;** estenda-se acima da sua coroa e **canalize para baixo a luz branca do centro do universo e a luz violeta da Estrela Polar.** Usando o seu "poder mental", peça para o interior da estrutura óssea se abrir, permitindo que a luz branca e violeta **flua para dentro da medula.** Tome consciência do corpo energético; você pode imaginar o sacro e a estrutura óssea do corpo energético para ajudar a guiar a energia para dentro e ver todo o corpo se iluminar profundamente por dentro.

4. Então concentre-se na **Porta da Vida e no umbigo.** Primeiro, varra-os inteiramente com a luz **verde,** para limpá-los. Atraia a luz verde da Porta da Vida através do umbigo e então a empurre de volta. Para esfriar a Porta da Vida (se necessário), atraia a luz **azul** e a empurre através do umbigo para o Ming Men, conectando-se com o universo. Então atraia a **luz branca ou violeta e ative o Tan Tien inferior.** Ensine sempre às pessoas sobre o seu Tan Tien. Ele é como um oceano e o corpo é como um bambu oco. O bambu pode canalizar a água. Dessa maneira, a energia nunca vai secar.

5. Concentre-se no **plexo solar e no Chi Chung (T-11).** Uma vez mais, atraia a luz **verde,** espiralize-a, use-a para estimular, então

energize com a luz branca e violeta. Como antes, deixe sempre que a energia circule entre ambos os pontos completamente. O plexo solar contém todas as emoções. Ao trabalhar com o plexo solar, **a coisa mais importante a lembrar é de conectar a parte "traseira" do universo.** Não existe literalmente fim para essa conexão. Simplesmente deixe que o Chi desça por completo e então puxe-o ligeiramente para trás. Simplesmente limpe o caminho. Deixe que as informações se condensem; deixe que todas as imagens se manifestem e depois se vão. Então estabilize a energia. Imagine o campo de Chi envolvendo a pessoa como uma grande bolha protetora. **Esfrie com azul.**

6. Passe para o **Coração e o Shen Dao (T-5/T-6).** Atraia a luz **verde,** atravesse a região com ela várias vezes. Agora examine o coração com a palma da mão, sentindo a força dele; então escolha uma coloração adequada, isto é, não muito escura. Passe a luz **vermelha** através do coração para fortalecê-lo.

   Esfrie todo o excesso de calor no coração, varrendo para baixo e para fora, usando a cor **azul.** Atraia o Chi **branco;** empurre-o para o **ponto da asa (T-5/T-6). Energize o centro das costas do coração usando Chi violeta e dourado.** Imagine o coração cercado por uma aura dourada.

7. Suba para o **centro da garganta, estimulando o C-7,** usando primeiro a luz **azul** para abri-lo e clareá-lo, e em seguida a luz **verde** para limpá-lo.

8. Em seguida, ative o **meio das sobrancelhas.** Concentre-se no meio das sobrancelhas, no seu próprio corpo. Use o Chi **amarelo-dourado;** use-o para **limpar e estabilizar** o meio das sobrancelhas. Limpe-o por completo até a parte de trás da cabeça. **Energize com a luz violeta-dourado.**

9. Passe para o **terceiro olho** no meio da testa. **Conecte-se com o Kun Lun** na parte de trás da coroa. **Varra** ambos os pontos usando a **luz violeta. Energize** com a **luz branca elétrica ou dourada.**

10. Tome consciência da **coroa.** Use luz **violeta** ou **dourada** para entrar e **limpe** todo o percurso através do **canal central,** saindo do corpo no **períneo. Esfrie o sistema dando um banho de luz azul em todo o corpo.**

    Quando a pessoa tem uma infecção grave, deve consultar um médico. É comum que as infecções durem bastante hoje em dia, mesmo com o uso de antibióticos. Há duas maneiras de lidar com isso: de maneira alopática ou natural. As técnicas taoístas estão em grande conflito com os "conceitos ocidentais contemporâneos" (isto é, não-alternativos ou naturais). Os conceitos ocidentais recomendam uma dose completa de antibióticos. Usando as teorias do Chi Kung, um bebê, por exemplo, absorveria antibióticos naturais por intermédio dos ossos. O método alopático ocidental considera os antibióticos como um remédio maravilhoso. A única "maravilha" é quando eles vão entender os muitos efeitos nocivos que os antibióticos produzem no corpo? Os bebês que foram "alimentados" com antibióticos muitas vezes sofrem de muitos problemas relacionados aos órgãos quando atingem a idade de 20 a 30 anos. A pior coisa é que os antibióticos são dados às crianças praticamente toda vez que elas ficam doentes. Se você examinar (cosmicamente) o plexo solar, o timo ou o baço dessas pessoas, a região se parece com um buraco vazio. Isso significa que seu sistema imunológico está totalmente fora de funcionamento. O mesmo se aplica à **Aids**: o sistema imunológico não funciona mais. Todos os vírus podem entrar no corpo — os remédios não conseguem matá-los. Não resta nada contra que "lutar".

Por experiência própria e de acordo com os meus experimentos, em circunstâncias como as comentadas acima, minha técnica é a seguinte: eu limpo o meu cólon; há algumas maneiras de fazer isso. Eu como fibras, verduras, especialmente as de folhas verdes. Eu tomo uma grande tigela de sopa de verduras. Também acrescento coisas como cebola, abóbora, cenoura e repolho ou couve, que dão um sabor adocicado à sopa. Não como carne em hipótese nenhuma e bebo muita água. O cólon é limpo em dois dias. Eu também escovo a pele, o que é um desintoxicante muito bom. As verduras fornecem os carboidratos naturais que são digeridos e absorvidos muito rapidamente. Uma alimentação saudável consiste de quantidades muito pequenas de laticínios e muitos alimentos naturais. Ela tem uma base "alcalina" em oposição a "ácida". Também uso o "colema", que acredito ser o melhor agente de limpeza.

CAPÍTULO VI

Sessão de Cura Individual

A sessão de Cura Individual incorpora todas as técnicas que você já usou até aqui e as combina de modo a serem usadas individualmente. Cada sessão compreende três partes:

A. Faca Onipotente (Faca de Chi)

A faca onipotente pode ser usada em qualquer problema de saúde. Podemos carregar a faca com energia yin ou yang. Na maioria das vezes, carregamos a faca onipotente com a força yin. Yin é a energia fria e é usada em todo tipo de inflamação, dor ou elevação de temperatura. Yin é usada para dissolver ou dispersar a doença. Carregue a faca onipotente com yang para fortalecer, fundir ou expelir. Só use yang quando não houver dor.

B. Energizando e Ativando o Sistema Imunológico

C. Limpando os Órgãos Internos

A. Faca Onipotente

Desde o alvorecer dos tempos e a nossa descida para o mundo material, temos projetado, fabricado e usado ferramentas e instrumentos para facilitar a realização de tarefas. Esses instrumentos são uma extensão de nós mesmos que nos permitem realçar, modelar e ampliar a nossa natureza inata de seres brincalhões e curiosos.

Temos usado utensílios que favorecem a nossa alimentação, a nossa proteção e o nosso entretenimento, além de promover os nossos avanços na tentativa de

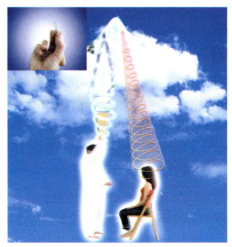

Fig. 6.1 A Faca onipotente de Chi.

entender os "comos" e "porquês" da realidade existencial. A faca tem servido como um meio de abrir caminho até o presente. Ela é uma "amiga" simples, ainda que poderosa, e oferece tanto poder quanto desejarmos emprestar-lhe.

O seu desenho pode consistir de qualquer combinação dos cinco elementos (terra) que, quando combinado com as forças universais (céu) e cósmicas (homem), oferece uma unidade de substância energética que recebe e transmite ampliação, propósito e poder, de acordo com a vontade humana que a governa. A "Faca de Chi" e os "Poderes dos Dez" adotam os preceitos da verdadeira existência mágica. Quando chegamos ao nosso destino, entendemos que na verdade giramos "a Roda da Lei". Ao chegar a esse fim, teremos completado o ciclo e retornado ao começo da jornada. Então entendemos que as coisas simples da vida, como a faca, contêm a mesma quantidade de poder que a mais avançada obra de arte tecnológica.

Estamos todos retornando ao Jardim do Éden. O telescópio e o microscópio complexos hoje nos permitem ver a verdade:

"O dentro não tem fora; o fora não tem dentro."

Ambos são uma coisa só e a mesma coisa. Quando eles se fundem, realmente entramos no Reino de Deus.

Descrição da Técnica

1. Segure a faca com a mão direita (esquerda, se você for canhoto). Mantenha a outra mão próxima do corpo, com o polegar e o indicador se tocando. Projete a Faca de Chi do tamanho do universo, "comprida e grande — alcançando o céu". Os ossos do seu braço estão ocos e o "fundo" está selado no ombro.

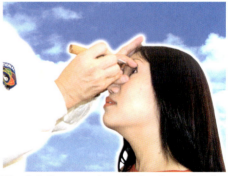

Fig. 6.2 Segure a faca de 3 a 6 cm do olho.

Sinta-os encherem-se do poder vindo de cima e acondicionarem-no.

2. Em seguida, dê a ordem: **"Poder vindo do leste. Esta Faca de Chi tem o poder de anular todas as energias negativas, toda a doença e a má sorte. Atenda ao meu pedido. Execute a ordem agora."** Espere até sentir que o seu braço e a faca estejam pesados e cheios de Chi.

Problemas Oculares

Use o polegar e o indicador para manter o olho bem aberto.

Segure a faca como se fosse uma caneta, a uns três a seis centímetros do olho. Use o dedo mínimo para nivelar e como ponto de apoio.

SESSÃO DE CURA INDIVIDUAL

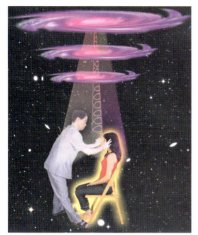

Fig. 6.3 "Faca Onipotente de Chi, cure todos os problemas."

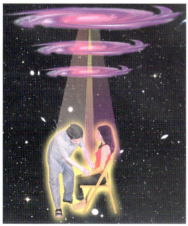

Fig. 6.4 "Faca Onipotente, destrua todos os tipos de ferimentos, verrugas e tumores."

Diga: "Faca de Chi — Faca Onipotente, cure todos os problemas deste olho." Em seguida, corte para cima e para baixo, depois para os lados, em cruz, passando "através" do olho inteiramente. Peça ao aluno para mover o olho à esquerda e mover devagar à direita enquanto você corta com a Faca de Chi. Quando ele mover o olho para a direita, mova a Faca de Chi para a esquerda. **Lembre-se de que a faca é usada para a "cirurgia energética" e em hipótese nenhuma deve tocar o olho.**

Gire o olho para a direita em uns 50 a 100 movimentos com a faca, e depois faça o mesmo para o lado esquerdo.

"Faca Onipotente, destrua todos os tipos de ferimentos, verrugas e tumores." Corte para cima, para baixo e para os lados, em cruz, atravessando a parte que tem o problema.

A faca onipotente pode ser usada para qualquer problema no corpo. Siga o mesmo procedimento para realizar a "cirurgia energética" em todas as partes da anatomia. Ela é especialmente boa para reparos em tecidos macios, incluindo o cérebro.

Quando você sentir que a Faca de Chi está cheia de Chi doente, espiralize no sentido anti-horário e descarregue essa energia no chão. Quando sentir que a faca está "vazia", carregue-a com o Chi do universo.

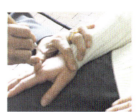
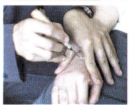

Fig. 6.5
Cirurgia energética.

B. Energização e Ativação do Sistema Imunológico

Em casos de doenças graves, você deve aplicar esta técnica muitas e muitas vezes, porque é essencial estimular os sistemas de defesa do corpo. Esta técnica também é benéfica contra debilitação e infecção. Você deve fazer essa aplicação como medida preventiva.

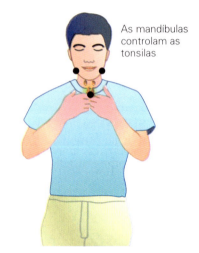

A Ativação do sistema imunológico sempre envolve a estrutura óssea, especialmente os ossos redondos dos braços e pernas e os ossos chatos da cabeça, mandíbula, caixa torácica, quadris e espinha. Todos esses estão envolvidos com a produção de glóbulos brancos do sangue. A **glândula timo** e o **baço** são de especial importância para o sistema imunológico, porque estão envolvidos na programação e no treinamento dos glóbulos brancos (chamados células T) para fazerem o trabalho certo. **O sistema linfático está envolvido na remoção de detritos tóxicos do corpo; portanto, ele também é benéfico para estimular o fluxo da linfa.** A melhor maneira de fazer isso é em combinação com o Chi Nei Tsang. *Para detalhes, consulte os livros sobre Chi Nei Tsang.*

Fig. 6.6 Toque o alto do esterno para ativar o timo.

Se você trabalha com cada pessoa individualmente, em primeiro lugar realize a sessão de limpeza geral, em que você "despeja a energia" sobre a outra pessoa. Depois disso, use as suas mãos, atraindo o Chi e pressionando-o para dentro. Lembre-se de empurrar a energia continuamente para dentro e conectar-se com o universo além. Peça ao seu aluno para se concentrar nas regiões que você está tratando, de preferência orientando-o, tocando cada ponto enquanto prossegue.

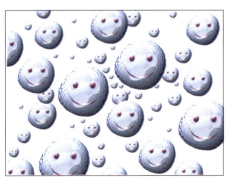

Fig. 6.7 Células felizes.

Descrição da Técnica

Oriente o aluno enquanto vocês praticam juntos. Trabalhe com o seu próprio corpo energético e peça ao aluno para trabalhar com o dele. Presumindo que você já tenha feito o conjunto inicial da cura geral, então pode começar com o **cóccix**.

1. Tome consciência do seu Tan Tien e conecte-se com o universo. Dirija o Chi para baixo, até os dedos das mãos. Toque o seu cóccix com os dedos e concentre um raio de luz branca para ele. Imagine o sacro se abrindo e a luz branca jorrando para dentro, subindo pela espinha e fluindo por toda a estrutura óssea. Transfira a sensação do Chi no cóccix para o universo acima, multiplique-a e dirija-a para baixo, para o seu corpo energético.

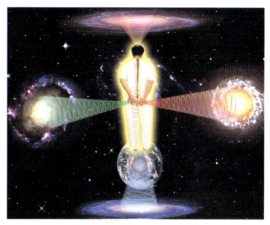

Fig 6.8 Toque o cóccix.

2. Esteja sempre consciente do Tan Tien e do universo em primeiro lugar. Atraia a luz amarela; espiralize e condense a luz de cura na ponta dos seus dedos; suba com os dedos para tocar o sacro. Envie um raio de Chi amarelo para dentro do

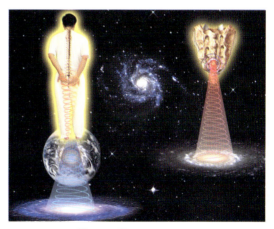

Fig 6.9 Toque o sacro.

sacro, dirigindo-o espinha acima. Isso irá estimular a produção dos glóbulos vermelhos. Se você não estiver seguro sobre se é capaz de enviar a luz direto para a medula, imagine a medula ou emita o Chi a partir dos seus dedos, enquanto ao mesmo tempo se concentra na medula óssea do corpo energético. Transfira a sensação do "Chi ósseo" para o universo e para baixo, para o corpo energético.

3. Passe para a coroa, banhando-a com luz violeta. Então espalhe a luz da coroa para todos os ossos do corpo. Repita diversas vezes. Instrua o aluno para sentir a estrutura óssea respirando. Peça a ele para se estender acima da coroa para a Ursa Maior e a Estrela Polar, canalizando para baixo a luz vermelha e a luz violeta para dentro da glândula timo.
4. Continue na garganta, dando pancadinhas com as palmas das mãos, usando a cor verde para descer a linfa para a parte de trás do coração. **(Nunca bata no sentido da cabeça. Apenas guie a linfa para baixo.)**

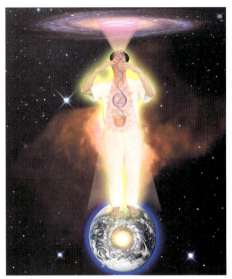
A.

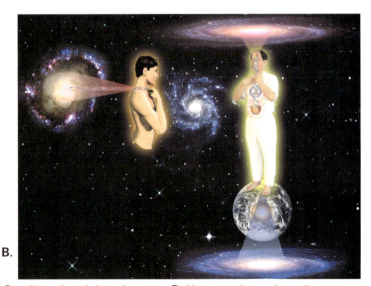
B.

Fig. 6.10 **A.** Canalize a luz violeta do norte. **B.** Use as palmas das mãos para fazer a linfa fluir para o coração.

5. Continue nos nodos linfáticos embaixo das axilas e sobre o esterno. Em seguida, ative os nodos linfáticos da virilha. Da virilha, dirija a linfa para o centro do umbigo (não para baixo, onde ela ficaria presa nas pernas).

6. Retorne ao centro do umbigo. Envie a energia para dentro do corpo, energizando os nodos linfáticos das costas. Empurre-a para trás, atraindo a energia verde e limpando todos os detritos que estejam presos nos nodos.

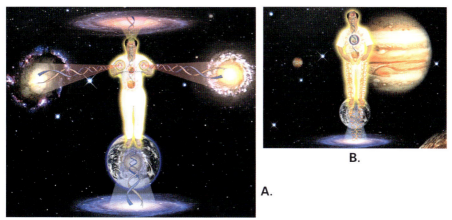

Fig. 6.11 **A.** Ative os nodos linfáticos das axilas e da virilha. **B.** Energize e limpe os nodos linfáticos do umbigo.

C. Técnica de Limpeza dos Órgãos Internos

A Cura de Algumas Doenças Comuns

Esta sessão pode ser usada para todo tipo de doença e executada com qualquer número de alunos. Ela pode ser feita com uma pessoa, com duas, com um grupo pequeno ou com um grupo grande. Os números podem variar de uma pessoa a cem pessoas, a mil pessoas, a dez mil, *ad infinitum*. É mais provável que em grupos maiores forme-se uma corrente energética maior. No caso de curas "em massa", sempre deverá haver um "guia" ou "condutor", para abrir o canal para os alunos seguirem. No caso de práticas individuais, é claro que você será o guia. **As instruções a seguir foram criadas para uso individual.**

Ao conectar-se ao céu, à terra e ao seu aluno, você vai maximizar o potencial de cura holística para os seus corpos físico e sutil. Recomendamos que você gaste cerca de vinte minutos na cura geral antes de passar para as práticas mais localizadas de esvaziar e limpar os centros do corpo, os sistemas e os órgãos, contidas neste capítulo. Recomendamos que você gaste entre cinco e quinze minutos em todas essas técnicas. **Sempre realize antes a prática da Água Sagrada ou de Chi.**

É importante lembrar-se de que, se não houver energia no seu Tan Tien, então não haverá energia com que trabalhar.

"Tan Tien e o universo" significa conectar o seu centro com a fonte infinita do universo, o Tao. Ao fazer a conexão, você acessa esse poder. Mantenha-se sempre no seu centro. Ele é a única coisa que é verdadeiramente sua. Mantenha o fogo aquecido e espiralando. Ao tomar consciência do seu Chi, você pode direcionar a luz celeste diretamente no seu corpo energético e depois no do aluno.

Princípios Gerais

1. Empurre e puxe a energia através do corpo do aluno. Empurre e disperse a energia doente no universo e nos planetas, onde ela será transformada e reciclada.
2. Puxe a energia de volta e detenha-a entre você e o aluno.
3. Espiralize a energia no sentido anti-horário até ver a luz **verde** misturar e limpar a energia doente. Espiralize e varra a energia para a terra.
4. Espiralize com luz **azul;** veja-a misturar e varrer a energia dentro do corpo do aluno. Espiralize essa energia para o chão.
5. Energize o aluno com luz **branca** ou **violeta.**
6. Você também pode usar ambas as mãos para canalizar o Chi quando "pressiona e atrai" através do corpo.
7. **Espiralize para dentro** — espiralize no sentido horário para trazer a energia para o corpo e energizá-lo.
8. **Espiralize para fora** — espiralize no sentido anti-horário para limpar, varrer e remover a energia.
9. Quando começar a empurrar, puxar e remover, você poderá sentir resistência no corpo. À medida que progredir e os centros energéticos se abrirem, essa sensação irá diminuir.
10. Existem muitas combinações de cores que podem ser aplicadas às várias partes do corpo. Ao começar a técnica, permaneça usando a fórmula básica de "azul, verde, branco, violeta e azul". Quando estiver trabalhando numa região específica, pode manter este livro por perto, ou escrever uma pequena "receita de cores" antes de começar. Dessa maneira, você será capaz de relaxar a mente.
11. "Empurrar e puxar" é como abanar e ventilar o corpo; quando você abana as mãos na frente do rosto, o efeito é refrescante. A ventilação permite que a energia estagnada, doente, saia do corpo.
    A seguir, é apresentada uma lista dos órgãos do corpo em relação à tendência que apresentam de "armazenar calor". Eles estão relacionados em ordem decrescente, isto é, o primeiro é o mais quente.
    Cabeça, coração, fígado, pulmão, estômago e baço, intestino grosso e intestino delgado, rins e órgãos sexuais (que se tornam aquecidos quando estimulados).

Descrição da Técnica

O **plexo solar** é a casa de limpeza da energia emocional e está situado entre os centros energéticos inferiores e os superiores, e no centro da maioria dos órgãos internos. Todos os órgãos descarregam as suas emoções negativas aí. Os órgãos internos podem ser limpos por uma varredura do plexo solar, energizando, limpando e esvaziando-o da energia doente.

1. Examine; peça o poder de ver as células.
2. Empurre, puxe e dê a ordem: "Dispersar!" Empurre até sentir que o plexo solar está limpo e aberto.
3. Espiralize Chi verde no sentido anti-horário. Converse com a energia doente; diga-lhe para "sair", que você vai levá-la a "um lugar melhor, onde ela será feliz". Dê o comando: "Saia!"
4. Espiralize Chi azul no sentido anti-horário, afastando toda doença remanescente. Dirija a energia doente para a terra.
5. Espiralize e canalize o Chi azul, verde e vermelho para dentro do plexo solar, infiltrando-se nos órgãos. Não use em casos em que haja infecção intestinal e hemorragia interna (que pode piorar), ou na presença de mulheres grávidas.

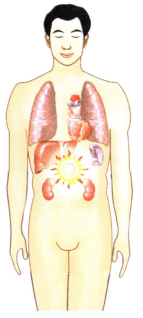

Fig. 6.12 Espiralize Chi verde no sentido anti-horário no umbigo.

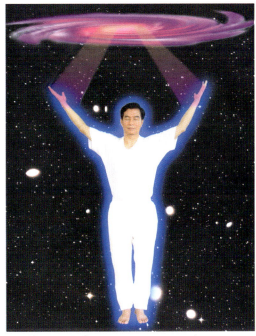

Fig. 6.13 Carregue as suas mãos com Chi: projete os ossos das mãos para o universo e sinta-os encherem-se de Chi e o armazenarem.

Comece a limpar os **órgãos.** Examine a pessoa e perceba quais partes estão quentes. Muitas pessoas apresentam o plexo solar superaquecido, o que significa que essa região irá requerer bastante atenção. Você vai sentir o calor quando examinar.

Você pode **limpar os órgãos "empurrando e puxando".** Imagine o órgão e empurre; sinta as mãos muito "compridas", estendendo-se através do(s) órgão(s) e alcançando o universo. Projete toda a energia doente para a terra e daí para o universo. Use a sua intenção para dirigir a energia para a terra e depois para os outros planetas do sistema solar, onde ela será processada e reciclada. Atraia a energia universal de volta para você; empurre e disperse toda a energia negativa para o universo. Puxe; quando você atrai o Chi de volta pelo aluno, pare entre vocês dois. Empurre, puxe, empurre e puxe, até sentir a energia ou a força. **Peça: "Dê-me o poder de ver." Sinta o seu Chi entrar no(s) órgão(s) com facilidade.**

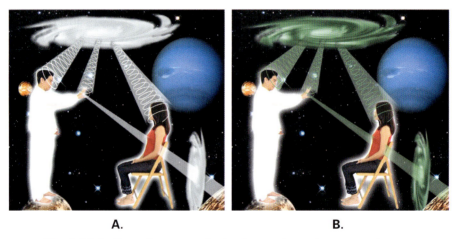

A.   B.

Fig. 6.14 **A.** Estenda-se através do plexo solar e alcance o universo.
B. "Limpe-se e energize-se com o verde": empurre e puxe para ajudar a relaxar o plexo solar. Espiralize no sentido anti-horário com a luz verde. Misture com a energia doente e dirija-a de volta para o chão.

Limpe com a luz verde. Espiralize no sentido anti-horário. Sinta a luz verde misturando-se com a energia doente. Empurre e puxe até sentir a energia no plexo solar começar a se dispersar. Espiralize a energia no sentido anti-horário e dirija-a para baixo, para o chão.

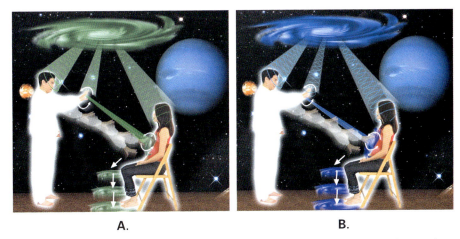

Fig. 6.15 **A.** "Empurre e puxe" para ajudar a dispersar a energia no plexo solar.
B. "Espalhe e estabilize com azul": imagine o azul do oceano e espalhe a energia doente para dentro da terra.

Enxágüe e descarregue com a luz azul. Imagine um oceano azul e descarregue na terra. Veja e sinta o plexo solar tornar-se mais limpo. Descarregue a energia doente na terra.

Agora, limpe todo o corpo de novo. Todos os órgãos: pulmões, coração, fígado, vesícula biliar, pâncreas, baço, estômago, intestino delgado, intestino grosso, rins e órgãos sexuais. Limpe tudo para a terra. **Ao limpar o plexo solar e todos os outros órgãos, você remove todas as energias emocionais negativas.**

Energize o **baço,** o **fígado** e os **rins** com luz azul ou branca. Em seguida, projete a luz verde, seguida da cor laranja para as cores do fígado e dos rins. Limpe com luz verde e laranja e estabilize com luz azul.

Trate das **costas,** do **baço** e dos **rins**. Energize-os com luz azul-esbranquiçada. O baço fica do lado esquerdo do aluno e os rins à direita e esquerda. Eles ajudam a limpar o sangue. Espiralize a energia no sentido horário sobre o baço. Veja-a com o meio das sobrancelhas. Veja as células e espiralize a luz para dentro desses órgãos. Dê a ordem: **"Esperem!"** Isso é muito importante; isso assegura que nenhuma das células se esconda da luz deslumbrante que você está enviando. Dê a ordem de novo. Então estabilize-as com luz azul. Imagine os rins e veja as células deles, sentindo a luz azul nas células.

Trate do **fígado,** no lado direito do corpo do aluno. Sorria para o fígado e ria ao ver todas as células dele. Dê a ordem: **"Esperem!";** então envie a luz de cura. Envie luz azul ou branca (para energizar), seguida de verde (para energizar e limpar), azul (para enxaguar e estabilizar), violeta (para matar e reprogramar) e então azul para estabilizar de novo.

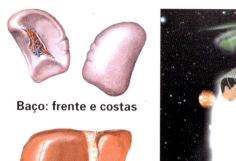
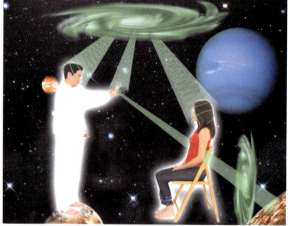

Baço: frente e costas

Fígado

Fig. 6.16 "Empurre e puxe" para ajudar a dispersar a energia do fígado e do baço. Limpe com verde e descarregue e estabilize com azul. Descarregue a energia doente na terra.

É essencial que você sinta toda a energia doente e converse com ela. **Se o aluno estiver saudável, então você irá sentir a "luz" dele.** Peça ao corpo energético dele para lhe dizer onde ele precisa de cura. Envie um "radar de luz". Transmita luz verde e descarregue na terra. **Quando sentir que a energia está se acumulando, comece a espiralar mais.** Empurre e puxe e dê a ordem para a energia doente sair.

Quanto mais você limpa, mais você cura. Diga ao seu aluno para praticar em casa depois da aula, num tempo definido. Você pode então realizar a cura "na ausência ou a distância", ligando a estrela pessoal, o corpo energético de todos e o universo. **Com o tempo, você vai dominar as técnicas, imprimindo-lhes o seu estilo.** Por fim, os sintomas desaparecem, assim como os bloqueios são desfeitos e o fluxo é restabelecido.

Limpeza da Coluna Vertebral

Limpe sempre a coluna vertebral, que protege o corpo inteiro das energias doentes e negativas, tanto físicas quanto psíquicas. Ao abrir a coluna vertebral e o plexo solar, você pode liberar muitos bloqueios de energia. Mova a mão no sentido horário para energizar a coluna com uma combinação de **azul, verde, branco** e **ultravioleta.** Em seguida, espiralize no sentido anti-horário e **varra** a coluna de cima para baixo, até o chão. Continue girando e varrendo com a mão até sentir que a coluna vertebral está fria. Lembre-se de não usar as cores laranja e vermelha.

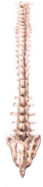

Coluna

Limpeza do Sangue (Pulmões)

O sangue pode ser **limpo** energizando-se os pulmões com **luz branca** e depois com **laranja-claro-esbranquiçado**. O sangue, ao atravessar os pulmões, vai absorver o Chi verde e laranja, limpando assim o plasma e os vasos sanguíneos e o resto do corpo. Essa técnica é muito indicada para o tratamento de moléstias do sangue e das artérias, e também de infecções graves. Não a aplique em mulheres grávidas.

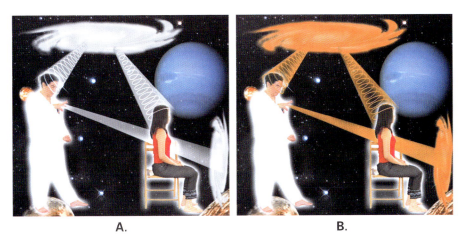

A.   B.

Fig. 6.17 **A.** Limpando o sangue e esvaziando os pulmões.
B. Tome consciência dos seus três Tan Tiens. Conecte-se com o universo e peça o "poder de ver".

Esquema para a Limpeza do Sangue/Pulmões

1. Examine o aluno.
2. Atravesse e abra os pulmões de trás para a frente.
3. Energize os pulmões da frente para as costas com o verde-claro-esbranquiçado e depois com a luz laranja-claro-esbranquiçado. Atravesse.
4. Se o aluno estiver fraco, energize os pulmões com luz vermelha-clara-esbranquiçada, que produz um efeito fortificante.
5. O baço, o fígado e os rins purificam o sangue. Empurre e puxe através dos órgãos e energize com Chi branco.
6. O sangue requer muita limpeza regularmente.
7. Energize com Chi branco. **Os germes só crescem no escuro. "Encha-se de luz."**

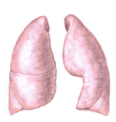

Pulmões

Sistema Circulatório/Coração
Conceitos Gerais

Um dos problemas básicos do sistema circulatório e do coração refere-se à hipertensão e à hipotensão. Novamente, o sacro e o plexo solar estão envolvidos. O sacro controla os ossos; indiretamente, ele estimula a medula e aumenta a qualidade do sangue. O sangue bom é como óleo da melhor qualidade correndo pelo motor de um veículo motorizado.

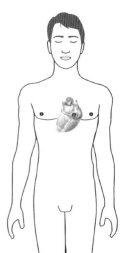

(Dentro do Sistema do Tao Universal, também consideramos que o sacro controla a pulsação do Chi. Se houver Chi suficiente, o coração não precisa trabalhar com tanto esforço, porque o Chi impulsiona o sangue.)

O plexo solar relaciona-se às emoções, afetando o coração por meio de dois mecanismos:
— pode afetar o coração diretamente, causando perturbação rítmica ou pressão ao redor do músculo cardíaco;
— mau funcionamento do fígado ou do trato digestivo, levando a níveis elevados de colesterol ou de gases, que exercem pressão sobre o coração a partir dos intestinos e causam calor e pressão indesejados. Limpar o plexo solar atenua acentuadamente esses problemas. Caso tenha recebido treinamento em Chi Nei Tsang, você pode usar essa técnica combinada com as técnicas da Cura Cósmica.

Técnicas Específicas
Como atuar sobre o músculo do coração:

Limpe o plexo solar conforme esquematizado acima. Empurre e puxe com luz verde e azul.
Desintoxique o fígado, descarregue com luz verde.
Intensifique com luz branca e violeta.
Use o dedo para atuar sobre as partes inferior esquerda e superior direita do coração. Lembre-se de que o músculo do coração é muito delicado. Atraia a força, espiralize e empurre.
Estabilize com luz branca.
Para um coração avolumado, use luz azul.
Com cuidado, use a luz vermelha para diluir o sangue e abrir os vasos sanguíneos.
Varra o sacro com luz verde, vermelha e azul. Varra o plexo solar com luz verde, azul, vermelha, branca e violeta.
Energize e esfrie o centro da garganta, usando luz azul.

Como atuar sobre a hipertensão (pressão sanguínea alta):

Glândulas supra-renais/rins superativados geralmente causam hipertensão. Limpe primeiro o plexo solar, porque as glândulas supra-renais (T-11) estão ligadas a ele. As glândulas supra-renais produzem adrenalina, o hormônio que estimula os batimentos cardíacos. O excesso de atividade dessas glândulas acabará afetando o coração.

Tonifique a Porta da Vida com luz azul, acalmando-a.

Tire a pressão do coração usando luz verde.

Energize o coração usando luz violeta.

Descarregue da cabeça aos pés com azul; o problema básico da hipertensão é que o Chi sobe e não consegue descer. Atue sobre o sacro, usando luz laranja e amarela.

Como atuar sobre a hipotensão (pressão sanguínea baixa):

Na hipotensão, a Porta da Vida e o T-11 têm uma atividade insatisfatória. Em primeiro lugar, limpe o plexo solar, dessa vez concentrando-se em remover bloqueios ou a energia parada.

Energize a Porta da Vida usando luz verde e vermelha.

Energize o sacro (com as mesmas cores).

Energize a base da cabeça com luz verde e violeta.

Dores de Estômago

1. Examine o aluno.
2. Varra a região abdominal, prestando atenção exclusiva ao plexo solar, ao umbigo e às regiões do baixo-ventre.
3. Aplique as cores verde e azul no umbigo.
4. Estabilize com a cor azul.
5. Se os problemas persistirem, a) trate com Chi Nei Tsang, b) consulte um profissional médico qualificado.

Alívio da Dor: Chi Azul

O Chi azul tem um efeito calmante e é usado para aliviar a dor. O Chi verde é usado para relaxar a energia adoentada.

1. Empurre e puxe através de toda a região afetada para o universo e lance ao chão a energia doente até obter um alívio parcial.
2. Energize a região afetada com Chi verde-esbranquiçado e com bastante luz azul-claro-esbranquiçado.
3. A dor também pode ser removida alternando-se entre o Chi verde-claro-esbranquiçado e laranja-claro-esbranquiçado.

Energizar significa atrair o Chi para a região que você quer que receba a cura. Limpar significa fazer a energia atravessar a região afetada e enviá-la para o universo, atraindo um novo Chi para a mesma região. O Chi verde-claro é usado para relaxar e limpar órgãos delicados como os olhos e o cérebro.

Dor de Cabeça: Chi Verde-claro-esbranquiçado e Azul-claro-esbranquiçado

1. Examine a coroa, a testa, o meio das sobrancelhas, a nuca e o pescoço. Sinta se há alguma região congestionada ou esgotada. Examine também os olhos, as têmporas, a **espinha** e o **plexo solar** para ver se estão congestionados.
2. No caso de dor de cabeça causada por fadiga ocular, aplique a varredura nos olhos e nos ossos das têmporas e descarregue-os no chão.
3. Varredura localizada por toda a cabeça e região afetada.
4. Energize com verde-claro-esbranquiçado, azul-claro-esbranquiçado e violeta-claro-esbranquiçado comum.

Enxaqueca: Chi Verde-claro-esbranquiçado, Azul-claro-esbranquiçado e Violeta

1. A enxaqueca ou dor de cabeça persistente na maioria dos casos é resultante de problemas emocionais ou *stress*. O plexo solar está muito congestionado. Parte dessa energia congestionada vai para a espinha e depois para o pescoço e a região da cabeça. Isso faz com que alguns vasos sanguíneos da cabeça se dilatem e provoquem uma dor de cabeça persistente.
2. Atravesse a região e limpe o plexo solar e o fígado. Energize o plexo solar com verde-claro-esbranquiçado, azul-claro-esbranquiçado, e depois com violeta-claro-esbranquiçado comum.
3. Varra a espinha e lance por terra o Chi vermelho sujo.
4. Atravesse a parte de trás do coração para abrir e limpar o Chi sujo. Energize com o verde-claro-esbranquiçado e o violeta. Visualize o centro do coração se abrindo e aumentando de tamanho.
5. Varra e lance por terra o Chi sujo de toda a cabeça.
6. Energize o meio das sobrancelhas, a testa, a coroa e a nuca com verde-claro-esbranquiçado, azul-claro-esbranquiçado e violeta.

Dor de Dente: Chi Verde-claro-esbranquiçado e Azul

1. Varredura localizada e aterragem da região afetada com verde-claro-esbranquiçado.
2. Energize a região afetada com verde-claro-esbranquiçado, azul e violeta-esbranquiçado comum.

Fratura Óssea: Chi Amarelo-alaranjado

Em tudo o que esteja relacionado aos ossos, ative sempre o sacro. O Chi amarelo-alaranjado-claro é usado para a cura rápida de fraturas. O sacro atrai o Chi amarelo-alaranjado; sinta as oito cavidades na respiração óssea. O Chi amarelo-alaranjado entra, transfere-se para a coroa e é enviado para o universo para se multiplicar.

1. Varredura localizada e aterragem da região afetada que tem a fratura óssea, com verde-claro-esbranquiçado e laranja-claro-esbranquiçado.
2. Energize a região afetada com Chi amarelo-alaranjado-claro e esbranquiçado para a cura rápida dos ossos fraturados. Visualize o centro como 70% branco-luminoso, 15% amarelo e 15% laranja. Atravesse o sacro, fazendo uma varredura ali, e também no centro do umbigo, energizando com Chi vermelho-claro-esbranquiçado. Repita a cura uma vez por dia.

Lesão nas Costas: Chi Azul-claro-esbranquiçado e Violeta-esverdeado

1. Examine o aluno para ver quais partes estão congestionadas.
2. Faça uma varredura localizada na espinha e na região afetada, completa e alternadamente com verde-claro-esbranquiçado e laranja-claro-esbranquiçado.
3. Energize a região afetada com azul-claro-esbranquiçado e violeta-esverdeado.
4. Faça uma varredura na parte da frente e de trás do plexo solar e energize com Chi branco.
5. Estabilize o Chi para que permaneça na região desejada.

Cistos: Chi Verde-claro e Azul

1. Examine e continue examinando à medida que for prosseguindo.
2. Empurre e puxe a região do plexo solar com luz verde e azul.
3. Use a Faca de Chi para cortar o cisto. Espiralize no sentido anti-horário, usando Chi verde e laranja, para remover o "Chi vermelho congestionado" para a terra.
4. Estabilize com Chi azul.
5. Use verde e laranja.
6. Repita três vezes por semana.
7. Diga ao aluno para reduzir as comidas picantes, que contêm muito Chi vermelho.
8. Diga ao aluno para praticar o Sorriso Interior, para ajudar a regular as emoções.

Às vezes é necessário fazer a varredura cem a duzentas vezes, para esfriar a região afetada. A varredura vai permitir que você faça uma leitura de temperatura. Se a região ainda estiver quente, continue varrendo até alcançar a temperatura satisfatória.

Infecções e Inflamações: Chi Verde-claro

1. Varredura localizada da região afetada com verde e laranja-esbranquiçado.
2. Não use no baço e no coração. Em vez disso, use verde e violeta.
3. Energize a região com branco, verde, azul, laranja e violeta-claro.
4. Melhore o sistema de defesa do corpo.

Febre

1. Use azul e verde para a varredura geral.
2. Empurre e puxe através da região afetada, varrendo o baço com verde e azul. Limpe e enxágüe completamente.
3. Aplique azul e laranja no plexo solar. Não use laranja se o aluno sofrer de intestino solto.
4. Empurre e puxe sobre a parte de trás do coração e do timo, ajudando a lutar contra infecções. Varra o coração com verde e azul e então energize com verde, laranja e depois violeta, o que vai estimular a glândula timo.
5. Varra o pulmão direito e o esquerdo. Energize a parte de trás dos pulmões com verde e laranja.
6. Varra o baço com verde.

Se o aluno tiver febre, então deve se deitar para receber o tratamento. Isso se aplica a todos os casos em que o aluno é incapaz de sentar-se confortavelmente.

Insônia: Verde e Azul

A insônia geralmente é causada por um sacro superativado e um plexo solar superativado e congestionado. A coroa, a testa e a garganta também são afetadas.

1. Examine e torne a examinar à medida que prossegue no tratamento.
2. Empurre e puxe até sentir que as regiões afetadas estão "abertas".
3. Limpe o plexo solar e o sacro com verde e azul.
4. Use azul para acalmar o plexo solar e induzir ao sono.
5. Varra a coroa, a testa e o meio das sobrancelhas com azul e verde.
6. Varra o umbigo com branco e laranja.
7. Estabilize com azul.
8. Não coma alimentos muito tarde da noite.
9. Durma em cama separada de seu parceiro. Você pode colocar as duas camas próximas uma da outra.

Zunido nos ouvidos

Relaciona-se a rins enfraquecidos. Atue sobre os rins, o meio das sobrancelhas e a testa.

Coágulo Sanguíneo: Chi Azul — Queimaduras Recentes: Chi Verde e Azul

O Chi azul é usado no tratamento de queimaduras. É calmante e refrescante e ajuda a remover a energia quente e avermelhada. O verde também ajuda a facilitar a remoção da energia vermelha.

1. Examine a parte afetada.
2. Faça uma varredura localizada com Chi verde-claro-esbranquiçado e Chi azul.
3. Energize a região afetada com verde-claro e azul-claro-esbranquiçados. As células prendem o calor que precisa ser liberado.
4. Continue a varrer e a energizar a região afetada até que esteja aliviada.

Queimaduras Leves Antigas: Chi Verde e Vermelho

1. Examine a região afetada e torne a examinar durante a sessão.
2. Faça a varredura com verde-claro e laranja-claro esbranquiçados. Evite a cabeça e os órgãos delicados, como os olhos e o cérebro.
3. Energize a região afetada com Chi azul-claro-esbranquiçado para obter um efeito calmante, depois verde e vermelho-claro-esbranquiçado para uma cura rápida. Para obter os melhores resultados, o vermelho e o verde, que ajudam a decompor as células velhas mortas, devem ser aproximadamente iguais. Se o problema for próximo à cabeça, use o violeta-claro-esbranquiçado comum em vez de vermelho.
4. Varra o sacro e o centro do umbigo, e energize com vermelho-claro-esbranquiçado.
5. Use azul para estabilizar e liberte o Chi estagnado.
6. Repita a sessão por diversos dias.

Queimaduras Graves Antigas: Chi Verde e Vermelho

1. Examine o aluno e torne a examinar depois da sessão.
2. Varra o local com verde-claro-esbranquiçado e laranja-claro-esbranquiçado alternadamente. Evite a cabeça e os órgãos delicados.
3. Energize a região afetada com verde-claro-esbranquiçado e azul-claro-esbranquiçado, além de violeta-esbranquiçado comum. Isso vai acalmar a dor, minimizar a infecção e apressar o processo de cura.

4. Depois de alguns dias, quando a dor estiver substancialmente aliviada, energize a região afetada com Chi verde-claro-esbranquiçado e vermelho-claro-esbranquiçado, o que irá ajudar a apressar a cura. Se a região afetada estiver próxima da cabeça, use violeta-claro-esbranquiçado em vez de vermelho.
5. Varra o sacro e o umbigo. Energize com branco para ajudar a acelerar o processo de cura.
6. Estabilize e libere a intenção de cura.

Ferimentos Antigos: Chi Verde e Vermelho

Não use Chi verde sobre ferimentos recentes porque seu efeito age devagar e tende a tornar o ferimento úmido e aquoso. Ele é usado para a cura rápida de ferimentos antigos. Uma proteção de Chi verde é necessária na decomposição de células mortas. Use 50% de Chi verde-claro-esbranquiçado e 50% de vermelho-claro-esbranquiçado.
1. Examine e torne a examinar durante a sessão.
2. Faça uma varredura localizada sobre a região afetada com Chi verde-claro-esbranquiçado e laranja-claro-esbranquiçado.
3. Energize com um pouco de azul-claro-esbranquiçado para um efeito localizado.
4. Energize com verde-claro-esbranquiçado, depois com vermelho-claro-esbranquiçado, para ajudar as células a se dividirem e estimular a cura rapidamente.
5. Varra o sacro e o umbigo e energize com Chi vermelho-claro-esbranquiçado. Isso vai ajudar a apressar o processo de cura.
6. Estabilize e libere o Chi.

Alguns Pontos Específicos e Doenças

As explicações a seguir são apenas normas. Cada caso é um caso e praticamente tudo vai depender da sua capacidade pessoal. É preciso prática para detectar as doenças. Os melhores resultados com a Cura Cósmica são obtidos quando ela é praticada em conjunto com o Chi Nei Tsang.

Lembre-se de que estas técnicas não substituem o médico, mas apenas auxiliam o trabalho dele. O aluno deve sempre trabalhar com o praticante. ***O praticante é um canal, o aluno é o agente de cura.***

Plexo Solar: Chi Azul

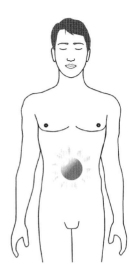

O plexo solar é o ponto de ligação de praticamente todos os nervos do corpo. É por isso que ele se sobrecarrega com tanta facilidade com as emoções. Quando o plexo solar se sobrecarrega e se aquece acima do normal, o fígado também se aquece excessivamente; quando isso acontece, o coração também se aquece demais; isso acaba afetando a tireóide e as paratireóides; por fim, o cérebro é afetado. Portanto, a limpeza desse centro é de extrema importância. Esse tipo de limpeza pode ser feito de cima para baixo (como na sessão de limpeza geral) ou visar diretamente ao plexo solar. Atraia a luz verde, espiralize-a, descarregue com a luz verde, depois energize com luz branca e violeta. Como antes, sempre deixe que a energia flua plenamente através dos dois pontos. O plexo solar guarda todas as emoções. Ao atuar sobre o plexo solar, a coisa mais importante a lembrar é contatar a parte de trás com o universo. Literalmente, a "outra" extremidade dessa conexão não tem fim. Simplesmente deixe que o Chi percorra todo o caminho para baixo e atraia-o ligeiramente para dentro. Simplesmente limpe o caminho. Deixe que as informações se condensem, deixe que todas as imagens se manifestem. Então estabilize a energia. Imagine o campo de Chi envolvendo a pessoa como uma grande bolha protetora. Esfrie com o azul.

Infecção de Pele: Chi Azul

A pele relaciona-se com os pulmões e os rins. Sempre que houver uma infecção, o sistema imunológico estará envolvido.
1. Aumente a imunidade conforme explicado nas páginas 126-133.
2. Concentre-se em fortalecer os pulmões. Comece sempre com verde, para descarregar. Depois envie luz laranja para os pulmões. Assegure-se de que não a está enviando para o cérebro. Energize os pulmões com azul e branco.
3. Desintoxique os rins, purifique o sangue (verde) e energize com azul. Peça para a pessoa visualizar um curso de água na montanha para estimular os rins.
4. Trate a região localmente, usando as suas mãos. Se a região for grande, use a palma da mão; se for pequena, use o dedo. Não se concentre

nas palmas — consulte a seção "Esqueça as Palmas das Mãos", na página 183. Atraia o Chi verde da floresta e depois energize com violeta.
5. Para diminuir a dor ou a coceira, use azul para esfriar. Também use a faca de Chi para atuar sobre a infecção.

No caso de o problema de pele ser relacionado a alergia, trate também o meio das sobrancelhas; pode haver alguma irritação ali. Primeiro, limpe com verde, depois ou energize com violeta (se a resistência for baixa) ou acalme com uma tonalidade clara de amarelo. Se o problema de pele estiver relacionado a asma, abra os pulmões com vermelho-vivo, limpe o centro da garganta com verde e energize-o com azul (carregado).

Se o problema for causado por toxicidade, limpe também o fígado, varrendo com uma combinação de verde e laranja. Energize com verde. Melhore o sistema imunológico atuando sobre o sacro.

Olhos: Chi Verde

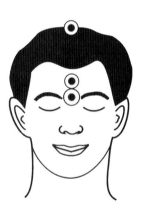

A testa controla o olho direito. O meio das sobrancelhas controla o olho esquerdo. O osso da têmpora também está conectado aos olhos. Peça para a pessoa tocar o osso da têmpora dela e oriente-a a tomar o Chi (branco ou violeta-claro). Envie o Chi pelo meio das sobrancelhas e da testa (atravessando-as completamente). Peça para a pessoa visualizar a luz entrando. Use tonalidades suaves de verde com amarelo-dourado para estimular o nervo óptico. Use azul para acalmar os músculos do olho e violeta-claro para estimular a visão interior.

Os olhos estão ligados ao fígado. Examine o fígado e energize-o com verde. Examine o osso da mandíbula e veja se existe alguma raiva não liberada. Esfrie com azul. Canalize verde vivo para o fígado.

Orelhas: Chi Violeta

A testa controla a orelha direita. O meio das sobrancelhas controla a orelha esquerda. Empurre e puxe o Chi verde para limpar. As orelhas estão ligadas aos rins, portanto você pode atuar sobre eles também. As orelhas também estão ligadas aos seios paranasais e ao trato respiratório superior. Isso significa que as infecções precisam ser esfriadas antes de você poder usar qualquer uma das técnicas de limpeza. Use azul para esfriar e limpe com violeta. Se a febre e a infecção grave persistirem, use azul para esfriá-las. Quando limpar, energize com violeta.

Melhorar a Saúde, Reduzir a Tensão e Retardar o Envelhecimento

Varra localmente o plexo solar, o fígado, o estômago e o pâncreas.

Coroa, testa, nuca, cérebro esquerdo e direito são todos energizados com energia branca.

Coração (frente e dorso), pulmões (frente e dorso), com energia branca/violeta.

Baço (frente e dorso), espinha, umbigo, baixo-ventre, rins esquerdo e direito, com energia branca.

Centro sexual, com energia branca (em doenças persistentes, use energia verde).

Base do sacro, com energia branca (órgãos, Chi verde, violeta).

Mãos e braços, energia branca.

Pés e pernas, energia branca/violeta.

Problemas oculares, energia verde/amarela.

Para estabilizar: Depois de energizar a pessoa enfraquecida, use azul-claro-esbranquiçado e instrua a pessoa a não tomar banho por 24 horas, seja o caso fraco, brando ou grave.

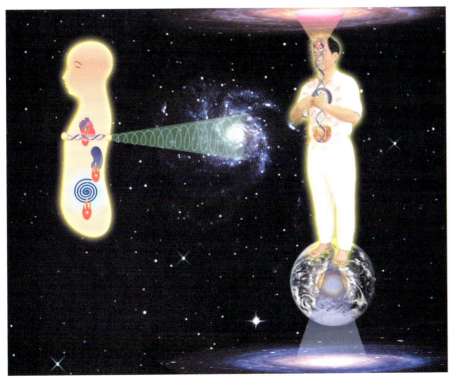

Fig. 6.18 Use compaixão, amor e bondade.

Resumo da Sessão de Cura Individual

A. Faca de Chi
B. Como Energizar e Ativar o Sistema Imunológico
C. Técnica de Limpeza dos Órgãos Internos

Esquema Geral das Técnicas

1. Obtenha experiência trabalhando com outra pessoa. **Fique em pé na frente da pessoa, com os pés separados na distância dos seus ombros.** Segure as mãos em frente ao coração numa forma de saudação. Transmita o seu amor e compaixão e peça a permissão da pessoa para ajudá-la a se ajudar a se curar.

2. Conecte a sua estrela cósmica acima da sua cabeça e também a do aluno e peça a permissão universal. **Irradie o seu amor e transforme as três mentes em uma mente.** Abaixe o seu Tan Tien superior. Ative a sua consciência; três mentes tornam-se uma mente. Expanda a sua consciência no meio das sobrancelhas e na coroa. Sinta espiralarem-se o Tan Tien, o coração, o meio das sobrancelhas e a coroa. Expanda-se para o universo.

3. Visualize as pernas da pessoa como se estivessem "muito compridas", estendendo-se para baixo, para a terra. **Acenda o fogo sagrado** e traga-o para baixo. Limpe o espaço e faça um grande campo de Chi ao redor de você e do aluno.

4. **Invoque as forças elementais:** água, fogo, trovão, raio, chuva, lago, terra, montanha, vento e o Chi universal. Invoque os animais guardiões: a Tartaruga Azul do norte, o Faisão Vermelho do sul, o Dragão Verde do leste, o Tigre Branco do oeste, a Fênix Amarela de cima e a Tartaruga Preta de baixo. Sinta que você está protegido pelo Chi; reúna o poder de todas as montanhas, rios, cursos de água, pedras e rochas no seu espaço. Ative-os com o raio, o trovão e o vento — enchendo todo o espaço com o Chi eletrificado.

A. A faca de Chi

1. Segure a faca na mão direita (esquerda, se você for canhoto). Mantenha a outra mão próxima do seu corpo, com os dedos polegar e indicador se tocando. Projete a Faca de Chi tão grande quanto o universo, "comprida e grande — alcançando o céu". Os ossos do seu braço estão ocos e o "fundo" está selado no ombro. Sinta-os encheremse do poder que vem de cima e acondicionarem-no.

2. Em seguida dê a ordem: **"Poder vindo do leste. Esta Faca de Chi tem o poder de anular todas as energias negativas, toda a doença e a má sorte. Atenda ao meu pedido. Execute a ordem agora."** Espere até sentir que o seu braço e a faça estão pesados e cheios de Chi.

Execute a cirurgia energética, **cortando e fatiando a região afetada com a energia fria yin.** Quando sentir que a Faca de Chi está cheia de Chi doente, espiralize no sentido anti-horário e descarregue-a no chão. Quando sentir que a faca está "vazia", carregue-a com o Chi do universo. Continue até sentir que a região foi toda limpa.

B. Como Energizar e Ativar o Sistema Imunológico

Nos casos de doença grave, debilitação e infecção, é essencial estimular os sistemas de defesa do corpo. Você também deve fazê-lo como medida preventiva.

Oriente o aluno enquanto vocês praticam juntos. Supondo que você já tenha feito o conjunto inicial de cura geral, pode começar com o cóccix.

1. Tome consciência do seu Tan Tien e conecte-se com o universo. Toque o seu **cóccix** com os dedos, concentrando um feixe de luz branca ou amarela nele. Imagine o sacro se abrindo e a luz fluindo para dentro, **subindo pela espinha** e fluindo por toda a estrutura óssea. Sinta o Chi subindo para o universo, multiplique-o e oriente-o para baixo, para o seu corpo energético.

2. Tome consciência do Tan Tien e do universo. Atraia a luz amarela; espiralize e condense a luz de cura na ponta do seu dedo; eleve os dedos para tocar o **sacro.** Envie um feixe de Chi amarelo para dentro do sacro, dirigindo-o espinha acima. Isso estimulará a produção de glóbulos vermelhos. Transfira a sensação de "Chi ósseo" para o universo e de volta para o seu corpo energético.

3. Continue na **coroa,** banhando-a com luz violeta. Em seguida, espalhe-a da coroa por todos os ossos do corpo. Repita várias vezes. Instrua o aluno a sentir a estrutura óssea respirar. Peça ao aluno para se estender acima da coroa para a Ursa Maior e para a Estrela Polar, canalizando para baixo a luz vermelha e violeta para dentro da glândula timo.

4. Continue na **garganta,** batendo nela com as palmas, usando a cor verde para fazer a **linfa descer** para a parte de trás do coração. (Nunca bata na direção da cabeça! Apenas oriente a linfa para baixo.)

5. Continue nos nodos linfáticos **embaixo das axilas e através do esterno.** Em seguida, ative os nodos linfáticos da **virilha.** Da virilha, guie a linfa para o **centro do umbigo** (não para baixo, onde ele ficaria preso nas pernas).
6. Retorne ao **centro do umbigo.** Envie a energia para dentro, profundamente, energizando os nodos linfáticos das costas. Atraia a energia verde, limpando e descarregando os detritos que estão presos ali.
   Ative os pontos dentro dos **cotovelos** e dos **joelhos.**
   Banhe todo o corpo com a luz de cura e energize o **períneo** com Chi azul.
   Lembre-se sempre de aterrar toda energia doente mandando essa energia para o chão.
   Peça ao aluno para fazer o mesmo e isso será mais eficaz. Você deve fazê-lo ao dar a sessão e também ao encerrá-la.

C. Técnica de Limpeza dos Órgãos Internos
(Repetição das páginas 160-161 e páginas 164-165)

Esta sessão pode ser usada para qualquer tipo de doença e realizada com qualquer número de alunos. **É importante lembrar-se de que, não havendo energia no seu Tan Tien, então não haverá energia com que trabalhar.** Estando consciente do seu Chi, você pode direcionar a luz celeste diretamente para o seu corpo energético e depois para o do aluno.

Procedimentos de Limpeza Geral

1. Empurre e puxe a energia através do corpo do aluno. Empurre e disperse a energia doente no universo e nos planetas, onde ela será transformada e reciclada.
2. Atraia a energia de volta e detenha-a entre você e o aluno.
3. Espiralize a energia no sentido anti-horário até ver a luz **verde** misturar-se com a energia doente e limpá-la. Espiralize e varra a energia para a terra.
4. Espiralize com luz **azul;** veja-a misturar-se com a energia dentro do corpo do aluno e varrê-la. Espiralize essa energia para o chão.
5. Energize o aluno com luz **branca** ou **violeta.**
6. Você também pode usar ambas as mãos para canalizar o Chi quando "pressiona e atrai" através do corpo.
7. **Espiralize para dentro** — espiralize no sentido horário para trazer a energia para o corpo e energizá-lo.

8. Espiralize para fora — espiralize no sentido anti-horário para limpar, varrer e remover a energia.

9. Quando começar a empurrar, puxar e remover, você poderá sentir resistência no corpo. À medida que progredir e os centros energéticos se abrirem, essa sensação irá diminuir.

10. Existem muitas combinações de cores que podem ser aplicadas nas várias partes do corpo. Ao começar a técnica, permaneça usando a fórmula básica de "azul, verde, branco, violeta e azul". Quando estiver trabalhando numa região específica, pode manter este livro por perto, ou escrever uma pequena "receita de cores" antes de começar. Dessa maneira, você será capaz de relaxar a mente.

11. "Empurrar e puxar" é como abanar e ventilar o corpo; quando você abana as mãos na frente do rosto, o efeito é refrescante. A ventilação permite que a energia estagnada, doente, saia do corpo.

A seguir, é apresentada uma lista dos órgãos do corpo em relação à tendência que apresentam de "armazenar calor". Eles estão relacionados em ordem decrescente, isto é, o primeiro é o mais quente.

Cabeça, coração, fígado, pulmão, estômago e baço, intestino grosso e intestino delgado, rins e órgãos sexuais (que se tornam aquecidos quando estimulados).

Descrição da Técnica

O **plexo solar** é a casa de limpeza da energia emocional e está situado entre os centros energéticos inferiores e os superiores, e no centro da maioria dos órgãos internos. Todos os órgãos descarregam suas emoções negativas aí. Os órgãos internos podem ser limpos por uma varredura do plexo solar, energizando, limpando e esvaziando-o da energia doente. Quando sentir a energia doente no corpo, dê a ordem: "Espere!" Isso é muito importante; assegure-se de que nenhuma célula se esconda da luz ofuscante que você está enviando.

1. Examine; peça o poder de ver as células.

2. Empurre, puxe e dê a ordem: "Dispersar!" Empurre até sentir que o plexo solar está limpo e aberto.

3. Espiralize Chi verde no sentido anti-horário. Converse com a energia doente; diga-lhe para "sair", que você vai levá-la a "um lugar melhor, onde ela será feliz". Dê o comando: "Saia!"

4. Espiralize Chi azul no sentido anti-horário, afastando toda doença remanescente. Dirija a energia doente para a terra.

5. Espiralize e canalize o Chi azul, verde e vermelho para dentro do plexo solar, infiltrando-se nos órgãos. Não use em casos em que haja infecção intestinal e hemorragia interna (que pode piorar), ou na presença de mulheres grávidas.

Como Limpar a Coluna Vertebral

Limpe sempre a coluna vertebral, que protege o corpo inteiro das energias doentes e negativas, tanto físicas quanto psíquicas. Quando você abre a coluna vertebral e o plexo solar, você pode liberar muitos bloqueios de energia. Mova a mão no sentido horário para energizar a espinha com uma combinação de **azul, verde, branco** e **ultravioleta.** Em seguida, espiralize no sentido anti-horário e **varra** a espinha de cima para baixo, até o chão. Continue girando e varrendo com a mão até sentir que a coluna vertebral está fria. Lembre-se de não usar as cores laranja e vermelha.

Como Limpar o Sangue (Pulmões)

O sangue pode ser limpo energizando-se os pulmões com verde-esbranquiçado e depois com laranja-claro-esbranquiçado. O sangue, ao atravessar os pulmões, vai absorver o Chi verde e laranja, limpando assim o plasma e os vasos sanguíneos e o resto do corpo. Esta técnica é muito indicada para o tratamento de moléstias do sangue e das artérias, e também de infecções graves. Não aplique-a em mulheres grávidas.

Esquema para a Limpeza do Sangue/Pulmões

1. Examine o aluno.
2. Atravesse e abra os pulmões de trás para a frente.
3. Energize os pulmões da frente para as costas com verde-claro-esbranquiçado e depois com laranja-claro-esbranquiçado. Atravesse.
4. Se o aluno estiver fraco, energize os pulmões com vermelho-claro-esbranquiçado, que produz um efeito fortificante.
5. O **baço, o fígado e os rins** purificam o sangue. Empurre e puxe através dos órgãos e energize com Chi branco.
6. O sangue requer muita limpeza regularmente.
7. Energize com Chi branco. **Os germes só crescem no escuro. "Encha-se de luz."**

Princípios Gerais

Espiralize no **sentido horário** quando estiver "energizando" **(energia "para dentro")** e espiralize no **sentido anti-horário** quando estiver "limpando" ou "descarregando" **(energia "para fo-**

ra"). **Descarregar** significa fazer a energia doente retornar à terra para ser reciclada.

Estabilizar significa fazer a região tratada voltar ao funcionamento normal.

Espiralize no **sentido horário** quando você está **"estabilizando".**

Use luz **azul ou branca** para energizar a região que está tratando.

Use luz **verde** para **energizar** e **limpar** a região que está tratando.

Use luz **azul** para **descarregar** e **estabilizar** a região que você está tratando.

Use luz **violeta** para **matar** a energia doente e **reprogramar** as células do corpo.

Em **infecções generalizadas** use sempre luz **verde** (para energizar e limpar) e **azul** (para estabilizar). Use luz violeta para matar a energia doente e reprogramar todas as células. Use a "Faca de Chi" nas infecções também. Nunca use laranja na cabeça, no coração e no baço.

Dê o comando **"Esperem!"** para se assegurar de que **todas as células recebam a luz** que você está enviando. Lembre-se de que os germes e as bactérias não podem se esconder na luz.

Energizar significa atrair o Chi cósmico para a região que requer tratamento.

Limpar significa limpar todas as células que estão sendo tratadas.

Você também pode tratar de si mesmo. Você pode precisar de ajuda quando trabalha nas costas. Se você obtém uma saúde ótima e pratica a Órbita Cósmica regularmente, então nunca vai "precisar" aplicar nenhuma dessas técnica em si mesmo.

Como em toda a medicina chinesa, a Cura Cósmica atua sobre o organismo como um todo, equilibrando-o por inteiro, tratando a causa para curar os sintomas.

As técnicas **realmente são simples.**

Em dúvida, use: azul, verde, branco, violeta, azul.

Você sempre pode usar branco e violeta.

Nos órgãos superiores, use violeta.

Você pode praticar curas em grupo e então ligar a estrela pessoal dos seus alunos em conjunto, num outro momento do dia a ser determinado. **Então você pode realizar a Ligação Mundial da Cura Cósmica.**

Trate de todas as outras enfermidades que o aluno possa ter.

A maneira mais simples de aprender é praticando hoje.

A maneira mais simples de curar é curando.

CAPÍTULO VII

Outras Técnicas Manuais

Esqueça as Palmas das Mãos

Uma teoria extremamente importante das Técnicas Manuais da Cura Cósmica é "esquecer as palmas das mãos". Isso significa que você deve usar apenas a palma (que é incrivelmente sensível) para "dirigir" a energia universal para o ponto certo, enviando um diminuto raio de luz, como um *laser*, que marca o local para onde a energia deve ser enviada. A sua palma está ligada ao seu cérebro, que está mergulhado no seu Tan Tien. O marcador luminoso servirá como uma baliza de sinalização para a força que é dirigida pela sua mente. Atraia o Chi universal, dirija-o para o ponto certo e dê a ordem: "Espere!" Isso é muito importante, de outra maneira o Chi vai desaparecer assim que você mover a sua mão.

Quando você pratica a Cura Cósmica, não faz diferença o número de pessoas que você trata, porque você não está transferindo a sua energia.

Não Focalize a Mente na Região Doente

Se você dirigir a sua atenção para alguma coisa, a sua energia irá para lá. Se você se concentrar em alguma moléstia, já estará enviando a sua energia. Em vez disso, você deve tentar se conectar com uma fonte maior, o Chi universal, estendendo a sua mente para muito mais longe. Dessa maneira você não vai perder força. A única coisa que você faz como agente de cura é formar a conexão entre a natureza, o aluno e a energia doente. Ou entre o universo, o campo de Chi e a região doente.

A Cura Cósmica É Ensinamento

Um dos melhores métodos de proteção para um agente de cura é a prática da Fusão (consulte o livro *Fusion of The Five Elements,* de Mantak Chia). Talvez melhor ainda seja o agente de cura não se perceber como um agente de cura, mas como uma pessoa que vem para orientar as pessoas sobre alguma coisa que elas precisam fazer a si mesmas. Quando você diz: "Eu sou um agente de cura", a doença ou energia ruim já encontrou um novo lar. Quando você verifica a energia, em primeiro lugar ela tenta se esconder, e depois tenta se vincular a você. Mas, se você não interferir, a energia vai direto para o chão. Portanto, é muito importante esclarecer que você não é um agente de cura, mas um professor que pode ajudar e que o aluno ou a pessoa doente tem de fazer a maior parte do trabalho.

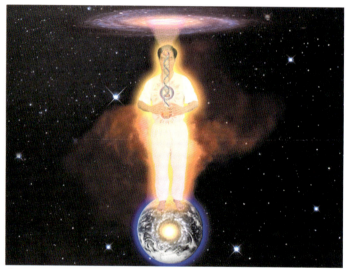

Fig. 7.1 Quanto mais forte for a sua percepção do seu corpo interior, mais fácil será para as outras pessoas presentes experimentar essa sensação.

Se você orientar as pessoas presentes, isso vai melhorar grandemente a sua sessão de cura. Sente-se ou fique em pé de frente para o seu aluno. Sempre que quiser que o aluno se concentre num determinado ponto do corpo, peça-lhe para tocar esse ponto com a própria mão. Por exemplo: "Agora coloque as mãos sobre o seu umbigo." Ao mesmo tempo, você faz a mesma coisa consigo mesmo. Assim que você sentir o Chi ali, você instrui o aluno para se concentrar no próprio umbigo. Dessa maneira você está realmente ajudando o aluno a aprofundar a percepção do próprio corpo. Quanto mais forte for a sua percepção do seu corpo interior, mais fácil será para as outras pessoas presentes experimentar essa sensação. Isso significa que se você está tratando de alguma parte do corpo de outra pessoa, ou se você vê que a pessoa não está ciente da energia em alguma parte do corpo, você pode ajudá-la se concentrando nessa parte do seu próprio corpo.

Diagnóstico Chi Kung: Varredura Manual

A varredura manual é um instrumento de diagnóstico simples e eficaz da cura do Chi externo. Esse exame compreende passar a palma da sua mão sobre o corpo do aluno, à distância de uns 2,5 a trinta centímetros acima da superfície da pele e tomar consciência do estado energético das diversas regiões do corpo. O que se sente é explicado como campo eletromagnético, ou o corpo energético.

Variações Gerais no Campo de Energia

As variações importantes para o diagnóstico que você pode perceber durante a varredura são:

Temperatura

O calor geralmente indica excesso, ao passo que o frio indica deficiência. No entanto, algumas regiões do corpo são naturalmente mais quentes ou mais frias que outras. Isso é explicado a seguir, sob o título "Varredura Manual dos Órgãos Internos".

Grossura

Uma sensação de grossura sobre uma região pode indicar excesso, ao passo que a finura pode indicar deficiência.

Vento

Você pode experimentar sensações de vento saindo do corpo em vários locais. Isso pode indicar vento interno num determinado local, ou pode indicar uma região do corpo que está deixando "vazar energia" e precisa ser "remendada" ou "tampada". Também pode ser um sinal positivo de que você está dirigindo vento para fora do corpo.

Picos e Vales

Os picos no campo energético dão a sensação de montanhas ou colinas na paisagem áurica. Eles podem mesmo afastar ou empurrar a sua mão. Os vales dão a sensação de depressões ou vórtices de energia atraindo você. Eles também podem dar a sensação de vazio, como um buraco ou poço. Os picos indicam excesso ou estagnação, ao passo que os vales indicam deficiência.

Formigamento

Os acúmulos de Chi doente podem provocar um formigamento na sua mão, ou dar uma sensação de pontadas, palpitação ou até mesmo provocar dor. Essas sensações representam um excesso de energia e, caso você pergunte, o aluno pode se queixar de dor no local.

Varredura Manual dos Órgãos Internos

Cada Órgão Emite uma Aura Diferente

Cada órgão emite um tipo diferente de força ou aura através da pele. Ao passar a mão a uns 2,5 a cinco centímetros acima da pele, você pode sentir sensações diferentes que refletem a condição ou o estado dos órgãos internos. Você precisa desenvolver a sensibilidade para receber e identificar a vibração ou freqüência de cada órgão. Praticar as meditações cósmicas do Chi Kung vai ajudar você a desenvolver essa sensibilidade.

Varredura do Fígado e da Vesícula Biliar

O fígado e a vesícula biliar saudáveis dão a sensação de estar aquecidos.

Emoções negativas: ao passar a mão sobre o fígado, no lado direito da caixa torácica, você vai sentir o assomo de uma energia carregada na sua mão. Isso é um sinal de raiva no fígado.

Superatividade: ao passar a mão sobre o fígado e sentir um acesso de energia quente, isso indica que o fígado está se aquecendo em excesso por causa de toxinas ou tensão emocional.

Subatividade: ao passar a mão sobre o fígado e sentir uma energia densa e quente, é porque o fígado está fraco, congestionado e doente.

Varredura dos Pulmões

A energia dos pulmões saudáveis parece fria e seca.

Emoções negativas: passe a sua mão sobre os pulmões. Emita o Som dos Pulmões e ouça o eco do som quando ele rebate nos pulmões. Você vai sentir a tristeza como uma bola murcha presa entre as mãos.

Superatividade: a energia que parece seca e quente indica um órgão sobrecarregado.

Subatividade: a energia que parece úmida e fria ante a passagem da sua mão indica pulmões com atividade abaixo do normal ou congestionados, o que pode levar a problemas respiratórios.

Varredura do Coração

A energia do coração saudável parece quente e vigorosa.

Emoções negativas: a energia quente e carregada indica impaciência, precipitação e arrogância no coração.

Superatividade: se a sua mão detectar calor, energia carregada e expansiva em excesso, isso indica que o coração e o sangue podem estar superaquecidos.

Subatividade: a energia que parece fria e menos expansiva indica um coração menos ativo ou congestionado.

Varredura do Baço

A energia de um baço saudável parece tépida.

Emoções negativas: a energia que parece úmida e abatida indica preocupação em excesso.

Superatividade: a energia parece quente e úmida quando o baço está superativo.

Subatividade: a energia parece fria e úmida.

Varredura dos Rins

A energia dos rins saudáveis parece fria, mas não fria demais.

Emoções negativas: a energia que parece fria e indiferente indica medo.

Superatividade: quando os rins estão sobrecarregados ou estimulados demais por exercícios em excesso ou alimentação imprópria ou consumo de líquidos inadequado, a energia pode parecer úmida, pegajosa e quente.

Subatividade: quando as toxinas estão bloqueando os órgãos, a energia pode parecer úmida e fria.

A varredura com as mãos é uma arte e você pode precisar de algum tempo para ter segurança para praticar esse tipo de exame. A prática do Chi Kung Cósmico é uma das melhores maneiras para desenvolver uma sensibilidade maior na varredura com as mãos.

CAPÍTULO VIII

Chi Kung Cósmico Treinamento das Palmas e dos Dedos das Mãos

Por Que Praticamos a Força Vazia

A Força Vazia é também conhecida como a Vitória de Buda. O motivo de treinarmos com a técnica da Força Vazia em relação com a Cura Cósmica é para aprender a projetar o Chi através do espaço para o cosmo, do espaço entre as suas mãos e para projetar o Chi através do espaço para os seus alunos. Normalmente, quando tocamos o aluno, pegamos a energia doente. Esta técnica vai lhe ensinar como descarregar a energia doente na terra e dispersá-la no universo para ser decomposta e reciclada pelos planetas.

Pratique até poder projetar o Chi para fora das suas palmas e de seus dedos e quando sentir o Chi vindo para dentro do seu corpo através das suas mãos. A parte mais importante é sempre permanecer conectado com a força universal que vem pelas seis direções. Se você se concentrar em curar com as suas mãos ou com o seu Tan Tien, você vai usar a sua própria energia. Você deve estar conectado com a força cósmica universal.

Expanda a sua consciência para a natureza, os oceanos, os lagos, as florestas e as montanhas. Sorria para a natureza e sinta-a retribuir o seu sorriso; inspire e atraia o Chi para as suas palmas. Expanda a sua consciência para se conectar com a luz, a Via Láctea e o cosmo.

Tome consciência do coração e da luz vermelha nesse órgão; expanda a sua consciência para o infinito. A luz se aproximará de você; imagine o planeta vermelho Marte sobre você. Veja-o brilhar sobre a sua coroa, sentindo a luz nas suas palmas. Tome consciência das seis direções, sinta o seu corpo tornando-se cada vez maior, até você tocar o céu com os pés ainda plantados na terra.

Como Abrir a Força Celeste e Terrestre nas Palmas das Mãos com as Espirais Celeste e Terrestre

A finalidade desta técnica é atrair as forças celeste e terrestre por meio da palma da mão. Ative as espirais, o símbolo para a força celeste e terrestre no centro da palma.

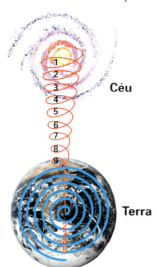

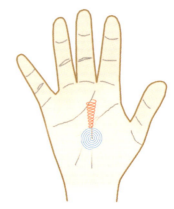

Fig. 8.1 Realce o símbolo da força celeste e terrestre no Laogong — Pericárdio 8.

Isso se consegue ao desenhar essas espirais com a própria palma. Ao desenhar as espirais, você deve realmente sentir a palma respirar, inspirando essas forças. No começo, entretanto, pode ser que você apenas consiga usar a sua imaginação para sentir que está absorvendo essas forças. Com o tempo, os sentimentos irão substituir a sua imaginação.

Você inspira o Chi celeste quando desenha as espirais celestes e inspira o Chi terrestre quando desenha as espirais terrestres. Você pode inspirar ambos numa única sessão; pode também escolher inspirar apenas ou o Chi celeste ou o terrestre se sentir que precisa mais de um ou do outro. É importante equilibrar essas energias sempre que fizer este exercício.

1. Comece elevando a mão direita à altura do ombro, com o cotovelo e a palma voltados para a frente. Puxe o dedo indicador ligeiramente para trás (aberto) e estenda o polegar para a frente e para baixo. Isso irá ativar o ponto Laogong na palma.

Ao mesmo tempo, encoste a ponta do dedo polegar esquerdo e a do indicador. Isso permitirá que a mão direita atraia o Chi celeste e o terrestre. A mão esquerda será então mantida com a palma para cima para puxar a força celeste, ou mantida com a palma para baixo para puxar a força terrestre.

2. Comece **desenhando a espiral celeste,** movendo a **palma no sentido horário,** com os círculos tornando-se cada vez menores, espiralando para dentro. Ao mesmo tempo, a sua mão esquerda é mantida do seu lado, com a palma para cima, com a ponta do polegar e do indicador se tocando. Desenhe sete ou nove (planetas do nosso sistema solar) pequenas espirais com a sua mão direita, dessa maneira, atraindo a energia celeste violeta.
3. Em seguida, abaixe a mão direita ligeiramente e vire a palma da mão esquerda para baixo, voltada para a terra. Então comece a **desenhar a espiral terrestre,** movendo a palma da mão direita no **sentido anti-horário,** com os círculos tornando-se cada vez maiores. Desenhe cinco espirais (cinco elementos), atraindo a energia amarela da terra com os seus movimentos. Inspire na palma, sentindo as energias.
4. Agora você pode abaixar as duas mãos, para começar a posição do Chi Kung Cósmico, ou pode abrir o canal cósmico para os planetas para a cura. Isso é discutido na próxima sessão, Parte I, "Abertura para o Chi Celeste, Terrestre e Cósmico".

Respiração Celular

Ao entender o funcionamento das nossas células, estabelecemos as bases para a nossa prática do Chi Kung Cósmico. Cada célula é uma entidade viva, que respira e absorve energia em cada inspiração e libera toxinas a cada expiração. Assim, a cada respiração, estamos criando mais Chi.

Todos nós somos constituídos de mais de cem trilhões de células (um trilhão equivale a mil bilhões). Cada uma dessas células está constantemente respirando. Para que as nossas células tenham um funcionamento ideal, devemos seguir os ensinamentos da natureza.

A primeira providência é manter as nossas células livres de toxinas. Coma alimentos nutritivos. Isso ajuda o Chi a fluir suavemente através dos seus canais de energia e ajuda a aumentar a assimilação das

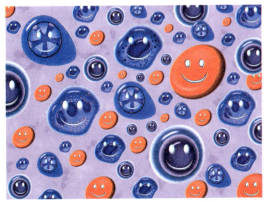

Fig. 8.2 Cada célula é uma entidade viva, que respira.

vitaminas e dos minerais. Aprenda e aplique os princípios de nutrição dos Cinco Elementos, comendo de acordo com as estações do ano e com a sua constituição física.

A segunda providência é manter as células livres do excesso de emoções. Desenvolva a capacidade de agir positivamente nas diversas situações, em vez de reagir, em especial negativamente. Não permita que ninguém o deixe triste ou que prejudique a sua saúde. Algumas pessoas gostam de dizer: "Você me irrita" ou "Você me preocupa". Não podemos permitir que as outras pessoas mexam com as nossas emoções. Não precisamos aceitar as emoções negativas que as outras pessoas tentam nos impingir. Os limites celular e psíquico estão relacionados. As emoções negativas perturbam a capacidade das células de absorver o Chi e de gerar a energia necessária para a saúde. Precisamos de todo o Chi que pudermos obter. Aprenda e aplique os Seis Sons de Cura, o Sorriso Interior Cósmico e a meditação da Fusão dos Cinco Elementos para transformar as emoções negativas em poder pessoal.

Em terceiro lugar, produza mais energia cultivando uma atitude feliz, de modo que as suas células possam se regenerar com mais facilidade. **Sorriso e carinho** são os dois meios de conseguir mais Chi. Para ter um amplo fornecimento de Chi, desenvolva uma atitude de **alegria e amor** dentro de si e em relação aos outros.

Mente, Olhos, Coração e Intenção (Yi)

A abertura da mente, dos olhos, do coração e o uso da intenção são decisivos para a posterior ativação e aumento do seu Chi. No Tao, conseguimos isso cultivando o nosso Yi. "Yi" significa força mental, intenção, percepção, concentração. O Yi conduz e dirige o Chi. Com a nossa mente, controlamos a nossa maneira de pensar. Com os nossos olhos, controlamos os sentidos da visão, audição, olfato e paladar. Com o nosso coração, controlamos todos os nossos órgãos e as emoções relativas a cada um deles; a bondade/raiva do fígado, a alegria/impaciência do coração, a abertura/preocupação do baço, a coragem/tristeza dos pulmões e a delicadeza/medo dos rins.

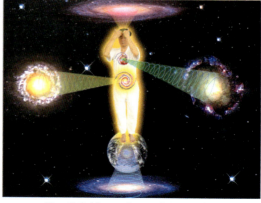

Fig. 8.3 Yi conduz e dirige o Chi.

Todas as grandes conquistas na nossa vida dependem da qualidade e do funcionamento eficiente do nosso Yi. Combinar a percepção da mente, dos olhos, do coração e a intenção em uma coisa só leva à criação de uma mistura química fecunda e rara. O poder do Yi é o catalisador mágico que assegura os resultados energéticos.

Os ensinamentos básicos estão todos na Órbita Microcósmica, no Sorriso Interior Cósmico e nos Seis Sons de Cura. Desde que esteja vivo e saudável, você é capaz de atrair a energia do universo e da natureza. Quanto mais forte for a bateria, mais ela será capaz de armazenar essa energia. Se você estiver fraco e doente, não terá como atrair energia nenhuma da natureza nem do universo. Quando as células param de atrair a energia, a vida acaba. Quando tiver aprimorado essas técnicas, você terá todo o poder pessoal físico, mental e espiritual de que precisa. Tudo vem em conjunto. A sua mente tem consciência da força original. A partir do conhecimento da Unidade, você está internamente consciente da sua mente, dos seus sentidos e do seu coração; você está externamente consciente da energia universal. Agora você é capaz de receber o poder de cura disponível em abundância no universo; você pode se sintonizar com tudo, interna e externamente, em todas as direções. É para isso que estamos aqui; para nos tornarmos saudáveis e perfeitos de novo, nós temos metas superiores a serem cumpridas. A base para alcançar as nossas metas é um corpo forte e saudável.

A Cura Cósmica do Chi Kung é meramente uma extensão do universo que existe dentro de você. Você atrai o universo por meio das palmas das mãos, da pele, do coração e da coroa. Com o seu Yi você inspira o cosmo por meio dessas diversas cavidades de recepção abertas no seu corpo, absorve o poder dele, condensa-o, transforma-o e usa-o para o benefício de todos.

Como Conectar a Ponte

Contrair os músculos do períneo, dos órgãos sexuais e do ânus ativa a nossa conexão com a energia terrestre. Ao levantar essas regiões e atrair a energia pelas solas dos pés, nós imediatamente fincamos raízes na terra e trazemos a energia terrestre (yin) para a Órbita Microcósmica. O levantamento deve ser feito delicadamente e ser orientado por Yi.

Quando falamos de "Conectar a Ponte", estamos nos referindo aos exercícios acima, exceto que não levantamos o períneo. Levante delicada e ligeiramente os órgãos sexuais e o ânus, ao mesmo tempo que deixa o períneo totalmente relaxado. Depois de executar as primeiras contrações, quando você então relaxa o períneo, a energia terrestre continua a fluir pelo corpo, usando os princípios do sifão. Então nós conectamos a "Ponte" através do períneo dos órgãos sexuais até o ânus, usando o Yi para dirigir a energia. Isso combina efetivamente a energia terrestre e a sua energia sexual, e a direciona para a Órbita Microcósmica. Essa energia é circulada durante o Chi Kung Cósmico. Mantendo uma contração muito delicada você continua fincado na terra durante o exercício. Isso pode ser feito sentado ou em pé.

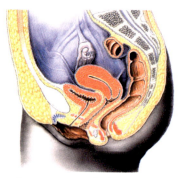 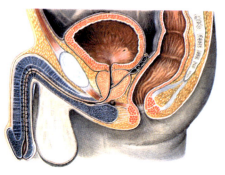

As mulheres contraem ligeiramente a vagina.   Os homens contraem ligeiramente o períneo e o ânus.

Fig. 8.4 Conectar a ponte: combinar as energias terrestre e celeste.

Preparação para a Cura Cósmica do Chi Kung

A Cura Cósmica do Chi Kung pode ser praticada tanto sentado quanto em pé. Sentado, relaxe o máximo possível e invoque o **Sorriso Interior Cósmico.**

1. Tome consciência do seu **coração** e ouça os seus **rins** com os seus sentidos interiores. Sorria para o seu coração e rins e sinta-os pulsando; sinta-os se comunicar e interagir um com o outro. **Kan** e **Li;** a água dos rins e o fogo do coração equilibram-se e **começam a se misturar.**
2. Abra as axilas como se estivesse segurando uma bolinha de pingue-pongue ali e mova ligeiramente os dedos para ativar o fluxo de Chi. Relaxe. **Sinta** as sensações do **fluxo de Chi:** sensações de formigamento, calor, pulsação, eletricidade e magnetismo.
3. Tome consciência das palmas das suas mãos. Atraia o Chi **ativando o processo da respiração óssea.** Torne-se consciente do períneo; puxe ligeiramente o períneo, os órgãos sexuais e o ânus e **"conecte a ponte".** (Lembre-se de relaxar o períneo.)
4. Respire nas palmas das mãos e solas dos pés, continuando a intensificar a sua ligação com a energia terrestre. Sorria para a energia

amarela da terra enquanto ela sobe pelos seus braços e pernas e inunda o seu corpo com a agradável energia Yin.
5. Inspire pelo ponto no **meio das sobrancelhas** e ative a sua conexão com a **força cósmica.** Sorria para a luz dourada da energia cósmica enquanto ela rodopia para dentro do ponto no meio das sobrancelhas e flui por todo o seu corpo, tratando e equilibrando a sua energia.
6. Inspire pelo ponto da **coroa** e ative a sua conexão com a **força celeste**. Sorria para a luz vermelha e violeta da força celeste enquanto ela flui para dentro do seu cérebro e lava o corpo com a sutil e pura energia Yang.
7. Coloque a ponta da sua língua de encontro à parte superior do palato, atrás da arcada dentária, numa posição confortável.
8. Quando começar a assumir as posturas do Chi Kung Cósmico, esteja sempre consciente do fluxo de Chi e das sensações que o acompanham.

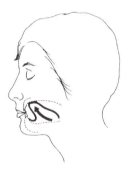

Fig. 8.5 Coloque a ponta da língua contra a parte superior do palato.

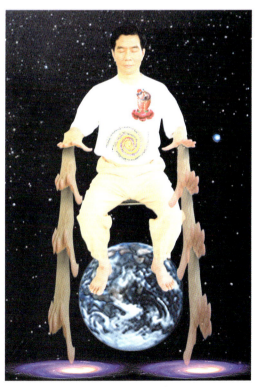

Fig. 8.6 Invoque o Sorriso Interior Cósmico.

Preparação em Pé para a Cura Cósmica do Chi Kung

1. Em pé, mantenha os **pés paralelos** e separados a uma distância igual à da largura dos seus ombros.

Empurre o seu **sacro** e a **pelve** ligeiramente para a frente até sentir os pés pressionados com maior firmeza no chão. Enquanto adianta a pelve, sinta as suas vértebras lombares fazerem pressão para fora; isso se chama **"Abrir a Porta da Vida".**

2. Relaxe o seu **peito** e deixe cair o **esterno.** Contraia o queixo ligeiramente e mantenha a **cabeça,** o **pescoço** e a **espinha** eretos como se a sua cabeça e a espinha estivessem suspensas de cima por uma corda.

3. Siga as mesmas instruções para a preparação do Chi Kung Cósmico.

Abertura para o Céu, a Terra e a Natureza

O mundo natural é a fonte da nossa força, do nosso poder. O Chi Kung Cósmico nos ensina sobre a natureza e as suas energias. No Tao, a natureza e o universo equivalem a Deus. Você faz parte da natureza e pode aprender com facilidade a se abrir para as forças do macrocosmo e deixá-las fluir para você. Isso é muito simples. Apenas sintonize-se nas freqüências ao seu redor. Os seus dedos são como antenas, que transmitem e recebem.

1. Para começar a sua prática do Chi Kung Cósmico, simplesmente **levante-se** e **sinta a energia ao seu redor.** Quando você se levanta ou se senta, tome consciência das solas dos seus pés (pontos da Fonte Borbulhante), fazendo uma boa conexão com a terra. O seu períneo (ponto Hui Yin) está relaxado e aberto. Você está se conectando com a força terrestre e pode se expandir muito além, abaixo, para o outro lado do universo. Esse é um tipo de energia.

2. Quando você puxa o **queixo para dentro, relaxe** ligeiramente **o peito** e adiante a cabeça ligeiramente para a frente; você começa a tomar consciência da força celeste. Esse é outro tipo de energia.

3. As características dos **Cinco Elementos** revelam-se como árvores lenhosas (força de crescimento), desertos escaldantes (força de expansão), montanhas terrestres (força estabilizadora), ar metálico (força de contração) e oceanos e lagos fluidos (força de reunião). Chamamos a combinação desses elementos de **"Força Cósmica".**

Portanto, a sua mente e o seu corpo aprendem a reunir, absorver, dirigir e transformar a energia celeste, terrestre e cósmica para o seu próprio uso. Essa é a essência do Chi Kung. Hoje em dia, dá-se muita ênfase a aprender movimentos e formas de Chi Kung. No entanto, se não houver sentimento interior, os movimentos valem muito pouco.

A força celeste é yang. A força terrestre é yin. Aprendendo a conectar as energia celeste e terrestre, você tem um instrumento poderoso para restaurar e manter o seu equilíbrio interior de yin e yang.

Descrição da Técnica

Antes de praticar cada uma das etapas do Chi Kung Cósmico deste capítulo e dos seguintes, comece com as espirais celestes e terrestres, conforme explicado na página 190.

Em primeiro lugar, **crie o campo de Chi.**

Mantenha cada uma dos posturas do Chi Kung Cósmico por pelo menos 5-30 segundos, aumentando o tempo gradualmente para 60-120 segundos por postura.

Observação: Ao manter as posturas, conte as respirações por 5 a 15 segundos, permanecendo consciente do **Tan Tien** e sentindo o Chi no Tan Tien, o qual então sobe para a **coroa** e se expande para o universo; procure fundir o seu Chi com o Chi universal e deixe que ele se multiplique de volta para as palmas das suas mãos. **Apenas tome consciência do "Tan Tien e o universo";** não se concentre nas palmas de maneira nenhuma.

Ao longo das partes I, II, III e IV, "Tan Tien e o universo" significa espiralar para dentro do Tan Tien e depois espiralar de volta para o universo, conectando "Tan Tien e o universo".

Parte I
Abertura para o Chi Celeste, Terrestre e Cósmico

Movimentos Preliminares

Esvazie a mente e o coração no Tan Tien.
Junte as mãos no centro do coração.
Sorria e faça o coração se acalmar; sinta amor, alegria e felicidade.
Volte a consciência para dentro e a percepção para fora.

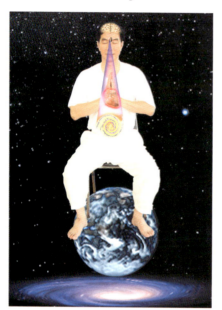 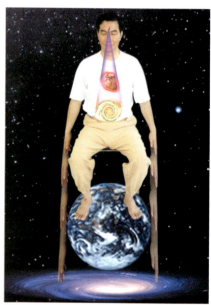

Fig. 8.7 Esvazie a sua mente e o coração no Tan Tien inferior.

Sinta as suas pernas se encompridarem, estendendo-se para baixo, para o centro da terra.
Sinta as suas mãos se encompridarem, estendendo-se para o universo abaixo.
Deixe a mente se expandir e tome consciência de todo o universo.
Sinta os ossos dos braços e das pernas "alongados" e comece a respiração óssea.
Sinta o Chi universal enchendo, acondicionando-se e comprimindo os ossos.
Atraia esse Chi para a parte de trás da sua coroa e sinta uma pressão pesada sobre a coroa; sinta um leve entorpecimento ou um leve fluxo elétrico de cima para baixo, como se fosse óleo escorrendo. "Focalize no Tan Tien e no universo." Conte até 5.

Como Canalizar a Força Terrestre — Como Lavar a Medula Óssea

Sorria para o **períneo,** as **palmas das mãos** e a **coroa.** Então, levante os braços devagar, com as palmas das mãos voltadas uma para a outra, o peito elevado, mantendo os cotovelos relaxados e voltados para baixo. Gire os braços devagar até que as palmas estejam viradas para baixo. Tome consciência do meio das sobrancelhas e sinta a sua respiração, contraindo ligeiramente os olhos e os músculos redondos ao redor dos olhos. Conecte a ponte do períneo apertando levemente os órgãos sexuais e o ânus; faça isso algumas vezes.

Descanse e **sorria para as solas dos pés,** sinta o Chi borbulhando, sinta como se estivesse em pé numa fonte de água quente, começando a borbulhar.

Tome consciência do seu Tan Tien e expanda a sua mente para baixo, passando pela terra para se conectar com a galáxia embaixo de você. Multiplique e traga de volta a sua mente para o Tan Tien. Gradualmente, sinta o Chi sendo absorvido através do corpo todo e absorva-o nos ossos e no corpo como um **vapor ou bruma ascendente.** Sinta a força terrestre passar pelo centro dos ossos e entrar na medula óssea, subindo pelas panturrilhas, as coxas (ossos do fêmur), através dos ossos dos quadris, da espinha, da **escápula,** dos **braços,** do **pescoço** e da **cabeça.** Por fim, **gire a energia ao redor do seu cérebro. "Tan Tien e o universo."**

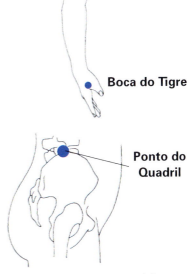

Fig. 8.8 Ative o quadril: Intestino Grosso 4, Pericárdio 8 e Intestino Delgado 3.

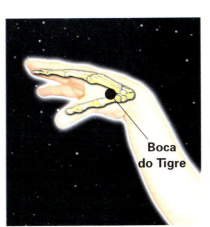

Levante ligeiramente o dedo indicador para ativar o Ponto Hegu (Intestino Grosso).

Fig. 8.9 Abra a "Boca do Tigre".

Em seguida, **estique os polegares para os lados e para baixo,** de modo que eles acabem apontando para baixo, para a terra. Isso ativa o Intestino Grosso 4 (Hegu). O Intestino Grosso 4 (LI-4) encontra-se na faixa de tecido entre o polegar e o dedo indicador. Ele é chamado de "olho da mão"; essa região é também conhecida como a "Boca do Tigre".

Devagar, retraia os cotovelos e abaixe as mãos até que as palmas estejam voltadas para baixo, ao lado do "olho do quadril" (a crista ilíaca), com o "olho da mão" (Intestino Grosso 4) alinhado com o "olho do quadril". Tome consciência do Tan Tien (Yi, o cérebro abdominal) e expanda a sua mente para o espaço, para o cosmo e o universo. Lembre-se: os dedos e o ponto de energia atuam como um *laser* para ajudar a guiar o fluxo de força universal; assim que você se concentrar nos dedos ou nas palmas, estará começando a usar a sua própria energia. Sinta o seu Tan Tien e a coroa cheios de Chi. Apenas use a intenção da sua segunda mente, ligeiramente consciente da região entre os quadris e os pontos LI-4. Focalize o Tan Tien e o universo. Isso irá ativar os pulmões e o intestino grosso. **Mantenha assim por 30 segundos** e aos poucos vai sentir que o colo ascendente e o colo sigmóide foram ativados; pode ser que você sinta algum movimento ao redor dessa região.

Use o seu Yi para girar as mãos de modo que os dedos primeiro apontem para fora, depois para trás, vire as palmas para cima e por fim aponte o dedo médio para dentro, para o olho do quadril. Tan Tien e o universo — **95% consciente do "Tan Tien e o universo" e 5% consciente da energia fluindo para a frente e para trás entre as pontas dos dedos médios** (Pericárdio 9); sinta o Chi atravessando os quadris. Isso irá ativar o pericárdio.

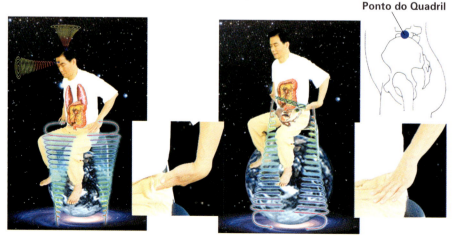

Fig. 8.10 Ative a energia do órgão.

CHI KUNG CÓSMICO... 201

Gire as mãos de novo até que os dedos estejam apontando para a frente, com as **palmas viradas para cima.** Alinhe os gumes da faca (Intestino Delgado 3) com os olhos do quadril. "Focalize o Tan Tien e o universo." Esteja ligeiramente consciente da energia passando para a frente e para trás entre as duas mãos. Isso irá ativar o coração e o intestino delgado.

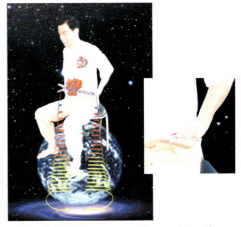

Fig. 8.11 Ative o coração e o intestino delgado.

Absorva a Força Celeste
Como Lavar a Medula Óssea — Da Coroa às Solas dos Pés

Estenda os braços para à frente, à altura do peito, com as palmas viradas para cima.

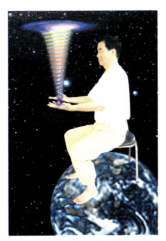

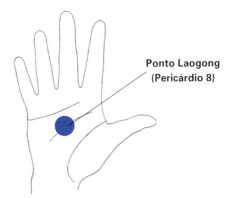

Fig. 8.12 Atraia a energia celeste para as palmas das mãos.

Tome consciência do **Tan Tien, da coroa e da estrela acima de você.** Expanda a sua mente (Yi) para o universo e faça conexão com a galáxia. Tome consciência das palmas das mãos e da coroa, que estão conectadas com a galáxia. Ative o ponto Laogong (Pericárdio 8).

Sinta a energia celeste vir diretamente para as palmas das suas mãos e tome consciência da luz violeta da Estrela Polar e da luz vermelha da Ursa Maior, ambas brilhando de modo radiante.

Imagine-se segurando o cabo da concha da Ursa maior e derrame a "concha" de luz sobre a sua cabeça. Atraia essa luz por meio das

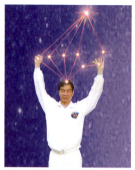

Fig. 8.13 Segure a Ursa Maior.

palmas das mãos e do ponto da coroa e sinta-a lavando a sua medula óssea. Lembre-se sempre do seu Tan Tien. **Dirija as sensações para baixo, através da cabeça, das vértebras cervicais, da clavícula, das escápulas e do esterno. Ative a sua glândula timo e continue atraindo a luz de cura celeste para a caixa torácica, os braços, a espinha, os quadris, os fêmures e os ossos da panturrilha, os pés e os ossos dos dedos dos pés. Tome consciência das solas borbulhando para o períneo e até a coroa.**

Balance ligeiramente o corpo como se andasse a cavalo; isso ajudará a manter a espinha aberta e o Chi poderá fluir com facilidade durante todo o exercício.

Absorva a Força Terrestre e o Outro Lado da Galáxia

Gire os braços até que as **mãos estejam com as palmas voltadas para baixo.**

Levante ligeiramente os dedos indicadores e estenda os polegares primeiro um para o outro e depois para o chão. Esteja 95% consciente do "Tan Tien e o universo" e 5% dos dedos indicadores e dos dedões dos pés. Espere até sentir o Chi entrar. Encha as articulações dos dedos até os pulsos; sinta-os "tensos mas não tensos" e deixe o **Chi continuar a encher as articulações** até os cotovelos, subindo para os ombros e aos poucos para o pescoço e a cabeça. Suba dos dedões dos pés para as pernas até os quadris, depois passe pela espinha e a caixa torácica, **preenchendo todas as articulações do corpo.**

Tome consciência do Tan Tien e o universo e fique apenas ligeiramente consciente das palmas das mãos (Laogong), das solas dos pés (Rins 1/Fonte Borbulhante), e do períneo (Vaso da Concepção 1/Hui Yin), todos borbulhando. Ative esses pontos, sinta a energia terrestre e continue sorrindo para a terra para se conectar com a galáxia, a Via Láctea e o universo. Atraia essa luz por meio das palmas das mãos e das solas dos pés e deixe-a banhar o centro dos seus ossos dos pés para cima. Deixe-a **avançar rapidamente e limpar a sua medula.** Imagine todas as impurezas ou doenças sendo retiradas dos seus ossos e drenadas para a terra, onde serão recicladas e purificadas.

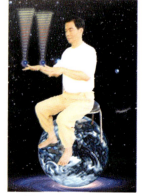

Fig. 8.14 Abra os dedos indicadores.

Movimentos Essenciais da Parte I

Pegando a Lua

Conectando as Forças Celestes e Terrestres — Lado Direito sobre o Esquerdo

Posição Aberta: Força Celeste — Levante ligeiramente os dedos indicadores para abrir as palmas das mãos. Mantenha os braços elevados, inclinando os cotovelos de modo que a mão esquerda fique embaixo do cotovelo direito, com o dedo indicador esquerdo apontando para cima, para o Coração 3.

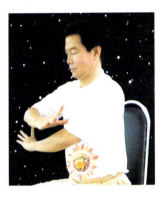
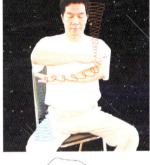

Fig. 8.15 Conclua o circuito celeste.

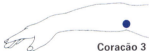

Coração 3

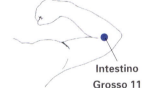

Intestino Grosso 11

O dedo indicador direito está apontando para cima, para o céu, e conectando a galáxia. O antebraço direito está acima do antebraço esquerdo, com a ponta do dedo indicador direito posicionada acima do ponto do Intestino Grosso 11, no braço esquerdo.

O **dedo indicador direito atrai a força celeste** como uma antena. A força sobe pelos ossos do braço direito, atravessa os ombros para o braço esquerdo e passa pelos ossos do braço direito até a ponta do dedo indicador esquerdo. Ela **então atravessa o dedo indicador da mão esquerda** para o ponto do Coração 3 do braço direito, **concluindo o circuito celeste.** Continue fazendo o ciclo dessa maneira. Mantenha a posição e conte até cinco.

A técnica usa a "Força Vazia"; isso significa que não há contato. Os dedos devem estar "tensos sem tensão". Ao tensionar e levantar o dedo indicador, você sente o ponto Laogong se abrindo.

Posição Fechada: Tan Tien, terra e força universal — mantendo os braços na mesma posição, mova ambos os dedos indicadores para apontar para baixo. O **dedo indicador direito agora irá apontar para o ponto do Intestino Grosso 11 do braço esquerdo e o dedo indicador esquerdo irá apontar para baixo, para a terra,** e continua voltado para baixo, para se conectar com o universo. Atraia a força terrestre por meio do dedo indicador esquerdo, trazendo-a através dos ossos do braço esquerdo, através dos ombros, pelo braço direito e para o dedo indicador direito, saindo para o ponto do Intestino Grosso 11 no braço esquerdo. Continue fazendo o ciclo dessa maneira, **completando o circuito terrestre.**

Abra e feche três vezes completamente, terminando na posição aberta. Ao final de cada posição, conte cinco segundos.

Como Segurar e Ativar a Bola de Chi
Tan Tien e a Força Original — Lado Direito sobre o Esquerdo

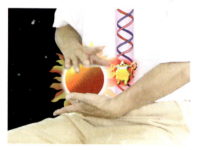

Fig. 8.16 Lado direito sobre o esquerdo: "segurando a bola".

Vire a **palma da mão esquerda para cima** e abaixe-a para o Tan Tien com a faca de Chi apontando para dentro.

Abaixe a palma da mão direita para o umbigo, a palma voltada para baixo, como se você estivesse segurando uma pequena bola de Chi. Abaixe o polegar direito e aponte para o ponto Laogong esquerdo. Isso abre o olho da mão direita (LI-4), depois aponte-o para o umbigo. Tome consciência do Tan Tien e do universo.

Palmas Yin/Yang

Separe as mãos e estenda-as para fora na frente do corpo, à altura do umbigo. A **palma esquerda** ainda está virada para cima e é **yang,** atraindo a força celeste por meio do Laogong. A **palma direita** ainda está voltada para baixo e é **yin,** atraindo a força terrestre e da galáxia que vem de baixo.

Conclua virando a palma esquerda para ficar voltada para baixo. **Atraia a força terrestre por meio das palmas das duas mãos.**

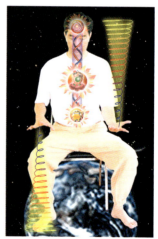

Fig. 8.17 Palmas yin e yang: a mão direita conecta a terra e a esquerda, o céu.

CHI KUNG CÓSMICO...

Lado Esquerdo: Repita do lado esquerdo com o braço esquerdo sobre o direito. Segure a bola de Chi, a mão esquerda por cima. Mantenha essa posição por 5 segundos.

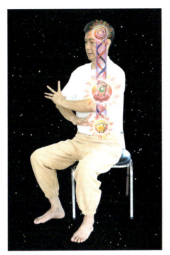

Fig. 8.18 Abra o circuito celeste. Depois, a mão de baixo desliza e vira com a palma para cima e o braço de cima vira para segurar a bola de Chi.

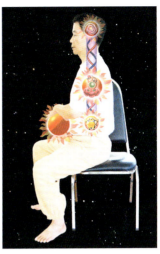

Fig. 8.19 Segurando a bola de Chi: lado esquerdo sobre o direito.

Movimentos de Encerramento
Ative os Canais de Chi — Equilibre os Órgãos

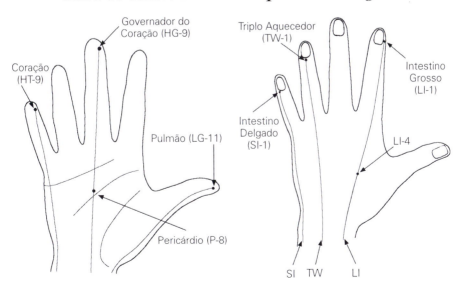

Fig. 8.20 Arte do dedo.

Os movimentos de encerramento equilibram a energia dos órgãos ao mesmo tempo que ativam os canais de Chi.

Mantenha os braços estendidos para a frente com as palmas para baixo, à altura do plexo solar. Para cada etapa, mantenha uma contagem de cinco segundos.

Dedos indicadores:

Tensione todos os dedos e sinta o Chi enchendo todas as articulações; abra os dedos indicadores, levantando-os, ao mesmo tempo que mantém os demais dedos nivelados.

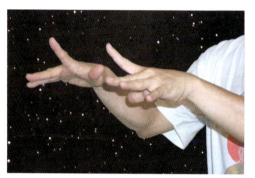
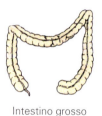

Intestino grosso

Fig. 8.21 Ative os dedos indicadores: para cima.

A tensão deve ser como a corda de um instrumento musical afinado. Quando o Chi celeste é levemente tensionado, vai penetrar nos dedos indicadores.

Relaxe as mãos e retorne os dedos indicadores à posição neutra, nivelados com os outros dedos.

Estique e tensione todos os dedos e **empurre os dedos indicadores para apontarem para baixo,** para a terra, e continue indo para baixo, para o universo. Mantenha os outros dedos nivelados. **Atraia a energia terrestre por meio dos dedos indicadores e circule-a através do corpo.**

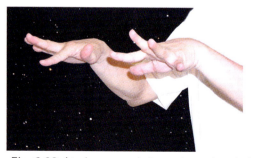
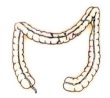

Energia para o intestino grosso

Fig. 8.22 Atraia a energia terrestre pelos dedos indicadores: voltados para baixo.

Volte os dedos indicadores à posição neutra e relaxe as mãos.

Novamente, **abra os dedos indicadores, levantando-os,** enquanto mantém os demais dedos nivelados. **Atraia o Chi celeste por meio dos dedos indicadores.**

Retorne os dedos indicadores à posição neutra e relaxe as mãos.

Dedos anulares:

Estique os dedos anulares para baixo, para a terra, mantendo os demais dedos nivelados. Atraia a energia terrestre por meio dos dedos anulares e faça-a circular através do corpo.

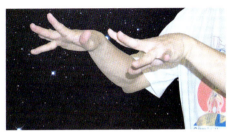
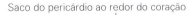
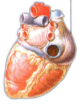

Saco do pericárdio ao redor do coração

Fig. 8.23 Atraia a energia terrestre por meio dos dedos anulares.

Retorne os dedos anulares para a posição neutra e relaxe as mãos.

Novamente, abra os dedos indicadores, elevando os dedos indicadores, ao mesmo tempo que mantém os demais dedos nivelados e atraia o Chi celeste por meio dos dedos indicadores.

Retorne os dedos indicadores para a posição neutra novamente e relaxe as mãos.

Polegares:

Estique os polegares para fora e para baixo, na direção da terra, mantendo os demais dedos nivelados. Atraia a energia terrestre por meio dos polegares e faça-a circular através do corpo.

Retorne os polegares à posição neutra e relaxe as mãos.

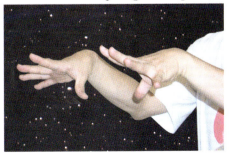
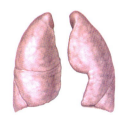

Pulmões

Fig. 8.24 Atraia a energia terrestre pelos polegares.

Novamente, abra os dedos indicadores, elevando-os, ao mesmo tempo que mantém os demais dedos nivelados e atraia o Chi celeste por meio dos dedos indicadores.

Retorne os polegares à posição neutra e relaxe as mãos.

Dedos mínimos:

Estique os dedos mínimos para fora e para baixo, na direção da terra, mantendo os demais dedos nivelados. Atraia a energia terrestre por meio dos dedos mínimos e faça-a circular através do corpo.

Retorne os dedos mínimos à posição neutra e relaxe as mãos.

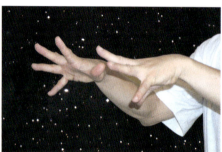

Fig. 8.25 Atraia a energia terrestre por meio dos dedos mínimos.

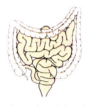

Intestino delgado

Novamente, abra os dedos indicadores, elevando-os, ao mesmo tempo que mantém os demais dedos nivelados. Atraia o Chi celeste por meio dos dedos indicadores.

Retorne os indicadores à posição neutra e relaxe as mãos.

Dedos médios:

Estique os dedos médios para fora e para baixo, na direção da terra, mantendo os demais dedos nivelados. Atraia a energia terrestre por meio dos dedos médios e faça-a circular através do corpo.

Retorne os dedos médios à posição neutra e relaxe as mãos.

Novamente, abra os dedos indicadores, elevando-os, mantendo os demais dedos nivelados. Atraia o Chi celeste por meio dos dedos indicadores.

Retorne os dedos indicadores à posição neutra e relaxe as mãos.

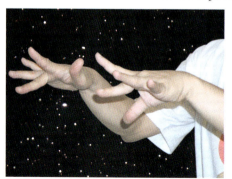

Fig. 8.26 Atraia a energia terrestre por meio dos dedos médios.

Coração

Bico do Grou e Engolir a Saliva

Forme o "Bico do Grou" com ambas as mãos, juntando todos os dedos com os polegares para dentro. **Inspire** e **contraia os órgãos sexuais.**

Mova a língua e sugue a boca para **ativar a saliva.** Divida-a em três partes, comprimindo o pescoço e engolindo a **primeira parte** para o centro do **umbigo;** force o **segundo** bocado de néctar para baixo, para o **lado esquerdo do umbigo,** e o **terceiro** para o **lado direito do umbigo.** Levante os antebraços à altura dos ombros, com os dedos apontando para baixo. Devagar, abra as palmas das mãos e comece a baixar os braços para os lados, até que as palmas estejam de frente uma para a outra, antes da posição inicial.

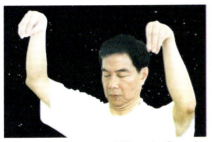

Fig. 8.27 Forme o "Bico do Grou".

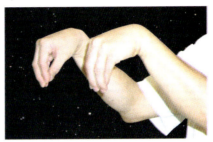

Fig. 8.28 Levante os antebraços até os ombros.

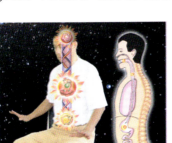

Fig. 8.29 Abaixe os braços para os lados.

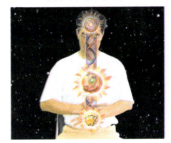

Fig. 8.30 As palmas se opõem para cobrir o umbigo.

Conclusão:

Desloque a consciência para o umbigo. Observe a qualidade e a intensidade da energia gerada e **reúna a sua energia no umbigo.** Os homens colocam as mãos sobre o umbigo com a mão direita em cima; as mulheres vice-versa. Descanse.

Resumo:

Pratique a Parte I diariamente, por uma ou duas semanas, até conseguir fazê-la bem. Então pode seguir em frente e aprender a Parte II.

Parte II
Como Abrir os Canais de Ponte e Reguladores

Teoria

O Chi flui através do seu corpo por meio de numerosos canais ou meridianos. Os canais são divididos em dois grupos principais: os canais **extraordinários** ou especiais e os canais **regulares.** Depois que o óvulo da sua mãe e o espermatozóide do seu pai se uniram para formar uma célula única, essa célula começou a se dividir. Os canais extraordinários foram os primeiros canais de energia formados como resultado daquela divisão celular inicial.

Existem **Oito Canais Extraordinários:**
Canal Governador
Canal Funcional ou da Concepção
Canal Impulsor
Canal do Cinturão
Canal Regulador Yang
Canal Regulador Yin
Canal de Ponte Yang
Canal de Ponte Yin

Mais tarde, quando o seu feto se desenvolveu, o seu Chi original passou a fluir pelos oito canais extraordinários para ajudar a criar os seus órgãos internos e os seus canais de energia. Esses doze "canais regulares" são divididos em yin e yang. Os canais yin estão conectados aos órgãos sólidos e os canais yang estão conectados aos órgãos ocos.

Os **Doze Canais Regulares:**
Canal do Pulmão (yin)
Canal do Intestino Grosso (yang)
Canal do Estômago (yang)
Canal do Baço (yin)
Canal do Coração (yin)
Canal do Intestino Delgado (yang)
Canal da Bexiga (yang)
Canal dos Rins (yin)
Canal do Pericárdio (yin)
Canal do Triplo Aquecedor (yang)
Canal da Vesícula Biliar (yang)
Canal do Fígado (yin)

Esses doze órgãos servem para retirar a energia dos alimentos e da água que ingerimos e do ar que respiramos, para produzir energia mediante os processos metabólicos da respiração, da circulação, da digestão, da eliminação e da reprodução. Essa energia é chamada de Chi pós-natal, uma vez que ela surge depois que nascemos. Assim, os canais extraordinários servem como a ligação entre o nosso Chi original ou pré-natal, que recebemos da nossa mãe e do nosso pai, e o nosso Chi pós-natal, que deriva do alimento que ingerimos e do ar que respiramos, como um resultado do metabolismo.

Funções Gerais dos Oito Canais Extraordinários

Eles servem como reservatórios de Chi.

Cerca de duzentos anos atrás, foi escrito um dos mais importantes livros de medicina chinesa, o *Nan Ching*. Esse livro clássico apresenta os doze canais regulares como rios e os oito canais extraordinários como reservatórios de Chi. Quando os canais regulares tornam-se deficientes de energia, eles podem tirá-la dos reservatórios de energia dos canais extraordinários. Por outro lado, se os canais regulares tornam-se cheios demais, o excesso pode ser absorvido pelos canais extraordinários. Dessa maneira, os canais extraordinários ajudam-nos a manter o nosso corpo energético equilibrado.

Eles armazenam e fazem circular o Ching Chi.

Todos os canais extraordinários tiram a sua energia dos rins, que são os armazéns de Ching Chi (energia essencial ou sexual) do corpo. Assim, os canais extraordinários fazem o Ching Chi circular por todo o corpo, especialmente pela pele e pelos cabelos, e para os cinco órgãos ancestrais: o cérebro e a coluna vertebral, a medula óssea, o sangue, o útero, e o fígado e a vesícula biliar.

Eles fazem circular o Chi protetor, para defender o corpo.

O Chi que protege o corpo contra a invasão de agentes patogênicos é chamado Chi protetor ou Wei Chi. Os canais extraordinários fazem circular o Chi protetor nas costas, no abdome e no tórax. Essas funções são desempenhadas pelo Canal Governador, pelo Canal Funcional e pelo Canal Impulsor, respectivamente.

Eles regulam os nossos ciclos vitais.

No primeiro capítulo do *Clássico de Medicina Interna do Imperador Amarelo (Huang Di Nei Ching Su Wen),* outro dos livros clássicos da medicina chinesa, as mudanças vitais de mulheres e homens são consideradas em ciclos de sete e oito anos, respectivamente. O Canal Funcional e o Canal Impulsor comandam esses ciclos.

Os Oito Canais Extraordinários e o Chi Kung

Existem poucos textos disponíveis hoje em dia que expliquem a finalidade e o funcionamento dos oito canais extraordinários e seu lugar na prática do Chi Kung. Para confundir ainda mais a matéria, os canais extraordinários e os pontos usados no Chi Kung são com freqüência bem diferentes dos usados na acupuntura, muito embora possam receber os mesmos nomes!

A maioria dos acupunturistas presta pouca atenção aos oito canais extraordinários no diagnóstico e no tratamento, com a exceção de alguns pesquisadores japoneses modernos. Em contraposição, os canais extraordinários têm sido de importância especial para os taoístas e praticantes do Chi Kung há milhares de anos. Os taoístas consideram os canais extraordinários como a base da nossa energia corporal, como a ponte entre o nosso Chi original ou pré-natal e o nosso Chi pósnatal; esses canais nos afetam no nível mais profundo da nossa energia constitucional básica.

Portanto, os taoístas concentram-se em abrir o fluxo de energia por meio dos oito canais extraordinários como um pré-requisito para abrir o fluxo de energia nos doze canais regulares. No sistema do Tao Universal, primeiro abre-se o Canal Governador e o Canal Funcional na Meditação da Órbita Microcósmica. O segundo par, os Canais Impulsor e do Cinturão, são abertos na Meditação da Fusão dos Cinco Elementos, nível II. Os últimos quatro canais, os Canais de Ponte Yin e Yang e os Canais Reguladores Yin e Yang, são abertos no terceiro nível da Meditação da Fusão dos Cinco Elementos. Depois de abrir todos os oito canais, no nível seguinte da meditação alquímica interior taoísta, chamada de Iluminação Secundária de Kan e Li, os doze canais regulares são então abertos.

Funções Especiais dos Canais de Ponte e Reguladores

Os Canais de Ponte e Reguladores não possuem pontos próprios. Eles tomam emprestados pontos dos outros canais "regulares", interligando e controlando o fluxo através de todos os canais individuais do corpo. Os Canais de Ponte e Reguladores percorrem os mesmos caminhos. Não existe uma diferença "verdadeira" entre eles. Ambos se conectam ou "fazem a ponte para" e "regulam" o fluxo de Chi nos meridianos do corpo.

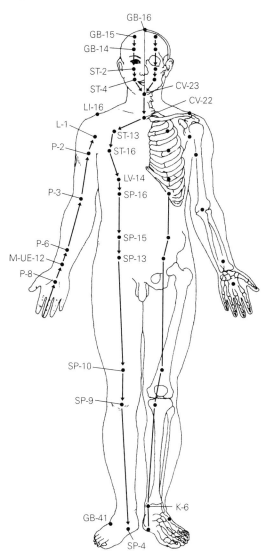

Fig. 8.31 Canais de Ponte e Regulador Yin.

Função Chiao Mo dos Canais de Ponte Yin e Yang

Os Canais de Ponte, também chamados Vasos do Calcanhar, uma vez que se originam nos calcanhares, regulam a quantidade de energia que é usada por todos os outros meridianos do corpo. Eles funcionam como uma ponte, interligando o Chi armazenado no corpo e nas regiões carentes de Chi. Normalmente, se um meridiano usa mais energia do que necessita para fluir adequadamente, então os outros meridianos tornam-se deficientes em conseqüência disso. Assim, os Canais de Ponte procuram assegurar que a sua energia seja distribuída de maneira equilibrada. O Canal de Ponte Yin corre pela frente ou lado yin do corpo, ao passo que o Canal de Ponte Yang corre pelas costas do corpo.

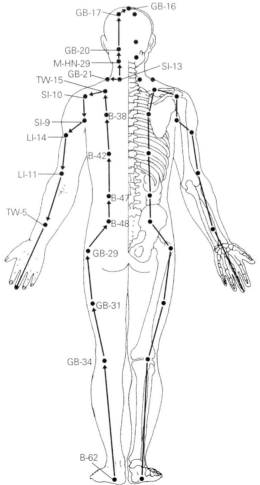

Fig. 8.32 Canais de Ponte e Regulador Yang.

Distúrbios dos Canais de Ponte

Excesso de Energia Yang

Quando a energia yin é retardada nos Canais de Ponte, a energia yang flui mais rapidamente. O yang excessivo pode causar os seguintes problemas: insônia, dificuldade de fechar os olhos, hipertensão, tensão nas costas e na cintura, incapacidade de se inclinar, tumores nas coxas, resfriados fortes, suor espontâneo, dores de cabeça, olhos doloridos, paralisia dos braços e pernas, vômito do leite em crianças pequenas, surdez, epilepsia, corrimento nasal, inchaço do corpo, dor nas articulações e suor na cabeça.

Excesso de Energia Yin

Quando a energia yang é retardada nos Canais de Ponte, a energia yin se desloca mais rapidamente. O yin em excesso causa os seguintes problemas: sonolência, dificuldade de manter os olhos abertos, hipotensão, sufocação, dor ao urinar, estômago ruidoso, vômitos, diarréia, movimentos peristálticos estomacais dificultados, trabalho de parto dificultado e inconsciência.

Canais Reguladores

Função Wei Mo Yin e Yang

Os Canais Reguladores, também chamados de Vasos de Ligação, reúnem todos os meridianos do corpo. Os Canais reguladores também são divididos em yin e yang. O aspecto yin, que corre pela frente do corpo, movimenta a energia yin e regula o sangue e as partes internas do corpo. Ele se conecta com todos os canais yin: os canais do Fígado, do Baço, dos Rins, do Coração, do Pericárdio e dos Pulmões. Se o aspecto yin tornar-se desequilibrado, a pessoa pode sofrer de dores cardíacas.

O aspecto yang, que corre pelo lado de trás do corpo, movimenta a energia yang, controla o Chi protetor, regula a resistência a infecções de origem externa e regula as partes externas do corpo. Ele se conecta com todos os canais yang: os canais do Estômago, da Bexiga, da Vesícula Biliar, do Intestino Grosso, do Triplo Aquecedor e do Intestino Delgado. Se o aspecto yang tornar-se desequilibrado, a pessoa poderá contrair resfriados e febres com facilidade.

Por reunir os diversos canais, os Canais Reguladores ajudam a manter uma interação harmoniosa e cooperativa entre os diferentes canais.

Os Canais Reguladores na Yoga Taoísta e no Chi Kung são ligeiramente diferentes dos apresentados nos textos de acupuntura. Os Canais Reguladores do Chi Kung incluem também os caminhos yin e yang nos braços; alguns textos de Yoga Taoísta também se referem aos caminhos nos braços como Yin Yu e Yang Yu. Os textos de acupuntura, por outro lado, incluem apenas os caminhos das pernas, do tronco e da cabeça. Muitos textos recentes sobre o Chi Kung, ignorando essas diferenças, apresentam ilustrações de textos de acupuntura apenas, contribuindo ainda mais para a confusão.

Distúrbios dos Canais Reguladores

Excesso de Energia Yang

Quando a energia yin é retardada nos Canais Reguladores, a energia yang se move mais rapidamente. O excesso de yang pode causar os seguintes problemas: inchaço e dor nas articulações, joelhos frios, paralisia dos braços e das pernas, dor nas costas e laterais do corpo, dores musculares, dor na cabeça, pescoço e borda das sobrancelhas, febre, erupções da pele, transpiração noturna, tétano, olhos vermelhos e doloridos, resfriados e febres superficiais.

Excesso de Energia Yin

De maneira semelhante, quando a energia yang é retardada nos Canais Reguladores, a energia yin se move mais rapidamente. O excesso de yin pode causar os seguintes problemas: dor no coração, diarréia e estômago ruidoso, dificuldade de engolir, dor em ambos os lados do peito, doenças associadas ao resfriado e convulsões.

Resumo

Os Canais de Ponte e Reguladores interligam todos os canais yin e yang do corpo e controlam o fluxo de energia nesses canais para manter um estado de equilíbrio energético no corpo. Os canais usados para a meditação são um tanto diferentes dos encontrados nos textos médicos chinese e diagramas de acupuntura. Isso acontece porque as suas finalidades são diferentes.

A medicina chinesa visa restaurar a saúde das pessoas doentes. Os pontos a ser tratados devem ser superficiais uma vez que podem ser ativados pelas agulhas da acupuntura.

O Chi Kung e a meditação taoísta visam manter a saúde e levar o indivíduo além da mera saúde física, para a imortalidade espiritual. Os canais e pontos podem estar localizados profundamente no corpo, uma vez que a energia é dirigida pela mente ou por posturas e movimentos em vez de agulhas.

Os movimentos usados no Chi Kung Cósmico Parte II para ativar os Canais de Ponte e Reguladores são relativamente simples. Para dominar completamente os Canais de Ponte e Reguladores, você deve aprender e praticar o terceiro nível da Meditação de Fusão dos Cinco Elementos. Uma vez feito isso, essa parte da prática do Chi Kung Cósmico será especialmente importante e equilibradora para você.

Prática

Movimentos Preliminares

Os Movimentos Preliminares dessa segunda parte do Chi Kung Cósmico são os mesmos que os da primeira parte. Por enquanto, você deve se familiarizar com esses movimentos, portanto eles serão explicados rapidamente. Para uma explicação mais detalhada, consulte a Parte I, Movimentos Preliminares.

Mãos abaixadas nos lados, com as palmas voltadas uma para a outra. Comece a respiração óssea. Tome consciência do Tan Tien e absorva o Chi cósmico. Tome consciência do Tan Tien e canalize as forças terrestre e galática.

Lavando a Medula Óssea

Erga os braços à altura do peito: as palmas das mãos voltadas uma para a outra. Gire os braços até que as palmas fiquem voltadas para baixo. Abra a "Boca do Tigre": dedo indicador para cima, polegar para baixo.

Ative e Irradie para o Olho do Quadril

    A. Intestino Grosso 4 — Olho da Mão
    B. Pericárdio 9 — Ponta do Dedo Médio
    C. Intestino Delgado 3 — Gume da Faca da Mão

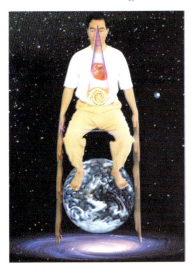 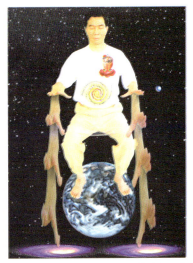

Fig. 8.33 Mãos abaixadas nos lados. Desça a mente para o Tan Tien.

Fig. 8.34 Abra a "Boca do Tigre".

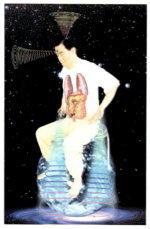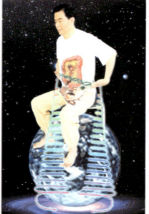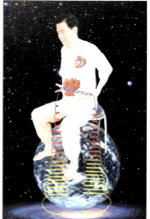

Fig. 8.35 Ative o Intestino Grosso, o Pericárdio e o Intestino Delgado.

Tome consciência do Tan Tien e absorva a Força Celeste Lavando a Medula Óssea, da Coroa às Solas dos Pés

Estenda os braços para a frente, as palmas voltadas para cima. Tome consciência do Tan Tien e absorva a força celeste. Gire os braços até que as palmas estejam voltadas para baixo. Levante os dedos indicadores ligeiramente. Absorva o Chi terrestre.

Ponto do Quadril

Fig. 8.36
A. Tome consciência do Tan Tien e absorva a força celeste.

B. Dedos indicadores para cima: tome consciência do Tan Tien e absorva a força terrestre e a universal.

A. 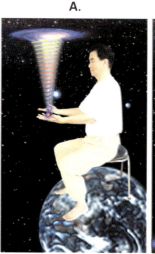 **B.**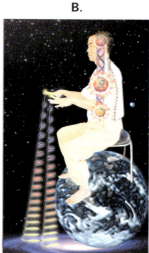

Movimentos Essenciais da Parte II
Abrindo os Canais de Ponte e Reguladores

Ative o Centro da Garganta — Lado Direito

Mantendo os cotovelos abaixados, levante a palma da mão esquerda primeiro, de modo que ela fique a uns 2,5 centímetros à frente do centro da garganta (Vaso da Concepção 22), a palma voltada para dentro. Em seguida, levante a mão direita de modo que ela fique a cerca de 2,5 centímetros na frente da mão esquerda, a palma voltada para dentro. Alinhe o ponto do Pulmão 10 no meio da proeminência da base do polegar da mão esquerda com o **centro da garganta. Sinta o Chi atravessar o pescoço até o C-7.** Continue sorrindo para o universo e conecte-se para o universo atrás. Mantenha por uma contagem de 5 a 30 e sinta o centro da garganta ativado.

Afaste ambas as mãos devagar como se estivesse puxando seda; quando a sensação diminuir, ou a seda começar a romper, pare aí. Fique quieto e sinta a irradiação conectar o centro da garganta com o C-7 e o universo. Mantenha a irradiação de energia enquanto aproxima e afasta três vezes ao todo, terminando com as mãos como antes.

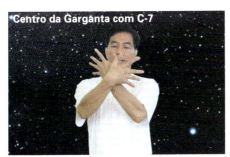

Fig. 8.37 Conecte-se com o Centro da Garganta.

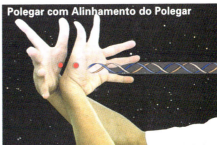

Fig. 8.38 Sinta a conexão com o universo ao fundo.

Ative o Centro das Sobrancelhas — Lado Direito

Tome consciência do Tan Tien e do universo. Mantendo os pontos do Pulmão 10 alinhados, levante as mãos até um ponto ao nível do meio das sobrancelhas, a uns 2,5 centímetros à frente do rosto. **Mantenha os pontos alinhados e irradie a energia atravessando ambas as mãos no ponto do meio das sobrancelhas e através da base da cabeça.** Continue sorrindo e estendendo para fazer uma conexão com a parte posterior do universo por uma contagem de 5 a 30.

Use apenas 5% da percepção para afastar ambas as mãos muito lentamente, como se estivesse **puxando seda;** continue a afastar até sentir a conexão com o meio das sobrancelhas, os pontos C-7 e o uni-

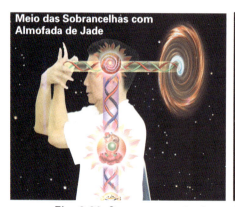 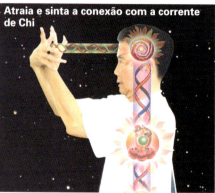

Fig. 8.39 Conecte o meio das sobrancelhas, a Almofada de Jade e o universo ao fundo.

verso, mantendo o feixe de energia durante o movimento. Aproxime e afaste três vezes ao todo, terminando com as mãos como começou.

Mantendo as palmas e proeminências dos polegares (Pulmão 10) alinhados, mova as mãos para a posição em frente ao centro da garganta. Mantendo os antebraços na horizontal e os ombros elevados, separe as mãos de modo que o ponto Laogong esteja alinhado na frente do Estômago 13, logo **abaixo da clavícula**, numa linha vertical acima do mamilo ou linha mamilar. Os dedos médios devem quase se tocar. **Irradie energia dos pontos Laogong para o ST-13 através das costas ao lado da espinha e conecte-se com o universo.** Você estará seguindo essa linha vertical, que atravessa os mamilos, desce pelo tronco ao nível do umbigo, **parando para concentrar e irradiar energia nos pontos essenciais ao longo do caminho.** Em cada um desses, concentre o seu Yi em irradiar energia para os órgãos dentro de cada posição. O Estômago 13 é a localização que ativa o Coração e os Pulmões. Sinta a mudança da sua respiração quando ativar os pulmões.

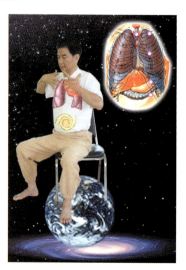

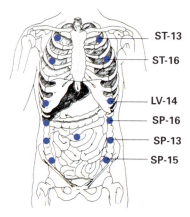

Fig. 8.40 Irradiando energia no ST-13.

Abaixe as mãos pela linha mamilar até o Estômago 16, cerca de uns 2,5 centímetros acima do mamilo (no espaço entre a terceira e a quarta costelas). O Chi se conecta com as costas e com o universo. Novamente, irradie energia para energizar e equilibrar o **coração e o meio dos pulmões.** Abaixe as mãos para o Fígado 14 (cerca de 5 a 7,5 centímetros abaixo do mamilo no espaço entre a sexta e a sétima costelas). Irradie a energia de cura no **fígado e na vesícula biliar.** Sinta o Chi ou a vibração das palmas ativarem o fígado e sinta e energia entrando ali.

Baixe as mãos para o **Baço,** SP-16 (logo abaixo da caixa torácica na linha mamilar). Irradie a energia de cura no **estômago, no pâncreas e no baço e no fígado.** Imagine os órgãos recebendo o Chi do cosmo e do universo.

Baixe as mãos para o Baço, SP-15 (na linha mamilar ao nível do umbigo). Irradie a energia de cura das suas palmas para o **intestino delgado e o Tan Tien.**

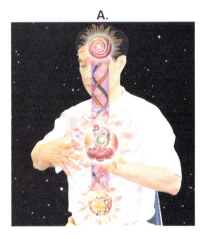
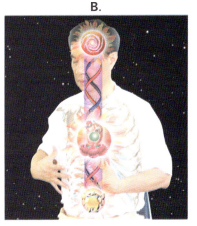

Fig. 8.41 **A.** Energize e equilibre os pulmões, em ST-16.
B. Energize e equilibre o fígado e a vesícula biliar, em LV-14.

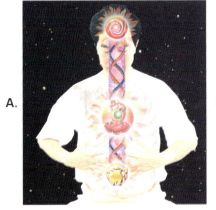
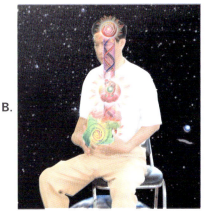

Fig. 8.42 **A.** Energize o estômago, o pâncreas, o baço e o fígado em SP-16.
B. Energize o Tan Tien e o intestino delgado em SP-15.

Segure a Bola de Chi — A Mão Direita por Cima

Vire a **palma da mão esquerda para cima** e alinhe a Faca de Chi com o Tan Tien. Vire a **palma da mão direita para baixo** e alinhe o olho da mão (LI-4) com o umbigo. Sinta as suas palmas segurando uma bola de Chi e sinta uma **bola de Chi dentro do Tan Tien.** Sinta a bola de Chi se conectar com o Chi cósmico lá fora. Sinta os pólos norte (normalmente à esquerda) e sul (normalmente à direita) nas mãos. Abaixe o polegar direito para apontar para o ponto Laogong esquerdo.

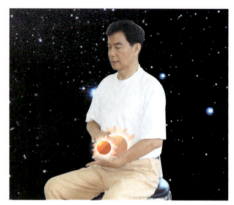

Fig. 8.43 Segure a "Bola de Chi" — uma no Tan Tien e a outra nas mãos, mão direita sobre a esquerda.

Palmas Yin/Yang

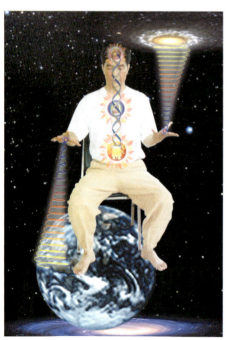

Separe as mãos e estenda-as na frente do corpo, no nível do plexo solar. A palma **esquerda** ainda está virada para cima, e é yang, atraindo a **Força Celeste** por meio do Laogong. A palma **direita** ainda está virada para baixo, e é yin, atraindo a energia da **Força Terrestre. "Tome consciência do Tan Tien e do universo."**

Fig. 8.44 Conecte-se ao céu e à terra.

CHI KUNG CÓSMICO... 223

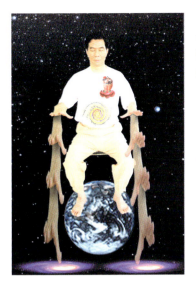

Termine virando a palma da mão esquerda de modo a ficar voltada para baixo. **Atraia a "força terrestre" por meio de ambas as palmas.**

Fig. 8.45 Atraia a força terrestre por meio das palmas.

Repita a seqüência da "Dupla Irradiação" com a palma esquerda sobre a direita.

Comece movendo a palma direita para a garganta e depois a palma esquerda. Faça uma varredura do corpo, como na seqüência anterior, usando ambas as palmas para conectar os pontos que descem pela frente do corpo. Lembre-se de manter uma sensação do Chi fluindo entre os pontos na frente e seus pontos correspondentes nas costas do corpo.

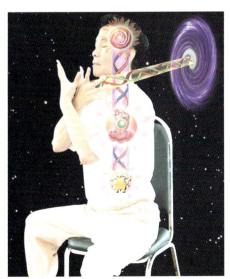
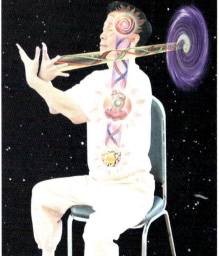

Fig. 8.46 Repita o exercício no lado esquerdo. Empurre e puxe a seda na garganta.

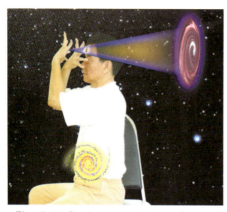 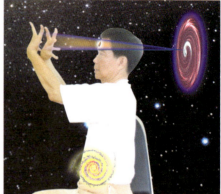

Fig. 8.47 Projete o meio da sobrancelhas e a base da cabeça: conecte-se com o universo nas costas. Então mantenha a bola e repita os movimentos de dedo, conforme abaixo.

Continue com o lado esquerdo, agora puxando a seda no ponto da garganta, C-7.

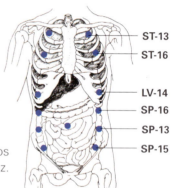

Fig. 8.48 Irradie energia em cada um dos órgãos como da última vez.

Movimentos de Encerramento

Os movimentos de encerramento, Bico do Grou e conclusão são os mesmos de antes.

Ative os canais de Chi — equilibrando os órgãos.

Dedos indicadores

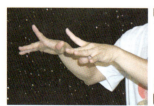 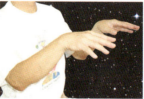 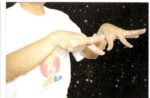

Fig. 8.49 Abertos (para cima).

Fig. 8.50 Fechados (para baixo).

Fig. 8.51 Neutros (relaxados, ao nível dos outros dedos).

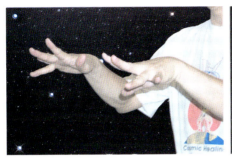

Fig. 8.52
Dedo anular: para baixo, neutro.
Dedo indicador: aberto, neutro.

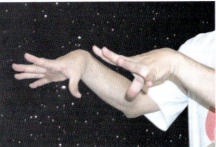

Fig. 8.53
Polegar: para dentro e para baixo, neutro.
Dedo indicador: aberto, neutro.

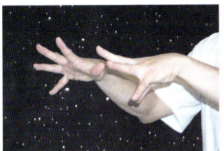

Fig. 8.54
Dedo mínimo: para baixo, neutro.
Dedo indicador: aberto, neutro.

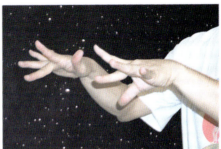

Fig. 8.55
Dedo médio: para baixo, neutro.
Dedo indicador: aberto, neutro.

O Bico do Grou

Forme o Bico do Grou com ambas as mãos, unindo as pontas dos dedos com os polegares por dentro. Ative a saliva e engula três vezes para o Tan Tien. Levante os antebraços à altura dos ombros, com os dedos apontados para baixo, inspirando suavemente enquanto levanta. Abra as palmas devagar e comece a baixar os braços para os lados enquanto expira, até que as palmas estejam voltadas uma para a outra na posição inicial.

Conclusão

Dirija a consciência para o umbigo e perceba a qualidade e a intensidade da energia gerada. **Colete a energia no umbigo.** Os homens colocam as mãos sobre o umbigo com a mão direita por cima; as mulheres fazem o contrário.

Parte III
Como Abrir os Canais Funcional e Governador

Teoria: Os Canais Funcional e Governador

Os Canais Funcional e Governador são os dois primeiros dos oito canais extraordinários apresentados na parte anterior. Eles funcionam como reservatórios das energias yin e yang no corpo. O Canal Funcional ou da Concepção é yin e todos os canais regulares yin ligam-se a ele. De maneira semelhante, o Canal Governador é yang e todos os canais regulares yang ligam-se a ele.

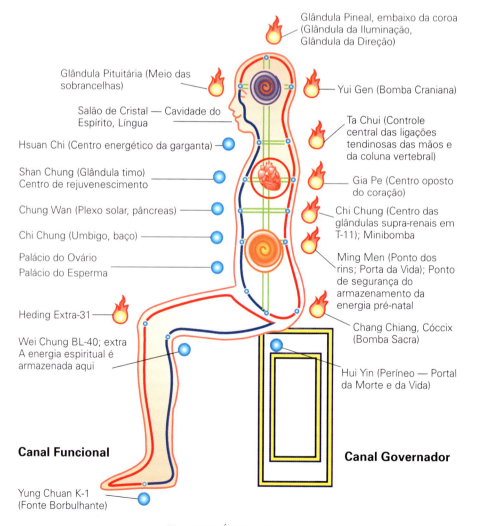

Fig. 8.56 Órbita cósmica.

Bola de Chi

Na Parte III, também começamos a nos concentrar mais na sensação do Chi sendo emitido das palmas das nossas mãos. Essa energia é emitida dos pontos básicos **Laogong,** mas você também pode senti-la em toda a extensão das palmas e dos dedos. A sensação é como a de um balão de ar entre as suas mãos, o qual se expande e contrai, ou então a sensação de dois campos magnéticos se repelindo e se atraindo mutuamente.

Depois de ter praticado o Chi Kung Cósmico por algum tempo e ter adquirido prática com ele, você pode concluir que pegar a bola de Chi é tudo o que você precisa para ativar o seu fluxo de energia de cura antes de fazer um tratamento. À medida que desenvolve a sua sensibilidade para detectar o seu próprio Chi, torna-se mais fácil passar a sentir o Chi das outras pessoas.

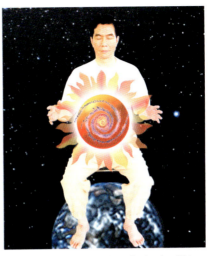

Fig. 8.57 Pegando a bola de Chi.

Movimentos Preliminares, Mãos Abaixadas Lateralmente, Palmas Voltadas Uma para a Outra Respiração Óssea — Absorvendo o Chi Cósmico

Os Movimentos Preliminares são os mesmos da seqüência da Parte I, "Abertura para o Chi Celeste, Terrestre e Cósmico", na página 198.

A. **Canalizando a Força Terrestre — Lavando a Medula Óssea.** Levante os braços à altura do peito, as palmas voltadas uma para a outra. Gire os braços até que **as palmas fiquem voltadas para baixo.** Abra a Boca do Tigre: dedo indicador para cima, polegar para baixo.
B. **Ative e Irradie o Olho do Quadril.**
C. **Absorva a Força Celeste, Lavando a Medula Óssea — da Coroa às Solas dos Pés.**

Movimentos Essenciais da Parte III

Pegando a Bola de Chi

Lentamente, gire as mãos de modo que as palmas fiquem voltadas uma para a outra e à frente do seu umbigo.

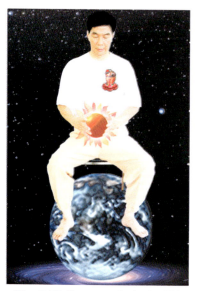 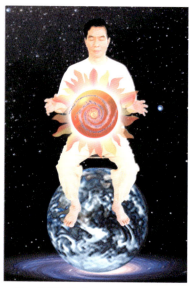

Fig. 8.58 Segure a bola de Chi.   *Fig. 8.59* Estique-a e aperte-a.

Sinta a bola invisível de energia entre as mãos. Deixe que a energia afaste as suas mãos para os lados, mantendo a sensação de conexão entre as palmas. Quando a sensação diminuir, detenha as mãos, segure-as ali e restabeleça a sensação da bola de Chi.

Deixe que a energia atraia as suas mãos uma para a outra, como um ímã, até sentir como se você estivesse apertando e comprimindo a bola.

Estique e aperte a bola de Chi três vezes, abrindo e fechando as palmas das mãos dessa maneira.

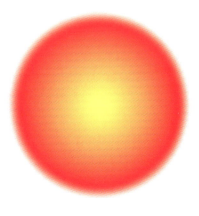

Ative os Portões Externos e Internos dos Braços

O Waiguan — Triplo Aquecedor 5 — e o Neiguan — Pericárdio 6. Braço **direito** por cima. Devagar, gire os braços de modo que ambas as **palmas se voltem para baixo**.

Cruze o pulso direito sobre o pulso esquerdo com cerca de 2,5 centímetros de espaço entre as mãos. Alinhe o PC-6 do pulso direito com o TW-5 do pulso esquerdo. Sinta os dois portões ativarem-se mutuamente como metal e ímã se atraindo. Mantenha a posição por 5 a 30 segundos.

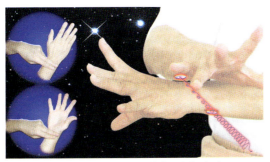

Fig. 8.60 Alinhe e ative o PC-6 (direito) com o TW-5 (esquerdo).

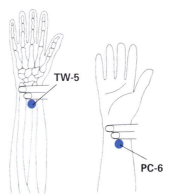

Mantendo os pulsos cruzados, gire as mãos devagar para **virar as palmas para cima.** Agora, o TW-5 do pulso direito estará alinhado com o PC-6 do pulso esquerdo. Mantenha, conte e sinta os pontos ativados. "Tome consciência do Tan Tien e do universo."

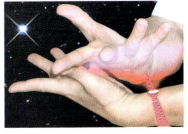

Fig. 8.61 Alinhe e ative o TW-5 (direito) com o PC-6 (esquerdo).

Abra o Canal Funcional com LI-4

Abaixe a mão esquerda até o nível do Tan Tien, com a Faca de Chi virada para dentro. Abaixe a mão direita, a palma para baixo, e alinhe o olho da mão, o ponto LI-4, com o seu umbigo. **Sinta a bola de Chi entre as duas mãos** e ao mesmo tempo irradie energia do ponto LI-4 no ponto do **umbigo**.

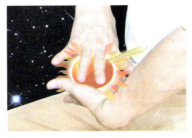

Fig. 8.62 Sinta a bola de Chi e irradie energia de LI-4 no Ponto do Umbigo.

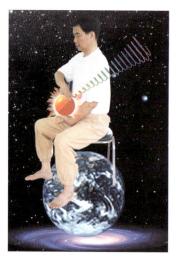
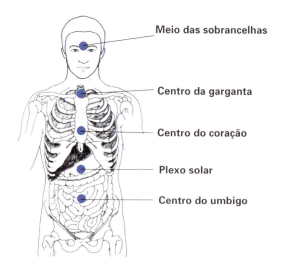

Fig. 8.63 Aumente a força da irradiação para o plexo solar.

Fig. 8.64 Ative todos os pontos.

Levante a mão direita para o Canal Funcional, parando e alinhando o LI-4 com o **plexo solar,** mantenha por 5 a 30 segundos e sinta os pontos abertos e começando a se ativar uns aos outros.

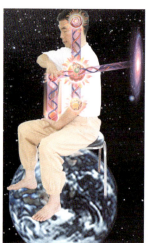
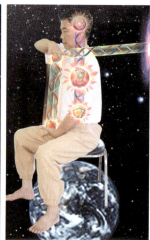
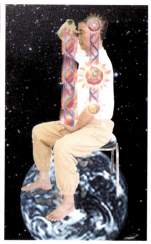

Fig. 8.65 Irradie para o centro do coração.

Fig. 8.66 Irradie para a garganta.

Fig. 8.67 Irradie para o meio das sobrancelhas.

Continue a subir para os pontos do **coração,** da **garganta** (CV-22) e do **meio das sobrancelhas.** Irradie energia do olho da mão em cada um desses pontos e ao mesmo tempo continue a sentir o contato da bola de Chi entre as mãos.

Volte a descer pelo Canal Funcional da mesma maneira, começando do meio das sobrancelhas, parando para irradiar energia em cada ponto.

Em seguida, irradie para dentro do **centro da garganta,** do **centro do coração** e do **plexo solar,** e finalmente no **umbigo.** Mantenha a bola de Chi no umbigo, com a mão direita sobre a esquerda.

Palmas Yin/Yang

Separe as mãos e estenda-as à frente do corpo à altura do plexo solar. A palma esquerda ainda está virada para cima e é yang, atraindo a força celeste por meio do ponto Laogong. A palma direita ainda está voltada para baixo e é yin, também atraindo a energia da força terrestre.

Conclua virando a palma esquerda com a face para baixo. Atraia a força terrestre por meio de ambas as palmas.

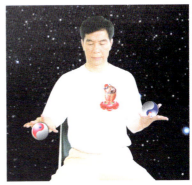

Fig. 8.68 Separe as mãos, uma palma voltada para cima e a outra para baixo; atraia as forças celeste e terrestre.

Ative a Bola de Chi, o Tan Tien e a Força Original

Vire a palma direita para cima e abaixe-a para o Tan Tien com a faca de Chi apontando para dentro.

Abaixe a palma esquerda para o umbigo, a palma para baixo. Abaixe o polegar esquerdo para apontar para o ponto Laogong direito. Isso abre o olho da mão esquerda (LI-4), apontando-o para o umbigo.

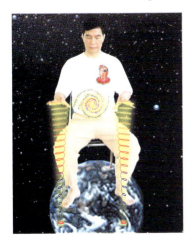

Fig. 8.69 Atraia a força terrestre.

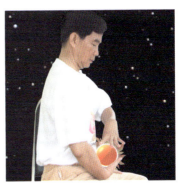

Fig. 8.70 Ative a bola de Chi, o Tan Tien e a Força Original: mão direita sob a esquerda, o "Intestino Grosso 4" apontando para o umbigo.

Abra o Canal Funcional com a Mão Esquerda

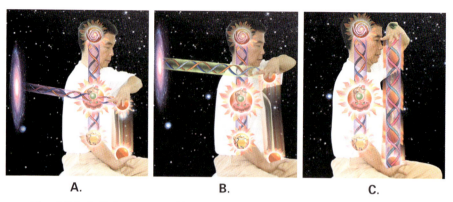

Fig. 8.71 **A.** Suba o ponto LI-4 para o plexo solar e o centro do coração. **B.** Em seguida, suba para o centro da garganta. **C.** Depois, suba para o meio das sobrancelhas. Descendo pelo canal no sentido contrário, conclua no umbigo.

Depois de subir o canal funcional, desça o canal com a mão esquerda.

Segurando uma Bola de Chi: Abra as mãos com as palmas voltadas uma para a outra, segurando uma bola de Chi. Estique e comprima a bola de Chi algumas vezes para sentir o Chi como uma substância; abra e depois relaxe as palmas enquanto comprime.

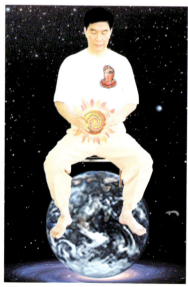

Fig. 8.72 Segure e aperte a bola de Chi.

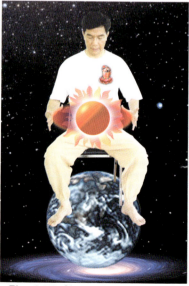

Fig. 8.73 Sinta a bola de Chi se expandir, ficando maior.

Dupla Palma e Dupla Irradiação — Palma a Palma
Ative os Canais Funcional e Governador — Palma Direita sobre a Esquerda

Primeiro, vire a palma da mão esquerda para o umbigo, a cerca de 2,5 centímetros de distância, alinhando o ponto Laogong com o umbigo. Em seguida, coloque a mão direita na frente da mão esquerda, **alinhando o Laogong da palma direita com o Laogong da mão esquerda e o umbigo.** Ambas as palmas estão agora voltadas para dentro. Irradie energia através de ambos os pontos Laogong para o **umbigo e através do corpo para a Porta da Vida,** entre L-2 e L-3 (Vértebras Lombares). Mantenha por uns 5 a 30 segundos e sinta a vibração das palmas e a irradiação de Chi penetrar através dos dois pontos; sinta-os se interligarem.

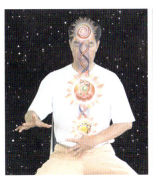
Fig. 8.74 Palma esquerda no umbigo.

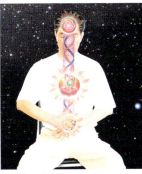
Fig. 8.75 Direita em cima.

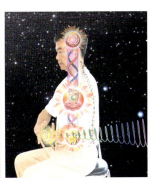
Fig. 8.76 Irradie do umbigo para a Porta da Vida.

Em seguida, levante a palma direita para o plexo solar, alinhando o ponto Laogong com o plexo solar.

Prossiga com a palma direita alinhando o Laogong com a palma esquerda. Irradie energia no **ponto do plexo solar e através do corpo para o ponto T-11 (vértebras torácicas).**

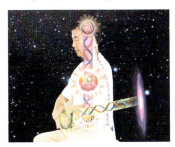
Fig. 8.77 Levante a palma esquerda para o plexo solar.

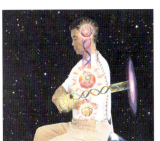
Fig. 8.78 Prossiga com a mão direita para formar a irradiação dupla.

Continue da mesma maneira com a mão esquerda levando ao **ponto do coração e ponto da asa, o ponto da garganta e o C-7 (vértebras cervicais), o ponto do meio das sobrancelhas e a Almofada de Jade, e o ponto da coroa e o períneo. Lembre-se sempre: "Tan Tien e o universo."**

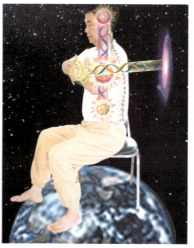 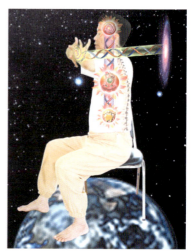

Fig. 8.79 Irradie no centro do coração e na parte de trás do coração.

Fig. 8.80 Irradie no centro da garganta e no C-7.

Quando você chegar à coroa, espiralize ligeiramente as palmas e sinta o Chi penetrar lentamente dentro do corpo, atingindo o períneo; isso também abre os **Canais Impulsores.** Isso pode levar um tempo maior, experimente uma contagem de 30 a 60 segundos.

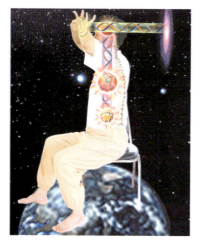 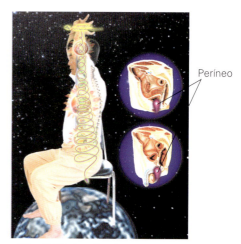

Fig. 8.81 Irradie do meio das sobrancelhas para a base da cabeça.

Fig. 8.82 Irradie da coroa para baixo, para o períneo.

Retorne pela frente, ponto por ponto, da mesma maneira, mão esquerda à frente.

Suba e desça dessa maneira três vezes. A palma dupla e a dupla irradiação ativam os Canais Funcional e Governador. A irradiação de energia atravessa todo o corpo em cada ponto.

Pegando a Bola de Chi

Separe as mãos e estenda os braços devagar na sua frente à altura do umbigo, as palmas voltadas uma para a outra, segurando a bola de Chi.

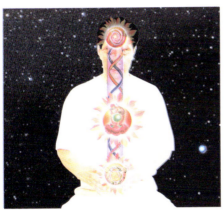 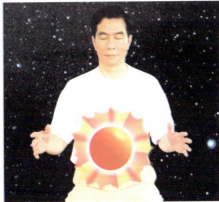

Fig. 8.83 Aperte a bola de Chi.   *Fig. 8.84* Aumente a energia dela.

Estique e aperte a bola de Chi três vezes como antes, abrindo e fechando as palmas. "Tome consciência do Tan Tien e do universo."

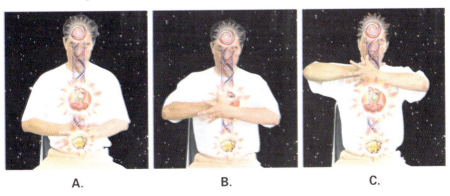

A.   B.   C.

Fig. 8.85 Repita a palma dupla e a dupla irradiação, com a **mão esquerda por fora e a palma direita à frente**, irradiando de: **A.** Umbigo para a Porta da Vida. **B.** Plexo solar para T-11 e centro do coração para o ponto da asa. **C.** Centro da garganta para C-7.

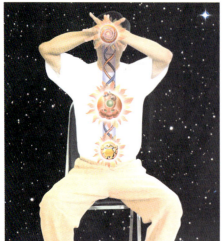 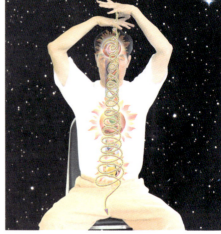

Fig. 8.86 Ative o meio das sobrancelhas para a base da cabeça.

Fig. 8.87 Ative a coroa e sinta a energia penetrar até o períneo.

A. Abaixe a mão direita para o meio das sobrancelhas e penetre a cabeça.
B. Abaixe a mão direita para o centro da garganta, seguindo com a esquerda.
C. Abaixe para o plexo solar e penetre o T-11.
D. Abaixe para o umbigo e penetre a Porta da Vida.

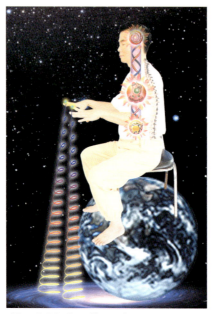

Fig. 8.88 Canalize a força terrestre.

Gire as **mãos até ficarem de palmas para baixo** e atraia a força terrestre por meio das palmas, das solas dos pés e do períneo.

Movimentos de Encerramento
Ative os Canais de Chi — Equilibrando os Órgãos

Os movimentos de encerramento, bico do grou e conclusão são os mesmos de antes.

Dedo indicador *aberto (para cima), fechado (para baixo), neutro (nivelado com os outros dedos).*
Dedo anular: *para baixo, neutro.*
Dedo indicador: *aberto, neutro.*
Polegar: *para dentro e para baixo, neutro.*
Dedo indicador: *aberto, neutro.*
Dedo mínimo: *para baixo, neutro.*
Dedo indicador: *aberto, neutro.*
Dedo médio: *para baixo, neutro.*
Dedo indicador: *aberto, neutro.*

Bico do Grou

Forme o bico do grou com ambas as mãos, unindo as pontas dos dedos com os polegares por dentro. Ative a saliva e engula três vezes para o Tan Tien. Levante os antebraços à altura dos ombros, com os dedos apontados para baixo, inspirando suavemente enquanto levanta.

Abra as palmas devagar e comece a baixar os braços para os lados enquanto expira, até que as palmas estejam voltadas uma para a outra na posição inicial.

Conclusão

Dirija a consciência para o umbigo e perceba a qualidade e a intensidade da energia gerada. Colete a energia no umbigo. Os homens colocam as mãos sobre o umbigo com a mão direita por cima; as mulheres fazem o contrário.

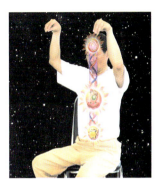

Fig. 8.89 Forme o Bico do Grou.

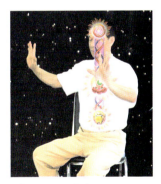

Fig. 8.90 Palmas para a frente.

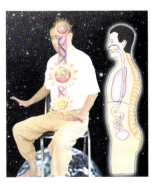

Fig. 8.91 Abaixe para os lados.

Parte IV
Como Ativar os Canais Yin e Yang no Cinturão de Chi

Teoria

Nesta parte final do Chi Kung Cósmico, você vai se concentrar em abrir os canais yin e yang dos braços e em ativar o Cinturão de Chi ao redor da cintura. O domínio da Parte IV do Chi Kung Cósmico vai aumentar a sua capacidade de projetar o Chi através dos seus dedos para efetuar a cura.

Os Canais Yin e Yang dos Braços

Existem seis importantes canais de energia que fluem através dos braços. Esses canais correm em pares, cada par compreendendo um canal yin e um canal yang. O canal yin de cada par flui para baixo, por dentro do braço, desde o tronco até a ponta do dedo, ao passo que o seu correspondente yang flui para cima, do lado de fora do braço, da ponta do dedo para a cabeça.

Os pares são os seguintes:
Elemento Metal — Yin — Canal do Pulmão — Polegar
Yang — Canal do Intestino Grosso — Dedo Indicador
Elemento Fogo — Yin — Canal do Pericárdio — Dedo Médio
Yang — Canal do Triplo Aquecedor — Dedo Anular
Elemento Fogo — Yin — Canal do Coração — Dedo Mínimo
Yang — Intestino Delgado — Dedo Mínimo

Como Projetar a Energia de Cura através dos Dedos

Emitir Chi dos dedos para a cura é conhecido na China como a **"Arte de Um Dedo"**. Uma vez que os diversos canais de energia dos braços ou terminam ou começam na ponta dos dedos, os dedos são instrumentos muito eficazes para projetar a energia de cura. Os seus dedos podem focalizar a energia como um raio *laser* na direção de uma área concentrada, como um determinado ponto de acupuntura. Você também pode emitir energia de todos os dedos de uma vez, criando um efeito combinado sobre uma área visada. A Parte IV do Chi Kung Cósmico estimula todos os canais do braço e lhe dá a oportunidade de ativar todos os dedos para irradiar energia.

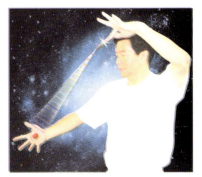

Fig. 8.92 "Arte de Um Dedo."

Como Ativar o Cinturão de Chi — Dai Mo

O Cinturão de Chi, ou Canal do Cinturão (também chamado de Vaso do Cinto) é o único canal do corpo que corre horizontalmente. Ele circunda o corpo no nível da cintura, interligando todos os canais verticais que correm através do tronco. Assim, o Canal do Cinturão desempenha um papel importante na manutenção de uma boa comunicação energética entre a porção superior e a porção inferior do corpo. Nas mulheres, ele afeta fortemente o útero e o ciclo menstrual em particular.

No Chi Kung taoísta, o Canal do Cinturão não se limita à região da cintura. Ele cinge o corpo inteiro, quase como que tecendo um casulo energético ao redor de você, da cabeça aos pés. Ativar o Canal do Cinturão fortalece a aura e ajuda a defender e proteger você de energias negativas do exterior.

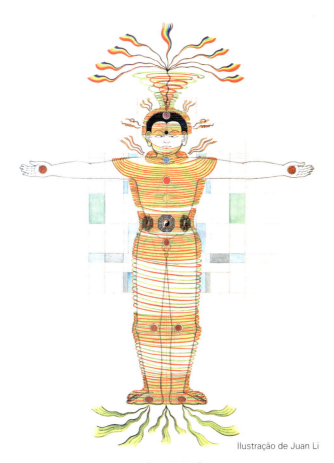

Ilustração de Juan Li

Fig. 8.93 Canal do Cinturão.

Prática

Movimentos Preliminares

Esses movimentos preliminares foram apresentados nas Partes I, II, III. Consulte a Parte I para refrescar a memória sobre as técnicas.

Mãos abaixadas nos lados, palmas voltadas uma para a outra. Respiração óssea — Absorvendo o Chi cósmico.

Como Canalizar a Força Terrestre — Como Lavar a Medula Óssea.
Levante os braços à altura do peito — Palmas voltadas uma para a outra.
Gire os braços até as palmas estarem voltadas para baixo.
Abra a Boca do Tigre — Dedo indicador para cima, polegar para baixo.

Como Ativar e Irradiar para o Olho do Quadril.
Intestino Grosso 4 — Olho da Mão.
Pericárdio 9 — Ponta do dedo médio.
Intestino Delgado 3 — Borda da Faca da Mão.

Como Absorver a Força Celeste — Como Lavar a Medula Óssea — Da Coroa às Solas dos Pés.
Estenda os braços para a frente, à altura do peito — palmas para cima.

Como Absorver a Força Terrestre.
Gire os braços até que as palmas estejam voltadas para baixo.
Erga ligeiramente os dedos indicadores.

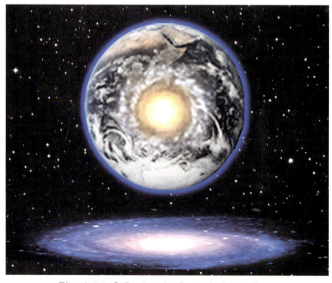

Fig. 8.94 O Poder de Cura da Mãe Terra.

Movimentos Essenciais da Parte IV — Canais Yin e Yang — Cinturão de Chi

Como Ativar os Canais de Yin — Lado Esquerdo

Vire as palmas para baixo e abra ligeiramente os dedos indicadores. Sorria para as palmas das suas mãos e para as solas dos seus pés e canalize a força terrestre.

Vire a palma da sua mão direita para cima e passe-a a apenas 2,5 centímetros abaixo dos canais yin do braço esquerdo, da palma esquerda para a axila, **sem tocar fisicamente o braço.** Sinta o Chi em movimento. Vire a sua palma direita para ficar de frente para o lado esquerdo da caixa torácica e passe a mão direita sob a porção inferior esquerda do abdome ao longo do cólon descendente e sobre a pelve, no sentido do lado direito, para ativar a energia **yin.**

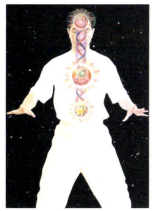 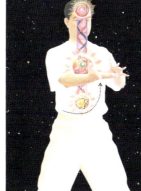 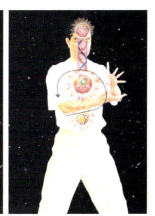

Fig. 8.95 Canalize a força terrestre.

Fig. 8.96 Ative a energia yin da palma para a pelve.

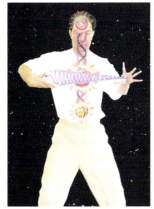 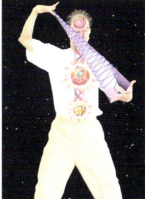

Fig. 8.97 Aumente o Chi na palma direita.

Fig. 8.98 Passe-o para a esquerda.

Levante a mão direita do lado direito do abdome até o nível da testa, com a palma voltada diagonalmente para a palma esquerda (que simultaneamente se volta com a palma para cima no nível do umbigo). Projete o Chi de palma a palma por 30 a 60 segundos, vibrando a palma e sentindo o Chi da palma direita enviado para a palma esquerda ser pego pela palma esquerda. Mantenha as palmas abertas e relaxadas.

Em seguida, aponte o dedo anular direito para a palma esquerda e projete o Chi fazendo círculos muito pequenos desde o dedo anular direito (Canal do Triplo Aquecedor); emita o Chi para a palma esquerda por 30 a 60 segundos.

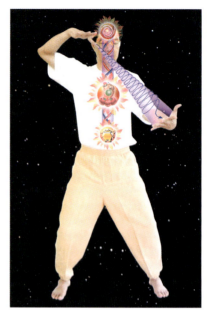

Fig. 8.99 Projete energia e equilibre esquerda e direita.

Depois, retorne o dedo indicador direito para a posição neutra. Aponte o dedo anular esquerdo para cima para a palma direita, projete na palma direita por 30 a 60 segundos, e então retorne à posição neutra.

Em seguida, ambos os dedos anulares projetam a energia para as palmas opostas ao mesmo tempo por 30 a 60 segundos e depois retornam à posição neutra. Observe que a energia pode encontrar-se no meio.

Ative os Canais Yang — Lado Esquerdo

Vire a palma esquerda para baixo e abaixe a palma direita para cobrir as costas da mão esquerda, com a palma voltada para baixo. Passe a palma direita sobre os canais **yang** do braço esquerdo das costas da mão esquerda para o ombro esquerdo. Em seguida, passe a palma direita sobre a parte superior do peito e sobre o seio direito. Enfie a palma direita em concha sob a axila direita, os dedos primeiro. Em seguida, leve a mão direita para a frente, a palma para baixo, e empurre para a frente com a palma esquerda ao mesmo tempo. Relaxe e canalize a força terrestre.

CHI KUNG CÓSMICO...

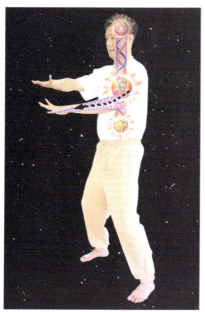

A. Palma esquerda para baixo, abaixe a palma direita para cobrir as costas da mão esquerda.

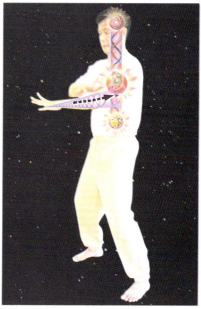

B. Passe a palma direita sobre os canais yang do braço esquerdo.

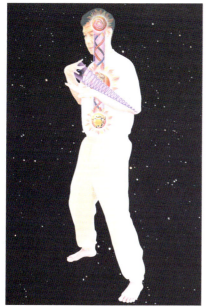

C. Passe a palma direita sobre o peito e enfie-a em concha sob a axila direita, os dedos primeiro.

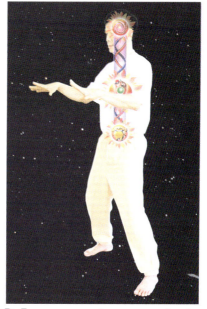

D. Empurre as palmas para a frente, relaxe e canalize a força terrestre.

Fig. 8.100 Equilibre yin e yang do lado esquerdo e canalize a energia terrestre.

Repita, Ativando os Canais Yin e Yang do Lado Direito

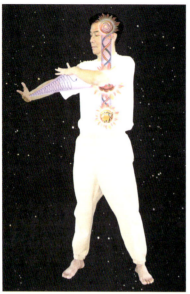 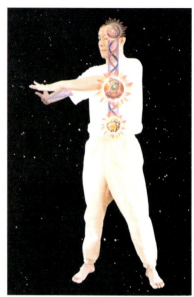

Fig. 8.101 Equilibre o lado direito yin e yang e canalize a energia terrestre.

Em seguida, repita **Ativando os Canais Yin e Yang**, ativando os outros dedos e canais na seguinte ordem:

> Dedo Indicador — Intestino Grosso
> Polegar — Pulmões
> Dedo Mínimo — Coração e Intestino Delgado
> Dedo Médio — Pericárdio

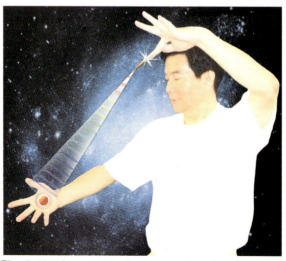

Fig. 8.102 Arte de Um Dedo — ativando o Laogong.

Ative o Cinturão de Chi — Pé Direito à Frente

Dê um passo à frente com o pé direito. A palma da mão direita deve cobrir o umbigo enquanto a palma esquerda cobre a Porta da Vida. Sinta a irradiação de Chi penetrar de palma a palma.

Vire os quadris para a direita e desloque o peso do corpo para a perna direita. Ao mesmo tempo, leve a palma direita para a Porta da Vida, varrendo todo o percurso, enquanto a palma esquerda vai para o quadril direito, varrendo do mesmo modo. Observe que as palmas estão voltadas para o cinturão de Chi.

Repita os movimentos acima três vezes completamente.

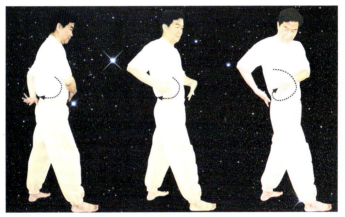

Fig. 8.103 Ative o Cinturão de Chi do lado direito.

Ative o Cinturão de Chi — Pé Esquerdo à Frente

Repita a operação acima com o pé esquerdo à frente e invertendo as mãos direita e esquerda.

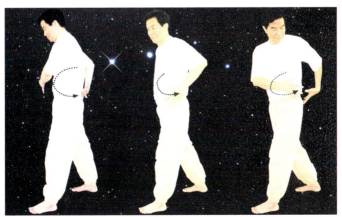

Fig. 8.104 Ative o Cinturão de Chi do lado esquerdo.

Canalize a Força Terrestre

Estenda as mãos à frente do corpo e gire as palmas para baixo. **Sorria** e canalize a força terrestre como anteriormente.

Para os Movimentos de Encerramento a seguir, veja as figuras a começar da página 205.

Movimentos de Encerramento
Ativar os Canais de Chi — Equilibrando os Órgãos

Dedo indicador aberto (para cima), fechado (para baixo), neutro (nivelado com os outros dedos).
Dedo anular: para baixo, neutro.
Dedo indicador: aberto, neutro.
Polegar: para dentro e para baixo, neutro.
Dedo indicador: aberto, neutro.
Dedo mínimo: para baixo, neutro.
Dedo indicador: aberto, neutro.
Dedo médio: para baixo, neutro.
Dedo indicador: aberto, neutro.

Bico do Grou

Forme o bico do grou com ambas as mãos, unindo as pontas dos dedos com os polegares por dentro. Ative a saliva e engula três vezes para o Tan Tien. Levante os antebraços à altura dos ombros, com os dedos apontados para baixo, inspirando suavemente enquanto levanta.

Abra as palmas devagar e comece a baixar os braços para os lados enquanto expira, até que as palmas estejam voltadas uma para a outra na posição inicial.

Conclusão

Dirija a consciência para o umbigo e perceba a qualidade e a intensidade da energia gerada.

Colete a energia no umbigo. Os homens colocam as mãos sobre o umbigo com a mão direita por cima; as mulheres fazem o contrário.

A Cura das Outras Pessoas

Resumo e Prática Combinada

Depois de aprender as quatro séries de Chi Kung Cósmico, você pode combinar todas elas numa prática curta e simples para praticar diariamente. Essa série combinada, chamada anteriormente de Vitória de Buda I, sintetiza os movimentos das primeiras três séries numa seqüência básica. Os movimentos são feitos apenas do lado direito, portanto a série toda pode ser concluída em **dez a vinte minutos.**

Chi Kung Cósmico: Seqüência Combinada Simples

Movimentos de Abertura

Respiração Óssea — Absorvendo o Chi Cósmico

1. Fique em pé com as mãos abaixadas ao lado do corpo. Sinta o seu Chi circulando e ative a **respiração óssea.**
2. Ative a força cósmica usando a sua intenção mental (Yi) para espiralar o ponto do **meio das sobrancelhas** e atrair a energia de luz dourada. Respire pelo ponto do meio das sobrancelhas do mesmo modo que na respiração óssea, permitindo que a energia **flua através da Órbita Microcósmica.** Alternadamente, você pode respirar a luz dourada pelo umbigo para carregar o seu Chi original no Tan Tien. Você também pode simplesmente circular a luz dourada por todo o seu corpo. Relaxe, sorria e desfrute a sensação de seu corpo inteiro respirando a energia cósmica.

Como Canalizar a Força Terrestre — Como Lavar a Medula Óssea

1. Conecte a força terrestre ativando o **períneo** e as **solas dos pés,** o **Rim 1,** a **Fonte Borbulhante.** Conecte a ponte, comprimindo ligeiramente os órgãos sexuais e o ânus. Lave a medula óssea das solas dos pés à coroa.
2. **Sorria** no períneo, nas palmas, no meio das sobrancelhas e na coroa. Em seguida, levante vagarosamente os braços, as palmas voltadas uma para a outra, até a altura do peito, mantendo os cotovelos relaxados e abaixados. Em seguida, devagar, gire os braços até que as **palmas fiquem voltadas para baixo.** Absorva o Chi terrestre por meio das solas dos pés, do períneo e das palmas; sinta-o sendo absorvido nos ossos e no corpo como um **vapor ou uma bruma que sobe da terra.** Sinta a força terrestre circular pelo **centro dos ossos,** subindo pelas panturrilhas, coxas (ossos femorais), através dos ossos dos quadris, da espinha, escápulas, braços, pescoço e cabeça. Por fim, rodopie a energia ao redor do seu cérebro.

Ative o Quadril — Intestino Grosso 4, Pericárdio 9 e Intestino Delgado 3

1. Levante ligeiramente o dedo indicador para ativar o ponto Laogong (Pericárdio 8). Em seguida, estique os polegares para os lados e para baixo, de modo que acabem apontando para baixo, para a terra, para ativar o Intestino Grosso 4 (Hegu). **O Intestino Grosso 4 encontra-se na faixa de tecido entre os dedos polegar e indicador. Ele é chamado de o "olho da mão"; essa região também é conhecida como a "Boca do Tigre".**

2. Devagar, leve os cotovelos para trás e abaixe as mãos até que as palmas estejam voltadas para baixo, ao lado do "olho do quadril" (a crista ilíaca), com o "olho da mão" (Intestino Grosso 4) alinhado com o "olho do quadril". **Use a sua intenção mental para irradiar a energia para a frente e para trás entre os dois pontos LI-4. Isso ativa os intestinos grosso e delgado.**

3. Gire as mãos de modo que os dedos primeiro apontem para fora, depois para trás e por fim para o olho do quadril. **Irradie a energia para a frente e para trás entre as pontas dos dedos médios** (Pericárdio 9), atravessando os quadris.

Gire as mãos de novo até que os dedos apontem para a frente, com as palmas voltadas para cima. Alinhe a borda da faca (Intestino Delgado 3) com os olhos do quadril, e **irradie a energia para a frente e para trás entre as duas mãos.**

Absorva a Força Celeste — Como Lavar a Medula Óssea — Da Coroa às Solas dos Pés

Estenda os braços para a frente à altura do peito, **mantendo as palmas voltadas para cima.**

Tome consciência das palmas e da coroa. Ative o ponto Laogong (Pericárdio 8). Sinta a energia celeste e tome consciência da luz violeta da Estrela Polar e da luz vermelha da Ursa Maior brilhando sobre você. Atraia essa luz por meio das palmas e do ponto da coroa, sentindo-a lavar a sua medula óssea. Dirija as sensações para baixo, através da cabeça, das vértebras cervicais, da clavícula, das escápulas e do esterno. Ative a sua glândula timo e continue atraindo a luz celeste de cura por meio dos ossos da caixa torácica, dos braços, da espinha, dos quadris, dos fêmures, da panturrilha, dos pés e dedos dos pés. **Sinta os seus ossos ativados com uma força elétrica positiva (a força positiva vem do céu, a negativa da terra).**

Como Absorver a Força Terrestre

1. Gire os braços até que as **palmas estejam voltadas para baixo.** Levante os dedos indicadores ligeiramente e estenda os polegares primeiro para a frente um do outro e em seguida para o chão.

2. Tome consciência das palmas (Laogong), das solas dos pés (Rins 1, Fonte Borbulhante) e do períneo (Vaso da Concepção 1, Hui Yin). Ative esses pontos, sinta a energia terrestre e **tome consciência de uma luz azul suave ou uma luz branca subindo da terra como uma neblina vaporosa branca.** Atraia essa luz por meio das palmas e solas e deixe-a lavar o centro dos seus ossos enquanto o vapor limpa a sua medula. Imagine todas as impurezas ou doenças sendo purgadas dos seus ossos e sendo drenadas para a terra, onde serão recicladas e purificadas.

Movimentos Essenciais

Pegando a Lua — Conectando as Forças Celeste e Terrestre

1. Posição Aberta: Força Celeste — Levante os braços à altura dos ombros, dobrando os cotovelos de modo que **a mão esquerda fique embaixo do cotovelo direito** com o dedo indicador esquerdo apontado para o Coração 3.

2. O antebraço direito fica sobre o antebraço esquerdo, com a ponta do dedo indicador direito suspensa acima do ponto Intestino Grosso 11 no braço esquerdo. O dedo indicador direito está apontando para o céu.

3. O dedo indicador direito atrai a força celeste como uma antena. A força flui pelos ossos do braço direito, através dos ombros para o braço esquerdo e através dos ossos do braço esquerdo para a ponta do dedo indicador esquerdo. Em seguida ela flui através do dedo indicador da mão esquerda para o ponto Coração 3 do braço direito, **completando o circuito celeste.** Continue fazendo o ciclo dessa maneira.

4. Posição Fechada: Força Terrestre — Mantendo os braços na mesma posição, mova os dedos indicadores para apontar para baixo. O dedo indicador direito agora aponta para o ponto Intestino Grosso 11 do braço esquerdo e o dedo indicador esquerdo aponta para baixo, para a terra. Atraia a força terrestre por meio do dedo indicador esquerdo, trazendo-a através dos ossos para o braço esquerdo, sobre os ombros através do braço direito para o dedo indicador direito e para o ponto Intestino Grosso 11 do braço esquerdo. Continue fazendo o ciclo dessa maneira, **completando o circuito terrestre.**

Abra e feche três vezes completamente, terminando na posição aberta.

Ative o Centro da Garganta

1. Puxe os cotovelos lateralmente e gire as palmas para ficarem voltadas para dentro, de modo que a palma esquerda fique cerca de 7,5 a quinze centímetros à frente do centro da garganta (Vaso da Concepção 22), a palma voltada para dentro, e a mão direita esteja cerca de 2,5 a 7,5 centímetros à frente da mão esquerda, a palma voltada para dentro. Alinhe o ponto Pulmão 10 da mão direita com o Pulmão 10 da mão esquerda e alinhe os pontos Pulmão 10 no meio da proeminência da base do polegar da mão esquerda com o centro da garganta. **Mantenha os pontos alinhados e irradie a energia atravessando ambas as mãos no centro da garganta.**

2. Afaste as mãos cerca de trinta a 45 centímetros do centro da garganta, mantendo a irradiação de energia durante o movimento.

3. Aproxime e afaste três vezes ao todo dessa maneira, terminando com as mãos como na etapa anterior.

Ative o Terceiro Olho

1. Mantendo os pontos Pulmão 10 alinhados, levante as mãos ao nível do ponto do meio das sobrancelhas. Mantenha os pontos alinhados e **irradie a energia passando as mãos pelo ponto do meio das sobrancelhas.**

2. Posicione as mãos cerca de trinta a 45 centímetros do ponto do meio das sobrancelhas, mantendo a irradiação de energia durante o movimento. **Aproxime e afaste 3 vezes** ao todo dessa maneira, terminando com as mãos como antes.

3. Mantendo as palmas e proeminências na base do polegar (Pulmão 10) alinhadas, recue as mãos para a posição em frente do **Centro da Garganta.**

Abra os Canais de Ponte e Reguladores

1. Mantendo os antebraços na horizontal à altura dos ombros, separe as mãos de modo que os pontos Laogong estejam alinhados na frente do Estômago 13, logo abaixo da clavícula numa linha vertical acima do mamilo ou da linha mamilar. As pontas dos dedos devem quase tocar a região. Irradie a energia dos pontos Laogong no ST-13 (Estômago 13). Você vai seguir essa linha vertical, que passa pelos mamilos, desce pelo tronco até o nível do umbigo, detendo-se para se concentrar e **irradiar energia nos pontos fundamentais ao longo do caminho.** Em cada um desses pontos, concentre o seu

Yi em irradiar energia nos órgãos internos em cada posição. O Estômago 13 é a localização que ativa o Coração e os Pulmões. Sinta a mudança na sua respiração enquanto ativa os **pulmões.**

2. Abaixe as mãos pela linha mamilar até o Estômago 16, cerca de 2,5 centímetros acima do mamilo (no espaço entre a terceira e a quarta costelas). Novamente, irradie energia para energizar e equilibrar o **coração e os pulmões.**

3. Abaixe as mãos para o Fígado 14 (cerca de 5 a 7,5 centímetros abaixo do mamilo, no espaço entre a sexta e a sétima costelas). Irradie a energia de cura no **fígado e na vesícula biliar.**

4. Abaixe as mãos para o Baço 16 (logo abaixo da caixa torácica, sobre a linha mamilar). Irradie a energia de cura no **estômago, no pâncreas e no baço.**

5. Abaixe as mãos para o Baço 15 (sobre a linha mamilar, no nível do umbigo). Irradie a energia de cura das suas palmas para o **intestino delgado e o Tan Tien.**

Pegando a Bola de Chi

1. Gire lentamente as mãos de modo que as palmas estejam voltadas uma para a outra na frente do seu umbigo. Sinta a bola invisível de energia entre as mãos. Deixe que a energia empurre as suas mãos para os lados, mantendo a sensação de ligação entre as suas palmas.

2. Deixe a energia tornar a atrair as suas mãos, como um ímã, até sentir como se estivesse apertando uma bola.

3. Estique e aperte a bola de Chi três vezes, afastando e aproximando as palmas dessa maneira.

Ative os Portões Externo e Interno do Braço

Waiguan (Triplo Aquecedor 5) e Neiguan (Pericárdio 6) — Braço Direito por Cima

1. Gire os braços devagar de modo que as palmas das mãos fiquem voltadas para baixo.

2. Cruze o pulso direito sobre o pulso esquerdo com 2,5 a 7,5 centímetros de espaço entre as mãos. Alinhe o PC-6 (Pericárdio 6) do pulso direito com o TW-5 (Triplo Aquecedor 5) do pulso esquerdo.

3. Mantendo os pulsos cruzados, gire as mãos devagar, virando as palmas para cima. Agora, o TW-5 do pulso direito estará alinhado com o PC-6 do pulso esquerdo.

Abra o Canal Funcional com LI-4

1. Abaixe a mão esquerda ao nível do Tan Tien, com a Faca de Chi voltada para dentro. Abaixe a mão direita, palma para baixo, e alinhe o olho da mão, o ponto LI-4 (Intestino Grosso 4), com o seu umbigo. Sinta a bola de Chi entre as mãos e ao mesmo tempo irradie energia do LI-4 no ponto do umbigo.

2. Levante a mão direita até o Canal Funcional, parando e alinhando o LI-4 com os pontos do **plexo solar, do coração, da garganta** (CV-22) e **do meio das sobrancelhas,** e ao mesmo tempo continue a sentir a ligação com a bola de Chi entre as suas mãos.

3. Retorne ao Canal Funcional da mesma maneira, parando para irradiar energia em cada ponto. **Suba e desça pelo Canal Funcional** dessa maneira por três vezes.

Palmas Yin/Yang

1. Separe as mãos e estenda-as para a frente do corpo, ao nível do plexo solar. A palma esquerda deve apontar para cima e é yang, atraindo a força celeste por meio do Laogong. A palma direita aponta para baixo e é yin, atraindo a força da energia terrestre.

2. Conclua virando para baixo a palma esquerda que está em cima. Atraia a força terrestre por meio de ambas as palmas.

Palmas e Irradiação Duplas para Ativar os Canais Funcional e Governador

1. Primeiro, traga a palma esquerda para dentro, voltada para o umbigo, cerca de 7,5 a 12,5 centímetros de distância, alinhando o ponto Laogong com o umbigo. Em seguida, coloque a mão direita na frente da mão esquerda, alinhando o Laogong da palma direita com o Laogong da mão esquerda e o umbigo. Ambas as palmas ficam assim voltadas para dentro. **Irradie energia através de ambos os pontos Laogong para o umbigo e através do corpo para a Porta da Vida.**

2. Em seguida, levante a palma esquerda até o **plexo solar,** alinhando o ponto Laogong com o plexo solar. Irradie energia no ponto do plexo solar e através do corpo para o ponto T-11. A sua mão direita permanece no nível do umbigo, irradiando energia para o umbigo e para a Porta da Vida.

3. Levante a mão direita para o lado de fora da mão esquerda no nível do plexo solar e irradie energia através de ambas as mãos no **pon-**

to do plexo solar e no ponto T-11. Continue da mesma maneira com a mão esquerda conduzindo ao **ponto do coração e ao ponto da asa, ao ponto da garganta e ao C-7, ao ponto do meio das sobrancelhas e à Almofada de Jade, e também ao ponto da coroa e ao períneo.**

4. Retorne à frente, ponto por ponto da mesma maneira, conduzindo com a mão esquerda. Suba e desça dessa maneira por três vezes. **As palmas e irradiações duplas ativam tanto o Canal Governador quanto o Funcional. A irradiação de energia atravessa completamente o corpo em cada ponto.**

Pegando a Bola de Chi

1. Separe as mãos e estenda os braços devagar à sua frente ao nível do umbigo, as palmas voltadas uma para a outra, segurando a bola de Chi.
2. Estique e aperte a bola de Chi por três vezes como antes, aproximando e afastando as palmas.

Canalize a Força Terrestre

Gire as mãos para ficarem voltadas para baixo e atraia a força terrestre através das palmas, das solas dos pés e do períneo.

Movimentos de Encerramento
Ative os Canais de Chi — Equilibrando os Órgãos

Dedo indicador aberto (para cima), fechado (para baixo), neutro (nivelado com os outros dedos).
Dedo anular: para baixo, neutro.
Dedo indicador: aberto, neutro.
Polegar: para dentro e para baixo, neutro.
Dedo indicador: aberto, neutro.
Dedo mínimo: para baixo, neutro.
Dedo indicador: aberto, neutro.
Dedo médio: para baixo, neutro.
Dedo indicador: aberto, neutro.

Bico do Grou

1. Forme o Bico do Grou com ambas as mãos, unindo as pontas dos dedos com os polegares por dentro. Ative a saliva e engula três vezes para o Tan Tien. Levante os antebraços à altura dos ombros,

com os dedos apontados para baixo, inspirando suavemente enquanto levanta.

2. Abra as palmas devagar e comece a baixar os braços para os lados enquanto expira, até que as palmas estejam voltadas uma para a outra na posição inicial.

Conclusão

1. Dirija a consciência para o umbigo e perceba a qualidade e a intensidade da energia gerada.

2. Colete a energia no umbigo. Os homens colocam as mãos sobre o umbigo com a mão direita por cima; as mulheres fazem o contrário.

CAPÍTULO IX

Técnicas Básicas do Tao Universal

Sorriso Interior Cósmico

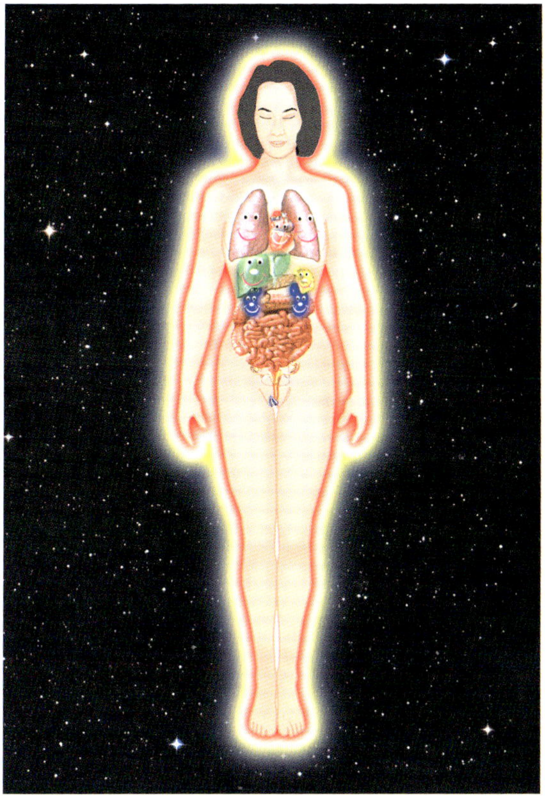

Fig. 9.1 Sorriso Interior.

O Sorriso Interior começa nos olhos e no ponto do meio das sobrancelhas e desce para o coração. Enquanto você ativa o coração, a energia amorosa flui e você sente a energia do seu Sorriso Interior fluir por toda a extensão do seu corpo como uma cachoeira. Esse é um instrumento muito importante e eficaz para neutralizar o *stress*, a tensão e o Chi negativo.

1. Tome consciência do **meio das sobrancelhas,** imaginando que você está em num dos lugares de que mais gosta em todo o mundo, um lugar onde se sente seguro, relaxado e feliz. Lembre-se das imagens que viu lá, os sons que pode ter ouvido, os cheiros, as sensações e os sabores que associa a esse lugar.
2. Imagine que uma das pessoas de que mais gosta está em pé à sua frente, sorrindo para você com um olhar carinhoso, feliz e brilhante de alegria. **Sorria** para essa pessoa, curvando ligeiramente os cantos dos lábios.
3. Sinta-se respondendo ao sorriso daquela pessoa especial com um sorriso também. Sinta os seus olhos sorrirem e relaxarem.
4. Sorria para a sua **glândula timo** e imagine uma flor branca desabrochando. Inspire suavemente na glândula timo, ligando a sua respiração ao órgão olfativo. Sinta o aroma da fragrância agradável.
5. Dirija a sua atenção para o seu **coração,** imaginando o coração diante do seu olho interior e sorria para ele. **Sorria** até sentir que o coração retribui o seu sorriso. Imagine o seu coração como uma rosa vermelha, abrindo-se pouco a pouco. Isso vai ativar o **amor** e o fogo da **compaixão** no coração. Depois de sentir a luz vermelha e a percepção amorosa, ela irá ativar a **luz de cura cósmica vermelha** ou névoa, de cima e ao redor de você.
6. Sorria para a luz ou névoa e muito lentamente, com uma respiração suave, longa e profunda atraia a névoa vermelha, o amor e a compaixão para o meio das sobrancelhas, descendo pela boca e a garganta até o coração e fluindo gradualmente para o **intestino delgado.** Expire, mas retenha a luz vermelha e o amor e a compaixão no **coração e no intestino delgado.** Ao mesmo tempo, expire a energia nebulosa, preta ou negativa. Continue fazendo essa respiração de 18 a 36 vezes, esperando até que o coração se torne vermelho-vivo perante a sua visão interior e comece a irradiar para a língua, a boca, o nariz, as orelhas e os olhos. Deixe que a luz vermelha rodopie ao seu redor e forme uma **aura vermelha.** Sinta a sua pele brilhar com a energia vermelha.
7. Deixe que a energia amorosa do coração se irradie para os **pulmões.** Dirija a sua atenção para os pulmões; imagine-os diante do seu olho interior e sorria para eles. **Sorria** até sentir que os pulmões retribuem o seu sorriso. Imagine os seus pulmões como uma rosa branca, abrindo-se pouco a pouco; sinta o aroma de sua fragrância agradável. Isso irá ativar a coragem dos pulmões. Depois de ter invocado a luz branca e a coragem nos pulmões, você também vai ativar a **luz de cura cósmica branca** ou névoa de cima e ao redor de você.

TÉCNICAS BÁSICAS DO TAO UNIVERSAL

8. Sorria para a luz ou névoa e muito lentamente, de maneira suave, inspire profunda e longamente, atraindo a névoa branca para o meio das sobrancelhas, para a boca e para os pulmões, fluindo aos poucos para o **intestino grosso.** Expire mas retenha a luz branca e o sentimento de coragem nos pulmões. Ao mesmo tempo, expire a energia nebulosa, preta ou negativa. Continue fazendo esse tipo de respiração de 18 a 36 vezes, esperando até que os pulmões fiquem branco vivo e comecem a irradiar para o nariz, as orelhas, os olhos, a língua e a boca. Convide a luz branca a rodopiar ao seu redor e forme uma **aura branca** cobrindo a sua pele como o orvalho de outono.

9. O **baço, o pâncreas e o estômago** correspondem à cor amarela do elemento terra. Conecte esses órgãos e sorria para eles a partir do meio das sobrancelhas. Primeiro, conecte o coração, depois atraia a luz amarelo-clara de cima e ao redor de você. Pode ser que você veja a **aura amarelo-dourada** de um campo de trigo pronto para a colheita. Ponha para fora os sentimentos de preocupação; expire a energia nebulosa e pegajosa. Inspire a aura amarelo-dourada, enchendo o seu centro do baço com a luz amarelo-dourada. Repita por 18 a 36 ciclos completos, depois deixe que a luz se irradie para a boca, o nariz, as orelhas, os olhos e a língua. Envolva-se nessa aura dourada ao seu redor, deixando um brilho dourado sobre a sua pele.

10. Os **rins e a bexiga** correspondem à cor azul do elemento água. A luz de cura azul contém a gentileza. Inspire a aura azul nos rins. Elimine os sentimentos de medo ou *stress* ao expirar. Deixe que o seu campo energético se expanda, inspirando e expirando a energia azul de 18 a 36 vezes, até que ela comece a se irradiar dos seus rins para as orelhas, os olhos, a língua, a boca e o nariz. Reúna a névoa azul sobre a sua pele, envolvendo-se numa **aura azul.**

11. O **fígado e a vesícula biliar** estão ligados à cor verde do elemento madeira; a bondade repõe a raiva, que é expelida ao se expirar. Faça o mesmo que foi explicado acima e crie uma **aura verde** em torno de você. Exale o vermelho-escuro, o calor nebuloso. Inspire o verde nutritivo das florestas. Faça de 18 a 36 ciclos, até que a luz verde tenha enchido completamente o fígado e comece a se irradiar para os seus olhos, língua, boca, nariz e orelhas. Convide a luz verde a formar uma aura verde ao seu redor.

12. Sorria para os seus **órgãos sexuais** e sistema reprodutor. Sinta amor e excitação sexual e também o coração e os órgãos sexuais se unindo. Observe como esse processo transforma a energia sexual em Chi. Canalize a luz laranja e vermelha para os órgãos sexuais. Agradeça-lhes pelo seu trabalho em manter você vivo e saudável. Descanse. Não faça nada. Reúna e armazene a energia, sorrindo e espiralando no Tan Tien.

Os Seis Sons da Cura

Os Seis Sons da Cura Intensificam o Trabalho Terapêutico

Todo mundo já ouviu falar de histórias contadas sobre pessoas superdotadas, que possuem poderes especiais de cura. As pessoas procuram esses agentes de cura detentores de dons especiais. Ainda que mesmo nas melhores circunstâncias, quanto tempo um grande agente de cura pode gastar com você? Uma hora por dia? Uma hora por semana? E quanto ao resto do tempo? Assim, você deve aprender sobre como cuidar de si mesmo; deve aprender sobre como purificar a sua energia negativa e transformá-la em energia positiva saudável. Se você se mantiver dessa maneira, estará ajudando qualquer outra terapia que estiver recebendo.

Os Seis Sons de Cura são uma técnica simples, ainda que eficaz, para promover a cura e o equilíbrio físico, energético e emocional. Se você estiver trabalhando na cura das outras pessoas, pode ensinar aos seus alunos um ou dois dos Seis Sons de Cura a cada sessão, para melhorar os efeitos do seu trabalho terapêutico. Durante a prática do som, o período de repouso é muito importante. Desenvolver a boa qualidade dos órgãos é essencial, de modo que a energia negativa ou doente tenha menos espaço para se expandir.

Os sons também são usados para criar determinadas freqüências visando a curas específicas. Cada som pode criar um tipo especial de energia para a cura dos órgãos respectivos.

Depois de ter integrado os movimentos, sons e informações à sua prática, você poderá simplificar e aumentar ainda mais a eficácia dos Seis Sons de Cura. Por exemplo, quando tiver assumido o som dos pulmões e estiver respirando a luz de cura branca e sentir o meio das sobrancelhas escancarado, você desloca a percepção para o "Tan Tien e o universo".

O Chi vai fluir do universo para o Tan tien e exatamente a quantidade e a qualidade certas vão fluir do Tan Tien para os pulmões e o intestino grosso. Basta definir o endereço (o órgão) e conectar o universo e o Chi irá fluir para o endereço correto!

Ao executar esses movimentos, os olhos ficam abertos apenas enquanto o som é produzido.

Os Seis Sons de Cura — Prática

O Som dos Pulmões

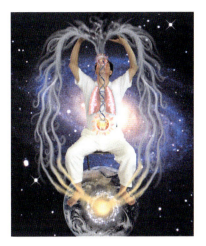

Elemento: Metal
Órgão associado: Intestino grosso
Som: SSSSSSSS (a língua atrás dos dentes)
Emoções: Negativas — aflição, tristeza, depressão
Positivas — coragem, integridade, auto-estima elevada
Cores: Branco, cores claras, metálicas
Estação do ano: Outono
Direção: Oeste

Posição: Sente-se numa cadeira com as costas retas e as mãos descansando com as palmas sobre as coxas. Mantenha os pés plantados no chão, separados a distância dos quadris. **Sorria** para os seus pulmões e tome consciência de qualquer tristeza, perda ou calor excessivo nos seus pulmões. Inspire devagar e levante as mãos pela linha central do seu corpo, com os dedos apontando uns para os outros. Quando as suas mãos passarem pelo nível do ombro, comece a girar as palmas enquanto continua a levantar as mãos à sua frente e acima da sua cabeça, com as palmas voltadas para o alto. Aponte os dedos para os outros dedos da mão oposta e mantenha os cotovelos ligeiramente curvados.

Som: Entreabra ligeiramente os lábios, mantendo a mandíbula levemente fechada. Olhe através do espaço entre as suas duas mãos e empurre as palmas ligeiramente para cima enquanto expira lentamente e faz o som "SSSSS". Imagine e sinta todo excesso de calor, tristeza, aflição, depressão, enfermidade e cor desbotada expelida e dissipada enquanto expira devagar e completamente.

Postura de repouso: Depois de ter expirado completamente, gire as palmas para baixo com os dedos ainda apontando uns para os outros. Abaixe lentamente as palmas e traga-se para bem perto do peito, sentindo a aura dos pulmões.

Feche os olhos e tome consciência dos seus pulmões. **Sorria** dentro dos seus pulmões e, enquanto inspira, imagine que está respirando numa **névoa de luz branca brilhante.** Respire essa luz dentro dos seus pulmões e sinta-a esfriando, limpando, revigorando, curando e renovando os seus pulmões. Sinta-a fluir para baixo, para o intestino grosso, para equilibrar a energia dos pulmões yin e do intestino grosso yang, permitindo que a virtude da **coragem** dos seus pulmões venha à tona. Aumente ainda mais a coragem, de modo que a tristeza e a depressão tenham menos espaço para crescer. Cada vez que inspirar o ar, sinta-se atraindo energia refrescante. Cada vez que expirar, faça mentalmente o Som dos Pulmões e libere toda tristeza ou energia quente remanescentes.

Repita no mínimo 3 vezes. Nas primeiras duas repetições, você pode fazer o som em voz alta. Na terceira ou na última repetição, faça o som subvocalmente (vocalizando o som tão levemente que apenas você possa ouvi-lo). Repita 6, 9, 12 ou 24 vezes, para aliviar a extrema tristeza, a depressão, os resfriados, a gripe, a dor de dente, a asma e a enfisema.

O Som dos Rins

Elemento: Água
Órgão associado: Bexiga
Som: TCHUUUUUU (com os lábios formando um "U" como se estivesse assoprando uma vela)
Emoções: Negativas — Medo
Positivas — Suavidade, sabedoria
Cores: Azul-escuro ou preto
Estação do ano: Inverno
Direção: Norte

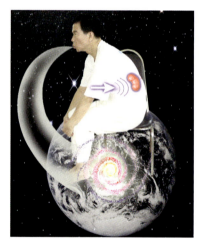

Posição: Agora mova as mãos para cobrir os rins. **Sorria** para os seus rins e tome consciência de todo frio ou calor excessivos na região dos rins. Então junte as pernas, com os tornozelos e joelhos se tocando. Incline-se para a frente e entrelace os dedos de ambas as mãos ao redor dos joelhos. Inspire e puxe os braços direto da base das costas ao mesmo tempo que inclina o tronco para a frente (isso faz com que as suas costas se salientem na área dos rins). Incline a cabeça para cima enquanto olha direto à frente, continuando a puxar os braços desde a base das costas. Sinta a sua espinha tensionada contra os joelhos.

Som: Arredonde os lábios ligeiramente e expire devagar fazendo o som "TCHUUUUUU". Ao mesmo tempo, contraia o abdome, puxando-o na direção dos rins. Imagine todo medo, doenças, desequilíbrios, energia fria ou quente em excesso sendo dissipados e espremidos para fora da fáscia que envolve os seus rins.

Postura de repouso: Depois de ter expirado por completo, sente-se ereto devagar e retorne as mãos para tocar a aura dos rins. Feche os olhos e de novo tome consciência dos seus rins. **Sorria** para os seus rins e, ao inspirar, imagine que está respirando uma **névoa luminosa de luz azul** para dentro deles; sinta essa névoa curando, equilibrando e renovando os seus rins e bexiga e imagine-os resplandecendo com uma cor azul brilhante. Ao expirar, imagine que você ainda está fazendo o Som dos Rins.

Repita pelo menos 3 vezes, conforme fez no som anterior. Repita por 6, 9, 12 ou 24 vezes, para aliviar o extremo medo, a fadiga, o zumbido baixo nos ouvidos, a tontura, a dor nas costas, as infecções urinárias e da bexiga, ou outros problemas no aparelho reprodutor.

Som do Fígado

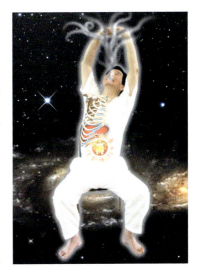

Elemento: Madeira
Órgão associado: Vesícula biliar
Som: SHHHHH
Emoções: Negativas — Raiva, frustração, ressentimento
Positivas — Bondade amorosa, benevolência
Cor: Verde
Estação do ano: Primavera
Direção: Leste

Posição: Coloque as mãos sobre o fígado. **Sorria** para o seu fígado e tome consciência de toda raiva, frustração, ressentimento ou calor em excesso. Bem devagar, comece a inspirar profundamente, ao mesmo tempo que eleva os braços lateralmente ao corpo, com as palmas das mãos voltadas para cima. Continue a levantar as mãos acima da cabeça. Entrelace os dedos e vire para cima as mãos assim unidas, de modo que fiquem voltadas para o céu, com as palmas para cima. Empurre completamente a base das palmas e estenda os braços para cima, mantendo os ombros relaxados. Incline-se um pouco para a esquerda e estique ligeiramente o braço direito para abrir um pouco a região do fígado.

Som: Abra bem os olhos (os olhos são a abertura sensorial do fígado). Expire devagar, produzindo o som "SHHHHH" subvocalmente. Sinta que está dissipando todo o excesso acumulado de calor, raiva, doença e negatividade do seu fígado e que essas sensações são eliminadas do seu corpo por meio da respiração.

Postura de repouso: Depois de ter exalado completamente, separe as mãos, vire as palmas para baixo e abaixe os braços bem devagar lateralmente, seguindo o movimento da base das mãos. **Sorria** e inspire uma **névoa verde primaveril e brilhante,** iluminando o fígado e a vesícula biliar. Recolha as mãos para descansar sobre a aura do fígado. Feche os olhos e sorria para dentro do seu fígado. A cada inspiração, respire o Chi fresco dentro do seu fígado e vesícula biliar e produza mentalmente o Som do Fígado a cada expiração.

Repita no mínimo 3 vezes, conforme o som anterior. Repita por 6, 9, 12 ou 24 vezes, para aliviar a extrema raiva, para livrar-se de olhos vermelhos ou lacrimejantes, para eliminar um gosto amargo ou azedo da boca ou para desintoxicar o fígado.

Som do Coração

Elemento: Fogo
Órgão associado: Intestino delgado
Som: RAAAAAAW
Emoções: Negativas — Arrogância, aspereza, crueldade, ódio
Positivas — Alegria, reverência, respeito, amor, felicidade
Cor: Vermelho
Estação do ano: Verão
Direção: Sul

Posição: Repouse as mãos sobre o coração. **Sorria** para o seu coração e tome consciência de toda arrogância, soberba, ódio, leviandade, crueldade, impetuosidade. Comece devagar a inspirar profundamente enquanto estende os braços para cima pelos lados do corpo, com as palmas levantadas, como fez com o Som do Fígado. Continue a levantar os braços acima da cabeça. Entrelace os dedos e vire as mãos entrelaçadas acima, com a palmas voltadas para o céu. Force a base das palmas para cima e estenda os braços para o alto, mantendo os ombros relaxados. Incline-se um pouco para a direita e estique o braço esquerdo ligeiramente para abrir um pouco a região do seu coração.

Som: Mantenha os olhos tranqüilos e relaxados, olhando por entre as suas mãos. Expire devagar, fazendo o som "RAAAAAAW" subvocalmente. Sinta que está dissipando todo o calor preso, as emoções negativas, as doenças e os desequilíbrios do seu coração e que esses estão sendo expulsos do seu corpo pela respiração.

Postura de repouso: Depois de ter expirado completamente, feche os olhos, separe as mãos, vire as palmas para baixo e abaixe devagar os braços para os lados, conduzindo com as bases das mãos. Enquanto faz esse movimento, inspire uma **névoa vermelho-vivo** no coração e no intestino delgado. Retorne com as mãos para descansar sobre a aura do seu coração. Sorria dentro do seu coração. A cada inspiração, respire o Chi fresco no seu coração, e a cada expiração repita mentalmente o som do coração.

Repita no mínimo 3 vezes, como no caso do som anterior. Repita 6, 9, 12 ou 24 vezes para o coração e o intestino delgado; sinta-os equilibrados. Isso irá aliviar a impaciência extrema, a impetuosidade, a arrogância, o nervosismo, o mau humor, a apreensão, a irritabilidade, as úlceras na língua, as palpitações, a dor de garganta, a doença cardíaca, a insônia e também desintoxicar o coração.

Som do Baço

Elemento: Terra
Órgão associado: Pâncreas, estômago
Som: WRUUUUUUU (gutural, vindo da garganta)
Emoções: Negativas — Preocupação, excesso de compaixão, pensamentos recorrentes
Positivas — Honestidade, imparcialidade, equanimidade, justiça
Cor: Amarelo
Estação do ano: Veranico
Direção: Centro (onde você está, olhando para as seis direções)

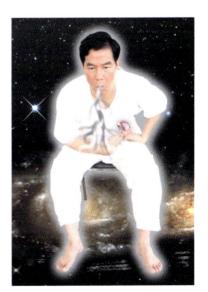

Posição: Coloque as mãos sobre o corpo, cobrindo a região do baço, do pâncreas e do estômago. Tome consciência do seu baço e **sorria** sinceramente para dentro dele. Inspire profundamente enquanto move os braços para fora num abraço e aponta os dedos para cima, no lado esquerdo, abaixo da caixa torácica. Coloque os dedos das mãos logo abaixo do esterno e da caixa torácica, no lado esquerdo.

Som: Observe, incline-se sobre os seus dedos e empurre suavemente as pontas dos dedos para dentro. Expire devagar e produza o som "WRUUUUU", das profundezas da sua garganta. Sinta-se dissipando todo calor preso, toda preocupação, fixações mentais ou excesso de compaixão.

Postura de repouso: Depois de ter expirado por completo, feche os olhos, libere as mãos devagar e estenda os braços para abraçar a terra; retorne as mãos para a posição de descanso sobre a aura do baço. Sorria para o baço, o pâncreas e o estômago. Inspire o Chi fresco para o seu baço, pâncreas e estômago como uma **névoa de cura amarela e luminosa** que limpa e refresca os seus órgãos. Mentalmente, faça o Som do Baço a cada expiração.

Repita no mínimo 3 vezes, como no som anterior. Repita 6, 9, 12 ou 24 vezes para aliviar a indigestão extrema, o calor ou o frio no estômago ou baço, a preocupação, a náusea, as hemorróidas, a fadiga, o prolapso de órgão ou o intestino solto.

Som do Triplo Aquecedor

O Triplo Aquecedor está relacionado às partes superior, média e inferior do corpo e às diversas transformações metabólicas que ocorrem dentro de cada região. O Aquecedor Superior é a região acima do diafragma, onde estão localizados o coração e os pulmões. Essa região tende a se tornar quente e é responsável pela respiração e circulação cardiovascular. O Aquecedor Médio, a região entre o diafragma e o umbigo, torna-se aquecido e é onde estão localizados os órgãos digestivos. O

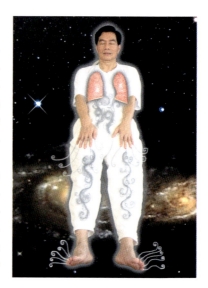

Aquecedor Inferior, a região abaixo do umbigo, é responsável pela reprodução e eliminação e tem uma temperatura baixa. O som "RIIIIII-II" soprado equilibra as temperaturas dos três níveis, levando a energia quente para o centro inferior e a energia fria para os centros superiores.

Posição: Deite-se de costas com os braços descansando lateralmente, com as palmas para cima. Mantenha os olhos fechados. **Sorria.** Primeiro, respire na parte superior dos seus pulmões e expanda o Aquecedor Superior; depois respire na região média dos pulmões para expandir o Aquecedor Médio; por fim, com a última parte da sua inspiração, expanda a parte inferior dos pulmões e encha o Aquecedor Inferior. Respirar dessa maneira cria mais espaço dentro para cada órgão, ajudando a liberar e circular todo o calor ou frio internos.

Som: Expire com o som "RIIIIII" subvocalmente, primeiro achatando o peito, depois o plexo solar e por fim a parte inferior do abdome. Sinta a cor escura e nublada, a energia fria e gélida sair das pontas dos dedos.

Postura de repouso: Depois de ter expirado completamente, não se concentre em nenhuma emoção ou processo de purificação. Apenas solte-se e relaxe o corpo e a mente por completo.

Repita no mínimo 3 vezes, como nos sons anteriores. Repita 6, 9, 12 ou 24 vezes para aliviar a insônia e o *stress*.

Depois de ter concluído os Seis Sons de Cura, apenas descanse, **sorria** e não faça nada.

A prática diária e constante dos Seis Sons de Cura ajuda você a se manter em contato com o estado energético e emocional dos seus órgãos internos. O mais importante é fazer os sons à noite, antes de ir se deitar. Isso ajuda a eliminar as emoções negativas antes de dormir, de modo que você pode sentir que o descanso noturno recarrega as suas energias de maneira positiva. Essa técnica beneficia grandemente a sua prática pessoal da Cura Cósmica do Chi Kung. Ela ajuda a sensibilizar você para as variedades e qualidades diferentes do Chi. Esse conhecimento também ajuda você a diagnosticar e tratar as outras pessoas.

Para maiores detalhes dessa técnica, consulte o livro Taoist Ways to Transform Stress Into Vitality, *de Mantak Chia.*

Apêndice

Guia dos Pontos de Acupuntura Usados no Chi Kung Cósmico

A seguir é apresentada uma descrição detalhada dos pontos energéticos de acupuntura usados na prática do Chi Kung Cósmico. É necessário conhecer a localização exata dos pontos para realizar bem a prática. No entanto, você não precisa conhecer as funções e energias médicas chinesas tradicionais dos pontos para executar a técnica. Elas estão incluídas neste Apêndice como um item de interesse.

Os nomes dos pontos são dados primeiro pelo canal e pelo número, depois pela tradução do nome tradicional chinês do ponto e por fim pelo nome em chinês.

Enfatizamos as propriedades terapêuticas segundo a medicina tradicional chinesa dos pontos dados aqui. Muitos desses pontos também têm muitas finalidades diferentes na Yoga taoísta. Para uma descrição das energias da Yoga taoísta, consulte o livro *Awaken Healing Light of the Tao*, de Mantak Chia.

Pericárdio 8
"Palácio de Lakor" — Laogong

Fonte de Ying, Ponto de Fogo

Localização: No centro da palma da mão, onde a ponta do dedo médio toca quando se cerra o punho relaxado.

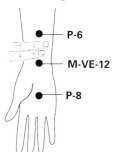

Funções: Esfria o coração, drena o calor do coração, esfria o sangue, acalma o espírito, regula o Chi e o yang do coração, Ponto Fantasma para tratar da possessão espiritual.

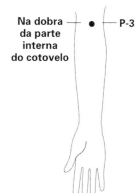

Indicações: Coma resultante de derrame, exaustão do calor, angina do peito, mania, histeria, doenças mentais, suor excessivo das palmas das mãos, problemas bucais.

Intestino Grosso 4
"Vales Adjacentes" — Hegu

Ponto da Fonte de Yuan
Localização: No dorso da mão, entre o polegar e o dedo indicador, na membrana interdigital, aproximadamente no meio do osso metacarpo do dedo indicador.

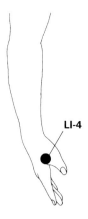

Funções: Dispersa o vento, alivia condições exteriores, suprime a dor e desobstrui os canais, dissipa o calor dos pulmões, acalma o espírito.
Um ponto muito potente para mover o Chi e o sangue do corpo todo; ponto principal para a dor; ponto principal para a dor de cabeça; ponto principal para enfermidades da cabeça, do rosto e dos órgãos sensoriais; ponto principal para a imunidade.
Indicações: Dores de cabeça, resfriado comum, vermelhidão acompanhada de dor e inchaço dos olhos, dor de dente, inchaço facial, dor de garganta, cãibra nos dedos, dor no braço, febre, dor abdominal, constipação.
Precaução: Contra-indicado na gravidez.

Intestino Delgado 3
"Riacho de Trás" — Houxi

Torrente de Shu, Ponto de Madeira
Ponto Dominante do Canal Governador
Ponto Emparelhado do Canal de Ponte Yang
Localização: Ao se cerrar frouxamente o punho, o ponto está próximo da cabeça do quinto osso metacarpo, na borda da mão, na junção das peles vermelha e branca.

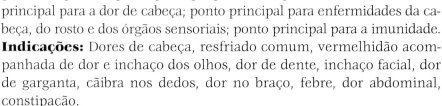

Funções: Relaxa os canais tendinoso-musculares, abre o Canal Governador, libera o espírito, drena o Chi ruim do coração.
Indicações: Ataques, psicoses, histeria, neuralgia intercostal, dor de cabeça, pescoço rijo, olhos vermelhos, doloridos e congestionados, surdez, espasmos do braço, cotovelo e dedos; febre, suor noturno, estiramento do pescoço, dores de cabeça na região occipital.

Usado para problemas estruturais/músculo-esqueléticos; abre o Canal Governador para problemas com as costas, pescoço e cabeça, ponto principal para pescoço rijo, antiespasmódico para espasmos musculares; antiinflamatório para artrite espinhal, inflamação intestinal.

Pulmão 10
"Extremidade do Peixe" — Yuji

Fonte de Ying, Ponto de Fogo
Localização: No meio da eminência do cúbito, abaixo do polegar, na junção das peles vermelha e branca.
Funções: Esfria o calor nos pulmões, beneficia a garganta.
Indicações: Dor de garganta, tosse, laringite, tonsilite, febre com resfriado comum.

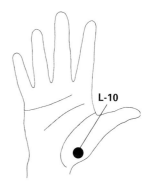

Triplo Aquecedor 5
"Portão Exterior" — Wai Guan

Ponto de Conexão com Luo
Ponto Dominante do Canal Regulador Yang
Ponto Emparelhado do Canal do Cinturão
Localização: Cerca de dois dedos além da dobra do pulso, na parte externa do braço.
Funções: Regula o Canal Regulador Yang e o Canal do Cinturão, tonifica e consolida o Chi protetor (Wei), dissipa o calor exterior e resfriados, ajuda a circular o Chi estagnado nos canais.
Indicações: Resfriado comum com calafrios e febre alternados, febres altas, pneumonia, surdez, dores de cabeça de enxaqueca, paralisia, pescoço rijo.

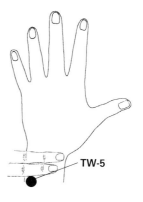

Pericárdio 6
"Portão Interior" — Nei Guan

Ponto de Conexão com Luo
Ponto Dominante do Canal Regulador Yin
Localização: Cerca de dois dedos depois da dobra do pulso na parte interna do braço, entre os dois tendões proeminentes.
Funções: Acalma o coração e o espírito, regula o Chi, abre e relaxa o peito, regula e harmoniza o estômago, regula o fígado, alivia a dor.
Indicações: Doença cardíaca reumática, choque, angina do peito, palpitações, dor no peito, asma, respiração ofegante, pressão ou ten-

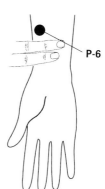

são no peito, espasmo do diafragma, vômitos, dor de estômago, dor abdominal, enjôo matinal, enjôo de viagem, dores de cabeça de enxaqueca, histeria, ansiedade, irritabilidade, insônia, ataques, garganta inchada e dolorida, dores ou náusea no período menstrual.

Intestino Grosso 11
"Tanque Tortuoso" — Qu Chi

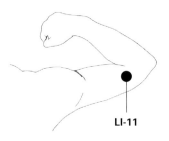

Mar de He, Ponto da Terra
Ponto Fantasma
Localização: Quando o cotovelo é flexionado, na depressão na terminação superior externa da dobra do cotovelo.
Funções: Esfria o calor, dissipa o fogo, drena a umidade, elimina o vento e as condições externas, regula e umedece o intestino grosso.
Indicações: Dor artrítica nos braços, paralisia, hipertensão, febre alta, anemia, alergias, problemas de pele, doença de Parkinson. Ponto principal para doenças de pele; ponto principal para febre alta.

Vaso da Concepção 22
"Chaminé do Céu" — Tian Tu

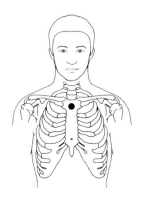

Ponto de Interseção do Canal Regulador Yin no Vaso da Concepção, Janela do Ponto do Firmamento
Localização: No alto do osso peitoral (esterno) na endentação em forma de "V" (entalhe supra-esternal). Empurre num ângulo de 45 graus em relação ao osso.
Funções: Esfria a garganta e libera a voz, facilita e regula o movimento do Chi dos pulmões, libera a respiração e ajuda a restaurar o funcionamento adequado dos pulmões e brônquios, ajuda a abrir o Vaso da Concepção (Canal Funcional).
Indicações: Asma, bronquite asmática, bronquite, tosse, faringite, bócio, soluços, vômitos nervosos, rouquidão, espasmos do esôfago, doenças das cordas vocais, dor de garganta.

Vaso da Concepção 17
"Altar Central" — Tan Zhong

Ponto de Alarme do Mu Frontal do pericárdio, Ponto Influenciador do Chi do corpo
Mar do Ponto Chi, Ponto Dominante do Tan Tien Médio
Localização: Na linha média frontal, ao nível do espaço intercostal, entre os mamilos.
Funções: Regula os pulmões e o Aquecedor Superior, tonifica o Chi Ancestral, abre e relaxa o peito, dispersa o Chi dos pulmões, regula e tonifica o Chi, transforma o muco.
Indicações: Tuberculose pulmonar com respiração ofegante, bronquite, asma, bronquite asmática, dor no peito; todos os problemas das mamas, como mastite, lactação insuficiente, abscessos de mama, respiração ruidosa, dor no peito, respiração difícil, palpitações, dificuldade de engolir alimentos, ansiedade.

Vaso da Concepção 12
"Cavidade Média" — Zhongwan (Plexo Solar)

Ponto de Alarme do Mu Frontal do estômago, Ponto influenciador de todos os órgãos yang
Localização: Aproximadamente a meio caminho entre o umbigo e a articulação superior do apêndice xifóide.
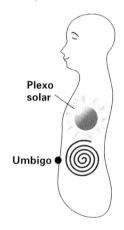
Funções: Regula o Chi e o yin do estômago; regula, fortalece e tonifica o Chi e o yang do baço; regula o Aquecedor Médio; reduz a estagnação digestiva; tonifica o Chi nutritivo; regula o Chi e o sangue; redireciona para baixo o Chi rebelde; dissipa o fogo e o calor do estômago, acalma o feto, controla a aura.
Indicações: Gastrite aguda ou crônica, úlceras estomacal e duodenal, prolapso estomacal, obstrução intestinal aguda, dor de estômago, vômitos, distensão abdominal, diarréia, constipação, regurgitação ácida, indigestão, hipertensão, doenças mentais.

Ponto do Meio das Sobrancelhas
"Antecâmara do Selo" — Yin Tang

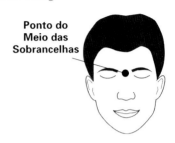

Ponto Dominante do Tan Tien superior
Localização: No ponto mediano entre as duas sobrancelhas.
Funções: Acalma o espírito, ativa o Salão de Cristal, abre o Canal Governador, atrai o Chi cósmico, elimina o calor do vento.
Indicações: Dor de cabeça, vertigem, rinite, sinusite, resfriado comum, hipertensão, convulsões infantis, olhos doloridos.

Vaso da Concepção 6
"Oceano de Chi" — Chi Hai

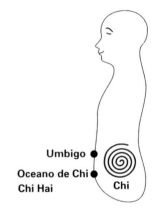

Ponto Dominante do Tan Tien inferior
Localização: Aproximadamente três dedos abaixo do umbigo.
Funções: Regula o Chi, tonifica o Chi original, fortalece os rins enfraquecidos, harmoniza o sangue, regula o Caminho Empurrador e o Vaso da Concepção, reforça o Ching Chi, enriquece o yin.
Indicações: Neurastenia, distensão abdominal, dor abdominal, menstruação irregular, impotência, espermatorréia, retenção urinária, micção freqüente, paralisia intestinal, incontinência, constipação, infertilidade, hemorragia uterina, hérnia.

Estômago 13
"Morada do Chi" — Chi Hu

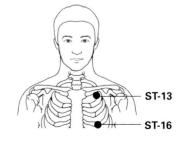

Localização: Abaixo do ponto médio da clavícula, sobre a linha mamilar (diretamente acima do mamilo).
Funções: Dissipa o calor, alivia o peito, relaxa o diafragma, regula o Chi dos pulmões.
Indicações: Asma, bronquite, dor no peito e nas costas, soluços.

Estômago 16
"Janela do Seio" — Ying Chuang

Localização: No espaço entre a terceira e a quarta costelas, uma costela diretamente acima do mamilo nos homens; ligeiramente acima nas mulheres.
Funções: Detém a dor, reduz o inchaço, dissipa o calor, desfaz a depressão, desobstrui os pulmões, pára a tosse, relaxa o peito, movimenta o Chi.
Indicações: Tosse, asma, inchaço dos seios, dor peitoral ou estomacal, azia, respiração ofegante, melancolia, diarréia.

Fígado 14
"Portão da Esperança" — Chi Men

Ponto de Alarme do Mu Frontal do fígado
Ponto de interseção dos canais regulador yin e do baço no canal do fígado

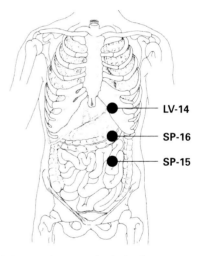

Localização: No sexto espaço intercostal, diretamente abaixo do mamilo.
Funções: Dissemina o Chi do fígado, transforma e remove o sangue coagulado, fortalece o baço e o estômago, expande e relaxa o peito.
Indicações: Dificuldade respiratória, dor no peito, hepatite, fígado aumentado, cálculos da vesícula, pleurisia, estômago irritável, transtornos da menopausa, cólera, não eliminação da placenta depois do parto.

Baço 16
"Tristeza do Abdome" — Fu Ai

Localização: Logo abaixo da borda inferior da caixa torácica, sobre a linha mamilar.
Funções: Liberta o Chi do intestino, dissipa a umidade e o calor, abre os órgãos e elimina a estagnação do Chi.
Indicações: Dor na região do umbigo, indigestão, disenteria, constipação.

Baço 15
"Grande Horizontal" — Da Heng

Ponto de interseção do Canal Regulador Yin no canal do baço
Localização: No nível do umbigo, sobre a linha mamilar.
Funções: Regula o baço, regula e umedece os intestinos, reduz a estagnação digestiva e transforma a umidade e o calor.
Indicações: Distensão abdominal, diarréia, constipação, paralisia intestinal, vermes parasitas nos intestinos, abatimento crônico.

Vaso da Concepção 8
"Portão do Palácio do Espírito" — Shen Que

Entrada para o Chi original
Localização: No centro do umbigo.
Funções: Tonifica, fortalece e regula o baço (Chi e yang), além do Chi do estômago, regula os intestinos, aquece o interior e reduz a estagnação digestiva, tonifica os rins, aquece o yang, seca a umidade e dissipa o resfriado.

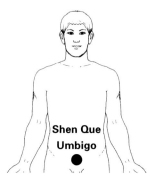

Indicações: Diarréia crônica, tuberculose intestinal, todos os transtornos urinários, choque resultante de aderência intestinal, insolação, prolapso retal ou anal, feto inquieto.

Vaso Governador 4
"Porta da Vida" — Ming Men

Entrada traseira para o Tan Tien inferior
Localização: Abaixo do apófise espinhosa da segunda vértebra lombar. Aproximadamente ao nível do umbigo.
Funções: Alimenta o Chi original, fortalece e harmoniza os rins, tonifica o ching e o yang, desobstrui os canais e revigora os vasos colaterais, beneficia a base das costas e os ossos, regula os caminhos líquidos.

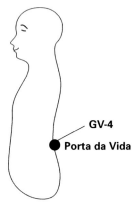

Ponto principal para acender o fogo vital; ponto principal para os problemas sexuais e genitais.
Indicações: Transtornos dos ossos, nefrite crônica, enurese, baixo vigor sexual, fadiga, espermatorréia, impotência, menstruação irregular, dores menstruais, ausência de menstruação, menstruação escassa, sangramento uterino anormal, rigidez e dor na base das costas, dor nos rins irradiando-se para o abdome, hemorróidas, incontinência urinária, micção dolorosa, diarréia, ciática, mielite espinhal.

Vaso Governador 6
"Meio da Espinha" — Jizhong

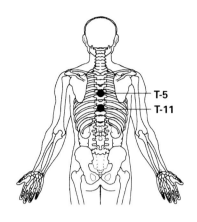

Localização: Abaixo da apófise espinhosa das 11ᵃˢ vértebras torácicas (T-11).
Funções: Estimula o Ching Chi, beneficia o baço, o estômago, e também os rins e o fígado.
Indicações: Hepatite, ataques, dor na base das costas, paralisia dos membros inferiores, sangue nas fezes, diabetes, diarréia.

Vaso Governador 11
"Caminho do Espírito" — Shen Tao

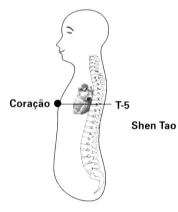

Localização: Abaixo da apófise espinhosa da T-5 (oposta a CV-17, o Ponto do Coração).
Funções: Acalma o coração e a mente, regula o Chi e o yang do coração, expande e relaxa o peito, beneficia o coração e os pulmões, seda a dor, seda o pavor e dissipa o vento.
Indicações: Ansiedade e palpitações por medo ou pavor, neurastenia, asma, tosse, respiração ofegante, dor no peito e dor hipocondríaca, insônia, afasia por causa de gases, apoplexia, esquecimento, febre.

Vaso Governador 14
"Grande Vértebra" — Da Zhui

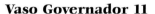

Ponto influenciador do Mar yang do ponto Chi
Ponto de interseção de todos os canais yang
Localização: Abaixo da apófise espinhosa da sétima vértebra cervical (C-7), aproximadamente ao nível dos ombros.
Funções: Abre o yang, clareia o cérebro, acalma o espírito, tonifica o Chi Protetor (Wei), reduz a febre, alivia problemas externos, dissipa o calor.
Indicações: Febre, insolação, malária, psicose, ataques, bronquite, asma, tuberculose pulmonar, enfisema, hepatite, doenças do sangue, eczema, hemiplegia, dor na parte de trás dos ombros, doenças causadas por resfriado, tosse, febre e calafrios.

Vaso Governador 16
"Almofada de Jade" ou "Palácio de Vento" — Feng Fu

Ponto do Mar de Medula, Janela do Ponto do Firmamento, Ponto Fantasma
Ponto de interseção do Canal Regulador Yang sobre o Vaso Governador
Localização: Na base da cabeça, cerca de 2,5 centímetros acima da linha do cabelo na nuca.
Funções: Beneficia e clareia o cérebro, acalma o espírito, abre os orifícios sensoriais, dispersa o vento, esfria e aquece o vento, suaviza o funcionamento das articulações.
Indicações: Ataques, mania, hemiplegia, perda da fala em razão de derrame, delírio, comportamento suicida, medo e pavor, ansiedade, resfriado comum, sensação de peso na cabeça, dor de cabeça, tontura, entorpecimento dos membros, surdo-mudez, visão turva, sinusite, pescoço rijo.

Vaso Governador 20
"Cem Reuniões" — Bai Hui

Ponto do Mar de Medula
Localização: Na coroa da cabeça, aproximadamente no ponto médio da linha que liga o ápice das duas orelhas.
Funções: Clareia os sentidos, acalma o espírito, extingue o vento do fígado, estabiliza o yang ascendente.
Indicações: Dor de cabeça, tontura, choque, depressão, hipertensão, insônia, ataques, prolapso anal, prolapso uterino, embotamento mental, hemorróidas.

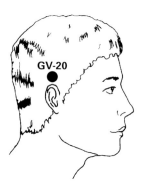

Bibliografia

Mantak Chia. *Awaken Healing Light of the Tao.* Huntington, NY: Healing Tao Books, 1993. *Chi Nei Tsang: Internal Organ Chi Massage.* Huntington, NY: Healing Tao Books, 1990.

DeLaney, Colleen, Leonard, David e Kitsch, Lancelot. *The Acupuncture Point Book.* Santa Cruz, CA: Roast Duck Productions, 1989.

Dong, Paul e Esser, Aristide H. *Chi Gong: The Ancient Chinese Way to Health.* Nova York: Paragon House, 1990.

Jou, Tsung Hwa. *The Tao of Meditation — Way to Enlightenment.* Piscataway: Tai Chi Foundation, 1983.

Lade, Arnie. *Acupuncture Points: Images and Functions.* Seattle, WA: Eastland Press, 1989.

Lu, Kuan Yu. *Taoist Yoga: Alchemy and Immortality.* Nova York, NY: Samuel Weiser, 1970.

Maciocia, Giovanni. *The Foundations of Chinese Medicine.* Edimburgo, Escócia: Churchill Livingstone, 1989.

Matsumoto, Kiiko e Birch, Stephen. *Extraordinary Vessels.* Brookline: Paradigm Publications, 1986.

Shanghai College of Traditional Medicine. O'Connor, John e Bensky, Dan (trads.). *Acupuncture: A Comprehensive Text.* Seattle, WA: Eastland Press, 1981.

Teeguarden, Iona Marsaa. *Acupressure Way of Health: Jin Shin Do.* Tóquio, Japão: Japan Publications, 1978.

Yang, Jwing-Ming. *The Root of Chinese Chi Kung.* Jamaica Plain, MA: YMAA, 1989.

De. Lee H. Lorenzen. *Message from Water: Word of Recommendation,* 1984.

Philip e Phylis Morrison e o Escritório de Charles e Ray Eames. *Power of Ten,* 1982

McGraw-Hill Companies. *Human Physiology,* 1999.

Gerard J. Tortora, Sandra Rey. *Introduction to the Human Body,* Fifth Edition.

Lennart Nilsson. *The Body Victorious.*

Groffrey M. Cooper. *The Cell, A Molecular Approach Human Anatomy.*

Mary Lindsay. *The Visual Dictionary of the Human Body,* First American Edition, 1991.

No Brasil, o sistema de Mantak Chia
é representado pelo:

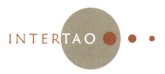

**InterTao — Centro filiado ao Universal
Tao Internacional no Brasil**
Rua Marquês de São Vicente, 124 —
sobreloja 230 — Gávea — Rio de Janeiro — Brasil
Cep 22451-040 — Tel. (021) 3875-7500
Instrutora responsável: Ely A. de Brito
Homepage: www.healing-tao.com.br